Prof. Dr. med.
Sven Gottschling
mit Lars Amend

WER HEILT, HAT RECHT

Chancen und Grenzen
der Alternativmedizin

FISCHER

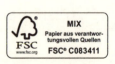

Originalausgabe

Erschienen bei FISCHER Taschenbuch
Frankfurt am Main, März 2019

© 2019 S. Fischer Verlag GmbH,
Hedderichstr. 114, D-60596 Frankfurt am Main

Satz: Pinkuin Satz und Datentechnik, Berlin
Druck und Bindung: CPI books GmbH, Leck
Printed in Germany
ISBN 978-3-596-70317-3

Gute Medizin besteht aus zwei wesentlichen Elementen. Das eine ist die Kunst der Medizin, das andere die Wissenschaft der Medizin. Moderne Medizin ist vielleicht zu sehr fokussiert auf das wissenschaftliche Element. Alternativmediziner wie die Homöopathen konzentrieren sich dagegen fast ausschließlich auf die Kunst der Medizin. Die können mit den Patienten sehr gut umgehen. Wenn eines der beiden Elemente fehlt, ist es keine gute Medizin. Das ist eine Kritik an der sogenannten Schulmedizin als auch an den sogenannten Alternativmedizinern.

EDZARD ERNST
Emeritierter Professor für Alternativmedizin

*Die wichtigsten Menschen im Leben
fragen dich nicht nach dem Weg.
Sie gehen ihn einfach mit.*

Für Katja

INHALT

Vorbemerkung 11

Von Glauben und Globuli 13

Vertrauen ist das Fundament jeder
  erfolgreichen Therapie 23

Die Medizin ist keine exakte Wissenschaft 35

Die Macht der Erwartung 61

Cannabis – wirksames Medikament oder
  Kiffen auf Rezept? 79

Methadon – Krebswundermittel oder lebens-
  gefährliches Spiel mit der Hoffnung? 111

Akupunktur – mehr als nur Nadeln in der Haut 123

Besondere Therapierichtungen 149
  Homöopathie 151
  Anthroposophische Medizin 181
  Pflanzenheilkunde / Phytotherapie 196

Tiergestützte Therapie 209

Musiktherapie 229

Kunsttherapie 239

Hypnose – die Kraft der Selbstheilung 251

Beliebtes, Skurriles und Spektakuläres 271
    Bachblüten 272
    Bioresonanztherapie 275
    Diäten 277
    Die Colon-Hydrotherapie 280
    Eigenbluttherapie 285
    Orthomolekulare Medizin 288
    Schüßlersalze 291
    Vitamin B_{17} 294

Wer heilt, hat recht 297

Danksagung 307

Register 309

Bitte um Spenden 317

VORBEMERKUNG

Eigentlich hätte der Untertitel für dieses Buch »Chancen und Grenzen der integrativen Medizin, der Komplementär- und Alternativmedizin« heißen müssen, aber mir ist bewusst, dass viele Menschen mit diesen Begriffen nicht sonderlich viel anfangen können. Selbst Fachleute sprechen vom Blinddarm, wobei doch eigentlich der Wurmfortsatz gemeint ist. Daher werde ich auf den kommenden Seiten etwas vereinfacht, vor allem aber der besseren Lesbarkeit wegen, nur von Alternativmedizin sprechen, auch wenn zum Teil ergänzende Verfahren gemeint sind.

VON GLAUBEN UND GLOBULI

Ich bin in einem Umfeld aufgewachsen, in dem Themen wie Homöopathie, Naturheilkunde oder alternative Heilverfahren keine große Rolle spielten. Jedenfalls kann ich mich beim besten Willen nicht daran erinnern, während meiner Kindheit jemals damit in Berührung gekommen zu sein. Wenn man krank wurde, ging man zum Arzt und bekam Tabletten verschrieben. Ich hatte das Vergnügen, von einer schulmedizinisch ausgerichteten Kinderärztin behandelt zu werden, die streng nach Lehrbuch vorging und vor der ich, um ehrlich zu sein, ganz schön viel Angst hatte. Nach meinem kindlichen Empfinden war sie ziemlich autoritär, hatte einen Oberlippenbart und eine sehr tiefe Stimme, was mir in ebendieser Kombination mächtigen Respekt einflößte.

Mein erster bewusster Kontakt zur Alternativmedizin ergab sich erst viele Jahre später im Rahmen meines Medizinstudiums. Dort wurde ein Kurs im Bereich der Homöopathie angeboten – von Studenten für Studenten –, den ich auch einige Male besuchte, allerdings muss ich zugeben, dass ich nicht lange dabeiblieb. Er fand abends statt, und so beschloss ich ziemlich schnell, meine neben dem medizinischen Hauptstudium noch verfügbaren Energiereserven doch lieber in Partys zu investieren, anstatt mich durch Hunderte von homöopathischen Einzelsubstanzen zu quälen. Trotzdem hat mich dieses besondere Verfahren schon damals neugierig gemacht, und so landete ich eines Tages als interessiert-kritischer Patient (wenn auch ohne aktuelle Beschwerden) bei einem Arzt, der sich ausschließlich auf Homöopathie spezialisiert hatte, um aus erster Hand etwas mehr darüber zu erfahren. Dieser Arzt, der mit seinem weißen Vollbart ein bisschen wie ein Prophet aussah, nahm sich mehr als eine Stunde Zeit für mich und stellte mir wahnsinnig viele Fragen, die aus meinem damaligen Empfinden heraus ziemlich ungewöhnlich waren: über meine Charaktereigenschaften und Essgewohnheiten, meine Hobbys und Vorlieben, meine Familie, meinen Freundeskreis und vieles mehr. Er hörte mir sehr genau zu und verschrieb mir zum Schluss ein homöopathisches Arzneimittel, ein sogenanntes Konstitutionsmittel, das genau für meine Persönlichkeit passend sei und das ich bei Beschwerden aller Art oder auch nur zur Vorbeugung von Beschwerden aller Art künftig einnehmen sollte. Ich kann mich noch gut an den Stapel Rezepte erinnern, die auf dem Arbeitstisch seiner Arzthelferin lagen, auf denen für jeden Patienten die Diagnose bereits vorgedruckt war. Der Name meiner Erkrankung (und anscheinend der Erkrankung aller Menschen, die diesen Arzt aufsuchten) lautete: vegetative Dystonie. Übersetzt heißt das so viel wie »allgemeines inneres Ungleichgewicht« oder etwas griffiger ausgedrückt: Wohlstandsblähungen.

Der Besuch bei diesem Arzt liegt jetzt über 20 Jahre zurück. Im Zuge der Recherchen für dieses Buch habe ich den Begriff »vegetative Dystonie« einfach mal in meine Internet-Suchmaschine eingegeben, und was lachte mir als eine der ersten Seiten entgegen? Die Homepage von Klosterfrau Melissengeist. Auch hier ist von vegetativer Dystonie die Rede und davon, wie man sein inneres Gleichgewicht wiederherstellen kann. Die Überschrift liest sich knackig: »Früher war es die Flucht vor den Löwen, heute fliehen wir vor Terminen.« Dazu wird noch kräftig mit einer Naturarznei aus 13 Heilpflanzen geworben, die zur Besserung des Allgemeinbefindens beitrage, zur Stärkung oder Kräftigung und bei Belastung von Nerven und Herz-Kreislauf durch innere Unruhe und Nervosität helfe. Außerdem soll es die Schlafbereitschaft fördern. Ob die Förderung der Schlafbereitschaft und die Dämpfung innerer Unruhe nicht auch durch den Alkoholgehalt von 79 Volumenprozent zu erklären ist, sei dahingestellt.

Aber zurück zu meiner ersten homöopathischen Erfahrung. Ich bekam von dem vollbärtigen Arzt das Medikament Lachesis verordnet. Hierbei handelt es sich um das Gift der Buschmeisterschlange. Voller Neugier habe ich mir die Eigenschaften dieses homöopathischen Arzneimittels ganz aktuell noch einmal angeschaut und staunte nicht schlecht. Jahre nachdem ich mich nur ein einziges Mal mit diesem Arzt unterhalten habe, finde ich unter den Anwendungsbereichen dieses Arzneimittels eine zum Teil erschreckend zutreffende Beschreibung meiner Person und meiner körperlichen Schwachstellen. Zum Beispiel wird eine besondere Anfälligkeit des Herz-Kreislauf-Systems genannt, die ich damals mit Sicherheit noch nicht hatte – heute nehme ich mehrere Blutdruckmedikamente. Eine starke Blutungsneigung mit Hang zum Nasenbluten wird beschrieben – heute vergeht kaum ein Monat, in dem ich nicht mindestens einmal kräftiges Nasenbluten habe. Andere Dinge treffen ebenso erschreckend klar auf mich zu, zum Beispiel die Neigung zu häufigen Halsentzündungen, die bei mir letztlich dazu geführt haben, dass im jungen Erwachsenenalter die Mandeln rausoperiert werden mussten. Spannend finde ich auch die Beschreibung eines Beklemmungsgefühls durch das Tragen von zu enger Kleidung, insbesondere am Hals. Ich finde Krawatten furchtbar, und selbst im kältesten Winter friere ich mir lieber den Kehlkopf ab, als dass ich mir einen Schal um den Hals wickle. Andere Punkte, die eher im Bereich des Gemütes liegen, wie Redseligkeit, ein hohes Maß an Emotionalität, ein zum Teil etwas überschießendes Temperament sowie ausgeprägte sexuelle Bedürfnisse, ein starkes Verlangen nach Alkohol und Kaffee lasse ich an dieser Stelle einfach mal unkommentiert stehen. Andere Ausführungen zu Lachesis in der Anwendung haben mir dann aber doch ein leichtes Schmunzeln ins Gesicht gezaubert. So finden sich Beschreibungen, dass es besonders hilfreich bei Halsentzündungen sein soll, wenn diese links beginnen und nach rechts wandern oder lediglich linksseitig auftreten. Also, ich kenne Wanderdünen und Wanderbaustellen, aber Wanderhalsschmerzen mit Linkslastigkeit? Nachdenklich hat mich dann aber doch der Satz gestimmt, dass Lachesis ein hervorragendes Mittel bei einer beginnenden Blutvergiftung sein soll. Da wiederum muss ich als Schulmediziner ganz klar sagen, dass bei einer beginnenden Blutvergiftung Antibiotika angesagt sind, oftmals auch eine rasche intensivmedizinische Therapie, denn an so etwas kann man auch als junger, sonst gesunder Jugendlicher problemlos sterben, was ich als Arzt leider schon erlebt habe.

Doch zurück zu meinen ersten Erfahrungen mit alternativen Heilmethoden. Nach meinem Medizinstudium habe ich dann angefangen, auf der Kinderkrebsstation eines Universitätsklinikums zu arbeiten, wo Therapiemaßnahmen nach Datenlage neuester Studien entschieden werden und alternativmedizinische Überlegungen selbstverständlich keinen Platz finden. Oder doch?

Eines Tages erzählte mir ein Kollege, dass seine Tochter eine sehr hartnäckige Dornwarze im Bereich der Fußsohle habe, die sie sich im Schwimmbad eingefangen habe, und dass alle bisherigen Behandlungsversuche mit verschiedenen Tinkturen, Vereisungsmethoden und das chirurgische Herausschneiden nicht funktioniert haben. Er erzählte die Geschichte in einer größeren Medizinerrunde, und ein anderer Kollege sagte spontan: »Weißt du was? Diese Warze zaubern wir weg!« Erstaunte und skeptische Blicke allerorten, aber es wurde vereinbart, sich am nächsten Tag im Keller des Uniklinikums zu treffen, wo sich ein uraltes, schon längst eingestaubtes Bestrahlungsgerät befand. Der zehnjährigen Tochter wurde erzählt, dass es sich hier um ein extrem effektives, aber auch ebenso teures und nicht ganz ungefährliches Behandlungsverfahren zur Warzentherapie handeln würde und dass sie dazu ihren Fuß nach genauer Anweisung unter das Gerät halten müsse. Der Arzt würde dann den Raum verlassen, von draußen das Gerät mit Fernbedienung einschalten, die entsprechende Bestrahlungsdosis abgeben, und nach einer Woche würde die Warze verschwinden. Gesagt, getan. Der Fuß des Mädchens wurde unter dem Gerät platziert, sie wurde aufgefordert, sich keinen Millimeter zu bewegen, und bekam eine Bleischürze als Schutz gegen mögliche Streustrahlen umgelegt. Der Kollege gab durch die geschlossene Tür noch mehrere Kommandos, kam nach zwei Minuten zurück und erklärte die Behandlung für erfolgreich beendet. Und siehe da, knapp eine Woche später war die Dornwarze tatsächlich verschwunden. Zur Erinnerung: Dieses Gerät war schon seit über zehn Jahren außer Betrieb und nicht einmal am Strom angeschlossen. Was war passiert? Die Dornwarze ist schlicht und ergreifend durch die Erwartungshaltung des

Mädchens und den damit augenscheinlich verbundenen Selbstheilungskräften verschwunden (mehr zu solchen erstaunlichen Effekten im Kapitel »Die Macht der Erwartung«).

Eine ähnliche Erfahrung habe ich mit einem kleinen Jungen aus meinem Bekanntenkreis gemacht, der unter außergewöhnlich vielen Dellwarzen litt. Das ist eine Warzenart, die durch Viren verursacht wird. Es können sich dabei überall auf der Haut viele kleine Knubbelchen bilden, mit denen man sich auch noch ständig an neuen Stellen am Körper selbst anstecken kann. Ich sage Ihnen, eine äußerst unschöne Angelegenheit. Auch hier sind alle schulmedizinischen Therapieversuche meisterlich fehlgeschlagen. Der arme Wicht sah mehr oder minder aus wie ein Mensch gewordener Streuselkuchen. Er war ebenfalls das Kind eines Kollegen, der sich lange verzweifelt und bis dato erfolgreich gegen den Wunsch seiner Frau gewehrt hatte, doch endlich einen homöopathisch tätigen Arzt aufzusuchen. Als alle klassischen Therapien letztlich versagten und eigentlich nur noch eine chirurgische Abtragung der Warzen von den Hautärzten als letzte Behandlungsmöglichkeit präsentiert wurde, gab er kleinlaut nach und sagte zu seiner Frau: »Bevor wir jetzt die Messer wetzen, geh von mir aus zum Homöopathen, aber sag's bitte keinem.« Der Junge bekam sogenannte Thuja-Kügelchen verschrieben, und wie durch ein Wunder waren nur wenige Tage später alle Dellwarzen vollständig verschwunden. Glauben oder Globuli? Im ersten Fall mit dem »Bestrahlungsgerät« hat die alleinige Erwartungshaltung ausgereicht, um sich von der Warze zu trennen. Aber was hat im zweiten Fall geholfen? (Diesen Fragen gehen wir später im Kapitel über Homöopathie nach.)

Da war ich also, ein junger Arzt auf einer Kinderkrebsstation, der sein erlerntes schulmedizinisches Wissen nun hochmotiviert in der Praxis umsetzen wollte. Doch bereits nach wenigen Tagen kam der erste Dämpfer. Mehrere anthroposophisch ausgerichtete Eltern fragten nach ergänzenden Behandlungsmöglichkeiten für ihre an Krebs erkrankten Kinder. Sorgen auf der einen Seite. Fragezeichen auf unserer Seite. Und die Rufe nach diesen Methoden wurden von Tag zu Tag lauter. Mein damaliger Chef hat daraufhin, für mich im Nachgang folgenschwer, bestimmt: »Leute, wir haben hier so viele verzweifelte und zum Teil unzufriedene Familien, die uns um eine Einschätzung und um eine begleitende ergänzende Therapie bitten, und wir haben davon alle keine Ahnung. Das kann so nicht weitergehen. Einer aus der Abteilung muss sich mal intensiv mit diesen ganzen alternativen Methoden beschäftigen.« Um ehrlich zu sein, wurde mir das Thema eher aufgezwungen, da ich noch neu und unerfahren war und mich nicht – wie meine dienstälteren Kollegen – schnell genug weggeduckt hatte. Um noch eine Spur ehrlicher zu sein, war ich zu diesem Zeitpunkt der mit Abstand glühendste Verfechter der klassischen Schulmedizin und alternativen Heilmethoden gegenüber äußerst skeptisch eingestellt. Für einige Wochen war mir also der geballte Spott der Kollegen sicher, da ich mich nun notgedrungen, aber dennoch mit vollem Elan um das ungeliebte Thema kümmern musste.

Ich hatte zwei Optionen: Entweder ich beschäftigte mich rein theoretisch damit, wälzte Studien und las Bücher, aber schon bei dem Gedanken daran war mir klar, dass das nicht ausreichen würde. Mir war bewusst, dass ich eines dieser vielen Behandlungsverfahren selbst von der Pike auf lernen musste, um später glaubhaft mitreden und meinen

Patienten wirklich helfen zu können. Ich schwankte damals zwischen klassischen Naturheilverfahren, Homöopathie und Akupunktur und entschied mich schließlich für das Erlernen der Akupunktur. Warum? Vor allem hat es mich fasziniert, dass es sich hierbei um ein Jahrtausende altes Heilverfahren handelt.

Voller Euphorie ging ich also in den ersten Akupunkturkurs und hätte nach wenigen Stunden fast schon wieder alles hingeschmissen. Für einen überzeugten Schulmediziner, wie ich einer war, war es schon nahe am Rande des Unerträglichen, wenn statt nachvollziehbarer Daten, Fakten und zitierten Studien auf einmal von Yin und Yang doziert wird, von der sonnenbeschienenen Seite und der Schattenseite des Hügels, und man darüber hinaus dazu ermutigt wird, zu spüren, wie die Lebensenergie Chi durch den eigenen Körper fließt. Fast wäre ich schreiend davongelaufen. Im Nachhinein bin ich allerdings mehr als dankbar, diese erste Hürde damals genommen zu haben. Denn das riesige Themenspektrum der Alternativ- und Komplementärmedizin (was diese Begriffe genau bedeuten, wird noch erklärt) hat mich sehr schnell unglaublich fasziniert und derart gefesselt, dass ich mich, auch als Wissenschaftler, mit ganz viel Schwung darauf gestürzt habe, was im Endeffekt zu meiner Habilitation und letztlich sogar zu meiner Professur geführt hat. Und das gegen sehr viele Widerstände von streng schulmedizinisch ausgerichteten Kollegen, die mir über lange Jahre alle nur erdenklichen Steine in den Weg gerollt haben, weil sie allein schon die Auseinandersetzung mit dem Thema – auch wenn sie wissenschaftlich nach den anerkannten Regeln erfolgt ist – zutiefst abgelehnt haben. Eigentlich genau wie ich, bevor ich mich damit befassen musste.

Zusammengefasst lässt sich sagen: Ich verdanke der Alternativmedizin eine erhebliche Horizonterweiterung und letztlich auch meine berufliche Karriere. Früher habe ich nicht an diese »Wunder« geglaubt, heute schon, weil ich sie mit eigenen Augen gesehen habe. Auch davon werde ich in diesem Buch erzählen.

Aber vor allem möchte ich den Leserinnen und Lesern etwas Orientierung auf dem weiten Feld der Alternativmedizin geben und die Wirksamkeit einzelner Therapien auf den Prüfstand stellen. In unserer täglichen Arbeit auf einer altersübergreifenden Palliativstation haben wir einige dieser Heilmethoden auch bei schwerwiegenden und sehr komplizierten Krankheitsfällen angewandt und so einem Härtestest unterzogen.

Erweitert werden diese Erfahrungen aus der Praxis noch mit von uns durchgeführten Studien zu alternativen bzw. komplementären Heilmethoden. Natürlich kann in diesem Rahmen bei weitem nicht das ganze Spektrum der Alternativmedizin behandelt werden, aber einige sehr populäre Methoden werden im Folgenden einer kritischen Betrachtung unterworfen. Vielleicht hilft das auch etwas dabei, den Blick für weitere, hier nicht erwähnte alternative Heilmethoden zu schärfen. Es ist ein riesengroßer, schier unüberschaubarer Markt: Cannabis, Colon-Hydrotherapie, Mistel, Heilsteine, Bachblüten, Bioresonanz, orthomolekulare Medizin, Schüßler-Salze und und und. Wo schon die Profis schnell den Überblick verlieren, wie soll denn da ein medizinischer Laie auch nur ansatzweise durchblicken? Keine Sorge, auf den folgenden Seiten werde ich Ihnen einige klare und einfache Tipps geben, wie Sie sich im Dschungel der vielfältigen Angebote und Möglichkeiten zurechtfinden können.

VERTRAUEN IST DAS FUNDAMENT JEDER ERFOLGREICHEN THERAPIE

Ob man mit bloßem Hinterteil auf den Schlauch für die Darmspiegelung wartet oder mit weit geöffnetem Mund dem Bohrer des Zahnarztes entgegenfiebert, in vielen medizinischen Situationen fühlt man sich als Patient ausgeliefert. Je nach Schwere der Erkrankung oder Bedrohlichkeit bis hin zur wirklich existentiellen Notlage legen Sie vielleicht sogar Ihr Leben oder das eines geliebten Familienangehörigen in die Hände eines Arztes. Warum ist es so wichtig, nicht nur darauf zu hoffen, dass der Arzt aus dem, was Sie berichten und was er an Befunden erhebt, die richtigen Schlussfolgerungen und damit auch die wirksame und hoffentlich heilsame Therapie für Sie einleitet? Warum ist es aus meiner Sicht sogar von entscheidender Bedeutung, dass Sie ihm vertrauen?

Vertrauen ist ein subjektives Gefühl bezüglich der Richtigkeit oder Redlichkeit von Personen oder der Machbarkeit von Handlungen. Es ist also nicht das, was Sie nach sorgfältigem Abwägen und der Prüfung von Für und Wider mit dem Kopf entscheiden. Vertrauen ist Ihr originäres Bauchgefühl. Kann ich einem Menschen trauen? Fühle ich mich bei ihm sicher, wohl und geborgen? Traue ich ihm diesen operativen Eingriff an mir zu? Vertrauen bedeutet immer auch ein Stück weit, sich fallen zu lassen und sich auf eine oftmals unbekannte und angstmachende Situation einzulassen.

In der Arzt-Patienten-Beziehung bin ich davon überzeugt, dass gerade der erste Kontakt sehr oft darüber entscheidet, ob sich ein tragfähiges Vertrauensverhältnis entwickeln kann, das in meinen Augen für den Heilungserfolg bei Patienten von einer Bedeutung ist, die man gar nicht hoch genug einschätzen kann.

Ich möchte Ihnen an dieser Stelle von einem guten Bekannten erzählen, der sich einmal einem durchaus risikoreichen chirurgischen Eingriff unterziehen musste. Im Vorfeld hatte er sich Termine bei verschiedenen Chirurgen geben lassen, um ein Gefühl dafür zu entwickeln, bei welchem Arzt er sich wohl fühle und von wem er sich schließlich operieren lassen wollte. Einige Wochen nach dem Eingriff fragte ich ihn, nach welchen Kriterien er sich letztlich entschieden habe, und er antwortete: »Der Chirurg meines Vertrauens hatte riesengroße, ganz schwielige Hände, wie jemand, der jeden Tag stundenlang im Wald Holz hackt. Eigentlich ein Minuspunkt für einen Chirurgen, der ja doch sehr filigran arbeiten muss. Aber, und jetzt kommt der ausschlaggebende Faktor: Er war der Einzige, der mir beim Gespräch die ganze Zeit in die Augen geguckt hat. Schon nach wenigen Sätzen wusste ich, dem kann ich vertrauen, von dem lasse ich mich operieren.«

Der deutsch-amerikanische Psychoanalytiker Erik H. Erikson hat 1959 den Begriff des Ur-Vertrauens (Basic Trust) geprägt. Er bezeichnet damit ein Grundgefühl, das in jedem von uns steckt, welchen Menschen und welchen Situationen man vertrauen kann. Die Ursachen für ein gestörtes Ur-Vertrauen liegen nach Erikson schon in der frühen Kindheit. Wenn Säuglinge und Kleinkinder zum Beispiel das Gefühl haben, nicht angenommen zu sein, wenn also positive Bindungssignale fehlen, wenn niemand mit ihnen kuschelt oder sie nicht in den Arm genommen werden, kommt es unweigerlich zu einer Störung des Ur-Vertrauens. Diese Vernachlässigung, das heißt das Fehlen von wohltuender sozialer Interaktion und das Fehlen stabiler Bezugspersonen, führt dazu, dass ihnen im späteren Leben im Umgang mit Menschen die nötige Sicherheit fehlt. Wieso erwähne ich an dieser Stelle das Modell des Ur-Vertrauens, was ja eigentlich für Säuglinge und Kleinkinder entwickelt wurde? Ich mache das ganz bewusst, weil ich der Meinung bin, dass Menschen in gesundheitlich existentiellen Notlagen in ihrem Verhalten sehr oft auf Kleinkindniveau zurückgeworfen werden. So bin ich immer wieder total davon fasziniert, dass gestandene Geschäftsführer von Unternehmen mit Hunderten von Mitarbeitern, wenn sie, aus welchem Grund auch immer, einen stationären Krankenhausaufenthalt auf sich nehmen müssen, direkt nach dem Einchecken ins Zimmer ihre normale Kleidung ablegen, um sich schon nachmittags im Schlafanzug ins Bett zu legen. Und anstatt nur wenige Minuten später die paar Schritte nach vorne in den Stationsstützpunkt selbst zu gehen, um sich in der Küche eine Tasse Kaffee zu holen, klingeln sie nach der Schwester. Natürlich immer noch im Schlafanzug. Es lebe die Regression! Man muss Menschen, wenn es um ihre Gesundheit geht, also besonders zugewandt begegnen, um ein Vertrauen aufzubauen, das die Voraussetzung für einen optimalen Behandlungserfolg ist.

Dabei muss man genau hinschauen, wie der einzelne Patient tickt. Zwar sollte man Menschen nie in Schubladen stecken – erstens sind die viel zu klein, und zweitens erwischt man ohnehin fast immer die falsche –, dennoch teile ich in meiner Funktion als Arzt Menschen gerne in zwei große Kategorien ein: Auf der einen Seite stehen »die Chancendenker«, auf der anderen die »Bedenkenträger«. Chancendenker sind Menschen, die grundsätzlich mit einem großen Vertrauensvorschuss anderen Menschen begegnen. Bedenkenträger hingegen hinterfragen alles und benötigen das sichere Gefühl der permanenten Kontrolle. Einen Bedenkenträger erkennen Sie an folgender Formulierung. Sie erzählen ihm etwas oder schlagen eine Lösung vor, und er antwortet mit den Worten: »Ja, aber ...« In meiner täglichen Arbeit erlebe ich immer wieder, wie schwierig es ist, zu diesen Patienten eine stabile therapeutische Beziehung aufzubauen. Man muss natürlich auch ehrlich zugeben, dass es genügend Gründe für Patienten gibt, uns Ärzten in vielerlei Hinsicht zu misstrauen. In dieser oftmals ohnehin schon komplizierten Ausgangslage zwingt uns dann auch noch die gültige Rechtslage dazu, neue Holzscheite in das bereits gut brennende Feuer des Misstrauens zu werfen – vor allem bei den Bedenkenträgern – mit fatalen Folgen. Aber aus juristischen Gründen sind wir Ärzte faktisch dazu gezwungen, unseren Patienten permanent das Vertrauen zu nehmen. Ein Beispiel für aktive Vertrauenszerstörung ist eines meiner Lieblingsthemen – der Beipackzettel von Medikamenten. Wie wunderbar wäre es, wenn ein Patient diesen Zettel auffaltet und dort Folgendes zu lesen bekäme: »Die allermeisten Menschen vertragen dieses Medikament exzellent, ohne dass irgendwelche belastenden Nebenwirkungen auftreten. Seien Sie unbesorgt, Ihr behandelnder Arzt hat sich sehr viel Mühe gemacht, um das exakt für Sie passende Medikament herauszusuchen. Wir wünschen Ihnen eine schnelle Wirksamkeit und baldige Genesung.« Das steht da aber nicht. Da stehen alle erdenklichen Nebenwirkungen, auch die ganz seltenen. Auch die ganz fürchterlich bedrohlichen. Und gerade diese Informationen sind Gift für jeden Bedenkenträger, der sich selbstverständlich absolut darin bestärkt sieht, dem Arzt nach der Lektüre des Beipackzettels noch mehr zu misstrauen. Nach der Devise: »Hab ich's doch gewusst, dieses Medikament gefährdet mich mindestens, wenn's mich nicht gar umbringt, und außerdem hat der Arzt wieder zwei Wechselwirkungen mit meinen anderen Medikamenten übersehen. Gott sei Dank habe ich mir eine Stunde Zeit genommen und alles akribisch studiert.«

Und schon werden die verordneten Medikamente entweder gar nicht oder unterdosiert oder nur sporadisch nach eigenem laienhaften Ermessen genommen, was dazu führt, dass in Deutschland die Mehrzahl der von Ärzten verordneten Medikamente entweder nicht oder nicht wie besprochen eingenommen werden.

Kommen wir jetzt zum Chancendenker. Sie können sicher schon erahnen, dass er kein echtes Problem darstellt. Er steigt ohne Probleme in ein Flugzeug und denkt sich: »Ach ja, das wird garantiert nicht der erste Flug des Piloten sein, und zudem möchte er ja auch ganz gerne lebend am Ziel ankommen.« Mit der gleichen Einstellung geht der Chancendenker mit einem medizinischen Problem zum Arzt: »Wie toll, endlich spreche ich mit einem Experten«, denkt er sich. »Vor mir sitzt der Spezialist und macht auch noch einen ganz netten Eindruck. Dem kann ich vertrauen. Was er mir sagt, werde ich umsetzen, dann geht's bald wieder bergauf.« Das klingt jetzt vielleicht etwas naiv, und tatsächlich sind die Chancendenker deutlich in der Minderzahl, doch wenn Sie an die schon erwähnte enge Verbindung zwischen Vertrauen und Behandlungserfolg denken, ist das für diese Minderheit ein Gewinn. Aber mit einem Blick auf unser Gesundheitssystem frage ich mich, wie ich insbesondere bei wirklich gravierenden Erkrankungen in den fünf Minuten, die ich üblicherweise als Arzt in Kontakt mit meinen Patienten stehe, hinreichend Vertrauen aufbauen kann, um einen ohnehin schon misstrauischen Menschen mit einem guten Gefühl durch eine Behandlung oder hin zu einer Operation zu begleiten. Hier offenbart sich auch das erste riesengroße Problem im medizinischen Normalbetrieb. Wie wollen wir einem Menschen mit all seinen Nöten, Besonderheiten und Bedürfnissen in einem Fünf-Minuten-Gespräch ernsthaft gerecht werden? Das kann man schlichtweg vergessen. So ist es doch mehr als verständlich, dass sich Patienten bei einem Homöopathen oder Schmerztherapeuten wohl fühlen, die sich bei einem Erstgespräch mindestens eine Stunde Zeit nehmen, um jede Menge Details nicht nur zu aktuellen medizinischen Problemen, sondern auch zur Vergangenheit, zur familiären Situation, zu Wünschen, Vorlieben, Ängsten und allerlei anderen für den Patienten wichtigen Faktoren zu erfahren.

Als Patient fühlen Sie sich dabei doch wesentlich angenommener, verstandener und wertgeschätzter, als wenn Sie einem Arzt gegenübersitzen, bei dem Sie schon am Anfang des Gesprächs das Gefühl haben, gleich wieder aufstehen zu müssen. Dabei brauchen solche Gespräche Zeit. Als Schmerztherapeut weiß ich, dass es unter Umständen sehr lange dauert, Patienten mit sehr viel Ausdauer und Überzeugungskraft von ihrer mechanistischen und oft negativen Denkweise wegzubekommen. Wie viele Patienten mit Rückenschmerzen wünschen sich zum Beispiel, dass man ihre schon lange bestehenden Beschwerden mit einem kleinen operativen Eingriff einfach rausschneidet. Der Hinweis darauf, dass Schmerzen grundsätzlich im Kopf entstehen und dass die gefühlten Rückenschmerzen unter Umständen nicht durch Störungen im Bereich der Wirbelsäule, der umgebenden Muskulatur oder des Bandapparates verursacht werden, ist für sehr viele Menschen nicht leicht verdaulich. Das braucht Zeit, Geduld und ganz viele Wiederholungen. Nur so kann man den Patienten klarmachen, insbesondere denen, die schon zwei- oder dreimal erfolglos am Rücken operiert wurden, dass an dem Satz »fünfmal abgeschnitten und immer noch zu kurz« tatsächlich etwas dran ist. Nach meiner persönlichen Erfahrung dauert es zum Beispiel bei Schmerzpatienten während eines stationären Aufenthaltes mindestens zwei Wochen – und das bei mehrfach täglicher und wirklich intensiver Auseinandersetzung –, bis sie die einfachsten Grundregeln von Schmerzentstehung und Schmerzbehandlung verstanden haben. Und gerade hieran krankt unser Gesundheitssystem. Wenn uns doch klar ist, dass ein Patient zwei Wochen lang jeden Tag ein halbstündiges Gespräch benötigt, bis er einen bestimmten Sachverhalt wirklich verstanden und durchdrungen hat, dann brauche ich mich doch nicht der Illusion hinzugeben, dass ich das Ganze auch ambulant mit einem Fünf-Minuten-Gespräch lösen kann. In der Medizin können wir mittlerweile so viel, aber vieles davon ist überhaupt nicht für den einzelnen Patienten sinnvoll, und das will erklärt und begründet sein.

Ein wunderbares Beispiel dafür führt uns in den Bereich der Tumortherapie. So gibt es mittlerweile viele Patienten, die selbst bei metastasierten Tumorerkrankungen die persönliche Erfahrung gemacht haben, dass es auch dann immer noch Therapieangebote gibt, dass noch ein letzter Pfeil im Köcher steckt. Im angloamerikanischen Raum gibt es hierfür sogar einen Begriff: »AOC – Aggressiveness of Care«.

Ins Deutsche übersetzt, steht das für »Aggressive Therapie am Lebensende«. Viele Patienten bekommen aufgrund ihres eigenen dringenden Behandlungswunsches auch in einem wirklich sehr schlechten gesundheitlichen Zustand noch eine Chemotherapie verabreicht. Aus Studien wissen wir mittlerweile sehr genau, dass eine Chemotherapie bei solchen Patienten zu einem früheren und in der Regel auch leidvolleren Sterben führt als bei jenen Patienten, bei denen diese Therapie nicht mehr durchgeführt wird. Ein amerikanischer Kollege hat einmal gesagt: »Ein Patient bekommt von mir nur noch dann eine Chemotherapie, wenn er zu Fuß zu mir in die Praxis laufen kann.« Viele Patienten, die in Deutschland noch eine Chemotherapie für ihre Erkrankung bekommen, werden hingegen in die Praxis hereingetragen. Ich denke, dass es wichtig und wesentlich ist, in diesem Zusammenhang die biopsychosozialen Zusammenhänge von Erkrankungen zu erklären und zu erfassen. Oft ist der Ruf nach einer weiteren Chemotherapie in Wahrheit eher der letzte Schrei der Verzweiflung: »Lass mich bitte nicht allein! Lass mich nicht fallen! Sag mir bitte nicht, dass du nichts mehr für mich tun kannst!«

Die moderne Medizin hat unglaubliche Möglichkeiten zu bieten, doch das ist nicht immer gut für die Menschen. Zu viel Therapie auf der einen Seite, zu wenig persönliche Zuwendung auf der anderen. Das Gleichgewicht im deutschen Gesundheitswesen ist völlig aus der Balance geraten. Wenn ich die Behandlung von alten und demenzkranken Menschen beobachte, dann kann man zu keiner anderen Schlussfolgerung kommen, als dass hier der völlig falsche Weg eingeschlagen wird. Das Motto lautet bei dieser Patientengruppe vielerorts: PEG (künstlich gelegter Zugang) statt Zuwendung! Lieber einen Schlauch durch die Bauchdecke ziehen und eine Betankung durch eine Maschine, statt liebevolles und zeitaufwändiges Essen mit einem Löffel anreichen. Lieber Ruhigstellung des leidenden Patienten, statt die Suche nach behebbaren Ursachen der Unruhe. Ich sage ganz klar: Das kann nicht sein und darf so nicht weitergehen.

Eines ist sicherlich unstrittig: Im weltweiten Vergleich haben wir in Deutschland eines der besten Gesundheitssysteme. Trotzdem ist in meinen Augen auch bei uns noch ganz viel Luft nach oben. Nach Vorgabe der Krankenkassen müssten wir am Patienten Therapien durchführen, die »wirtschaftlich, notwendig, zweckmäßig und ausreichend« sind. In anderen Worten: Wir sollen die Patienten »trocken, warm, sauber und satt« bekommen. Auf eine Schulnote bezogen bedeutet der Begriff »ausreichend« eine Vier. Fragen Sie sich selbst: Möchten Sie von Ihrem Arzt nur ausreichend behandelt werden? Und versuchen Sie sich mal in uns Ärzte hineinzuversetzen: Glauben Sie ernsthaft, dass wir unsere Patienten so schlecht behandeln wollen?

> Vertrauen ist das zentrale Thema in der Medizin. Ich bin der Meinung, dass man Vertrauen nicht damit aufbauen kann, dass wir per Gesetz gezwungen sind, Menschen über schlimmstmögliche Komplikationen von Therapien aufzuklären.

Ich glaube auch nicht, dass es gelingt, in der Fünf-Minuten-Kontaktzeit, die ein normaler Haus- oder Facharzt pro Patient zur Verfügung hat, Vertrauen zu schaffen. Mir ist völlig klar, warum sich so viele Patienten unverstanden fühlen, lieber zu Heilpraktikern gehen oder ihr Heil in der Alternativmedizin suchen. Dort erfahren sie nämlich ganz oft genau das, wonach sie so lange verzweifelt gesucht haben. Dort begegnen sie endlich einem Menschen, der sich Zeit nimmt, der sich für sie interessiert und der auch persönliche Fragen stellt, die über den Tellerrand der Medizin hinausgehen. Grundsätzlich bin ich der festen Überzeugung, dass wir nicht zu wenig Geld in unserem Gesundheitssystem haben. Ich bin aber ebenso davon überzeugt, dass wir eine völlig falsche Gewichtung legen. Solange die Spritze in den Hintern des Patienten dem Arzt mehr Geld bringt als ein halbstündiges intensives Gespräch, wird sich auch nichts ändern. Wie auch? Nach meinem Empfinden ist es höchste Zeit, die Arzt-Patienten-Beziehung wieder in den absoluten Mittelpunkt unseres medizinischen Handelns zu rücken.

Noch eine kleine Randbemerkung: Ärzte sind eben keine Halbgötter in Weiß (auch wenn sich einige immer noch dafür halten). Ärzte sind auch nur Menschen, und Menschen machen Fehler. Wir tun gut daran, sie zuzugeben, offen darüber zu sprechen und unseren Patienten die ehrliche Antwort zu geben, dass auch wir an bestimmten Punkten der Therapie keine Antworten mehr haben, nicht weiterwissen und dass auch wir uns manchmal fachliche Beratung und Hilfe holen müssen.

In all den Jahren, in denen ich als Arzt praktiziere, habe ich noch nie erlebt, dass ein Patient sauer oder mit Unverständnis darauf reagiert hat, wenn ich ihm gesagt habe, dass ich seine konkrete Frage nicht kompetent beantworten kann und mich erst mal in Ruhe darüber informieren müsse. Ich glaube, der Schlüssel einer gelungenen Arzt-Patienten-Beziehung liegt in der Kommunikation, in der wertschätzenden Annahme des Patienten. Gerade Menschen mit gravierenden Erkrankungen haben sehr feine Antennen, auch was uns medizinische Profis anbelangt. Da sind sie im Prinzip wie Kinder. Die entlarven ja auch jeden Erwachsenen, der nicht wirklich authentisch ist und es nicht ehrlich meint.

DIE MEDIZIN IST KEINE EXAKTE WISSENSCHAFT

*Man kann die Erkenntnisse der Medizin
auf eine knappe Formel bringen:
Wasser, mäßig genossen, ist unschädlich.*

MARK TWAIN

Bestimmt werden auch Sie schon folgende Erfahrung gemacht haben: Sie saßen bei Ihrem Hausarzt oder irgendeinem Facharzt, sprachen ihn auf alternative Behandlungsverfahren an und bekamen im besten Fall ein müdes Lächeln, im schlimmsten Fall eine klar ablehnende Haltung präsentiert. Dabei wollten Sie doch gar nicht »auf die andere Seite« wechseln, sondern nur offen und entspannt darüber reden. Wie ist diese Reaktion von so vielen Ärzten zu verstehen? Die Antwort ist erschreckend einfach. Das komplexe, vielschichtige und sich täglich erweiternde Angebot auf dem Feld der Alternativmedizin wird im Medizinstudium nicht gelehrt, und es gibt so unendlich viele Methoden und Ansätze, dass sich die meisten Ärzte dabei einfach unglaublich unwohl fühlen, wenn sie darauf angesprochen werden. Und eine zutiefst menschliche, aber für den Patienten höchst unbrauchbare Reaktion des um Rat gefragten »Halbgottes« ist nun einmal, das Thema möglichst kurz und trocken wegzubügeln, damit der Patient ja nicht merkt, dass man auch als Arzt davon eigentlich keine Ahnung hat.

Selbst ich, der sich seit weit über einem Jahrzehnt täglich sehr intensiv mit der Thematik auseinandersetzt und auch vom wissenschaftlichen Standpunkt betrachtet und bewertet, muss immer wieder zugeben, dass es Therapieverfahren gibt, von denen ich noch nie etwas gehört habe. Meine Patienten sitzen manchmal mit Stapeln aus dem Internet ausgedruckter Informationen vor mir und erwarten eine fachliche Bewertung zu dieser oder jener Therapie. Der ein oder andere Patient ist dann durchaus perplex, wenn ich ihm offen sage, dass ich über diese Methode nichts weiß oder dass ich zwar den Namen kenne, mich aber noch nicht tiefgreifender damit auseinandergesetzt habe. Ganz schön peinlich für einen Professor an einer Universitätsklinik, der dieses Thema zu seinen fachlichen Schwerpunkten zählt, oder? Nein, gar nicht, und ich erkläre Ihnen auch gerne, warum. Erlauben Sie sich einmal den Spaß und googeln Sie die folgenden drei Begriffe: »Alternativmedizin«, »Komplementärmedizin« und »integrative Medizin«. Wenn Sie jetzt noch eine Schippe drauflegen wollen, verwenden Sie die englischsprachigen Begriffe, und siehe da, Sie bekommen allein für »Alternativmedizin« über 50 Millionen Treffer angeboten und auch bei der Komplementärmedizin und integrativen Medizin bewegt sich die Trefferanzahl in einem hohen einstelligen Millionenbereich. Was heißt das im Umkehrschluss?

Es gibt einfach so unfassbar viele verschiedene Methoden, Substanzen und Verfahren, dass jedem klar sein muss, kein einziger Mensch, auch kein Arzt, kann sich mit ALLEM auskennen. Schon in der Schulmedizin – und die ist im Vergleich zur Alternativmedizin ein wirklich überschaubares Gebiet, haben wir alleine in Deutschland über 30 verschiedene Fachärzte, jede Menge Subspezialisierungen,

Weiterbildungen und Zusatzbezeichnungen. Es ist zwar wünschenswert, dass jeder Arzt einen groben Gesamtüberblick über das weite Feld der Medizin hat, so richtig gut und über die neuesten Erkenntnisse informiert sein kann man jedoch nur noch in einem sehr kleinen Bereich. Auch hier bin ich ehrlich zu Ihnen. Für mich als Profi ist schon diese Erkenntnis eine riesengroße Entlastung. Ich kann und muss nicht alles wissen. Ich kann das meinen Patienten auch mit einem guten Gefühl sagen und muss mich nicht unzureichend weitergebildet und erst recht nicht ertappt fühlen.

Was ist Alternativmedizin eigentlich?

Nach der Definition einer der führenden Organisationen, die sich nach strengsten wissenschaftlichen Kriterien mit medizinischen Studien auseinandersetzen, beinhaltet die Alternativmedizin »ein breites Spektrum an Therapiemöglichkeiten, deren Praktiken und Besonderheiten inklusive der zugrundeliegenden Theorien und Glaubensansätze nicht dem dominanten Gesundheitssystem eines Kulturkreises in einem bestimmten Zeitabschnitt zugeordnet werden können«. So, das klingt beim ersten Durchlesen ziemlich sperrig. Wenn man sich diese Definition jedoch genauer ansieht, ist sie doch sehr spannend. Hier ist die Rede von unterschiedlichen Gesundheitssystemen und dass es in unterschiedlichen Ländern oder Kulturkreisen durchaus sehr unterschiedliche Sichtweisen zum Thema »Was ist Schulmedizin?« und »Was ist Alternativmedizin?« gibt. Was die Definition auch noch beinhaltet, ist, dass sich das Ganze in einem permanenten Fluss befindet. Das bedeutet, dass Therapieformen, die im Verlauf intensiver erforscht werden, irgendwann Bestandteil der allgemein akzeptierten Schulmedizin sind – beziehungsweise – und auch das erleben wir immer wieder – dass Methoden, die über Jahre, Jahrzehnte oder Jahrhunderte angewandt wurden, hinsichtlich ihrer Wirksamkeit und Effektivität angezweifelt oder gar nachweislich unwirksam entlarvt und darum konsequenterweise aus dem Bereich der klassischen Schulmedizin wieder entfernt werden.

Alternativmedizin bedeutet, einfach gesagt, ein »anstatt«. Das heißt, der schulmedizinische Ansatz wird durch eine Methode aus diesem Bereich ersetzt. Beispiele hierfür wären, im Rahmen eines fieberhaften Infektes statt eines fiebersenkenden Arzneimittels Heilkräuter einzusetzen.

> Zwischen alternativen Heilmethoden und der Schulmedizin gibt es keine festen Grenzen, und dann unterscheidet man auch noch zwischen Alternativ- und Komplementärmedizin sowie integrativer Medizin.

Von Komplementärmedizin sprechen wir, wenn die Methoden »ergänzend« zu einer schulmedizinischen Therapie angewandt werden. Wenn zum Beispiel im Rahmen einer Chemotherapie Nux-vomica-Globuli gegen Übelkeit eingenommen werden. Oft sind aber gerade im Bereich der Komplementärmedizin der Therapeut, der die Schulmedizin steuert, und derjenige, der die ergänzende Therapie einleitet, nicht dieselbe Person. Und hier liegt ein dementsprechend großes Risiko für ungewollte und mitunter lebensgefährliche Wechselwirkungen.

Von integrativer Medizin spricht man, wenn Schulmedizin und komplementäre Behandlungsmethoden miteinander kombiniert werden. Es werden gemeinsame Therapiekonzepte erarbeitet, das Für und Wider der jeweiligen Methoden abgewogen; man weiß voneinander. Diese Zusammenarbeit erhöht auf jeden Fall die Sicherheit des Patienten, so dass bei der integrativen Medizin versucht wird, einen Brückenschlag zwischen Schulmedizin und Komplementärmedizin herzustellen.

Nur zur Vervollständigung und weil sie manchmal in Zusammenhang mit Alternativmedizin genannt wird, möchte ich kurz auf die Paramedizin eingehen. Das lateinische Wort »para« steht für »neben«. In diesem Fall also neben der eigentlichen Medizin. Das bedeutet, hier werden verschiedene Erklärungsansätze ins Feld geführt und Theorien aufgestellt, die zum Teil elementarsten wissenschaftlichen Erkenntnissen absolut widersprechen. Meine Meinung dazu lautet, dass diese mystischen und zum Teil esoterischen Ansätze eher etwas mit vormittelalterlichem Druidentum zu tun haben als mit einem modernen Medizinverständnis. Und so tue ich mich wahnsinnig schwer damit, dass wir als Beitragszahler-Gemeinschaft Pflichtbeiträge für medizinische Leistungen der Krankenkassen bezahlen, die nachweislich Blödsinn sind (zum Beispiel Irisdiagnostik und Eigenurintherapie) und tatsächlich in den Bereich der Paramedizin fallen, wohingegen andere, teil-

> Von paramedizinischen Methoden möchte ich mich klar abgrenzen, tragen sie doch auch dazu bei, dass ernstzunehmende Ansätze innerhalb der Alternativmedizin bei vielen Schulmedizinern und auch bei vielen wissenschaftsgläubigen Menschen nie die Chance einer unvoreingenommenen Betrachtung erhalten.

weise belegt wirksame Therapien (zum Beispiel Akupunktur zur Migränevorbeugung) zum Teil wegen zu hoher Kosten nicht von den Krankenkassen übernommen werden.
Eine der Kernbehauptungen eingefleischter Schulmediziner ist ja immer, dass alternative und komplementäre Behandlungsmethoden hinsichtlich ihrer Wirksamkeit nicht wissenschaftlich einwandfrei bewiesen seien. Da stellt sich natürlich folgende Frage: Wie sieht's denn eigentlich mit den schulmedizinischen Behandlungsmethoden aus? Wie viel von dem, was in Lehrbüchern steht, was wir an der Universität beigebracht bekommen und was wir tagtäglich als Ärzte anwenden, ist denn wirklich abgesichertes Wissen? Zu diesem Thema erschien vor mittlerweile rund 15 Jahren eine sehr lesenswerte Arbeit in einer hochangesehenen englischsprachigen Fachzeitschrift, die sich mit folgender Frage beschäftigt hat: »Ist Fallschirmspringen mit Fallschirm wirklich sicherer als Fallschirmspringen ohne Fallschirm?« Die Autoren dieser Arbeit kamen zu dem erschütternden Schluss, dass bis dato keine einzige hochwertige Studie durchgeführt wurde, die zweifelsfrei für den Einsatz von Fallschirmen sprechen würde – weder randomisiert (durch Zuteilung per Losentscheid zu Rucksack A oder B), placebokontrolliert (Fallschirm oder doch nur Stoffreste im Rucksack) oder doppelblind (weder der Springer noch der Rucksackausteiler wissen, ob sich in Rucksack A oder B der Fallschirm befindet).

· Dazu einen kleinen Exkurs in die Welt der Wissenschaft. Die Effektivität einer Methode, eines Medikaments oder eines Behandlungsverfahrens gilt immer dann als erwiesen, wenn mehr als eine voneinander unabhängige Studie mit genügend hoher Fallzahl, sprich mit genügend vielen Menschen, veröffentlicht wurde, die eine eindeutige Überlegenheit der Methode gegenüber einer Placebogruppe, das heißt einer Scheinbehandlungsgruppe, belegt. Dazu muss im Vorfeld genau festgelegt werden, dass die Zuteilung in die echte und in die Scheinbehandlungsgruppe immer per Losentscheid, also durch Zufall, erfolgt und dass weder der Patient noch der behandelnde Arzt während der Durchführung der Studie wissen, ob er sich in der echten Behandlungsgruppe oder in der Scheinbehandlungsgruppe befindet. Klingt kompliziert, ist es aber nicht. Alle neuen Medikamente, die auf den Markt kommen sollen, werden auf diese Weise überprüft und getestet. Hundert Patienten bekommen beispielsweise über einen bestimmten Zeitraum jeden Tag eine weiße Pille, bei der Hälfte der Patienten ist aber kein Wirkstoff drin, und weder der Arzt noch der Patient wissen, ob er während der Studiendauer das echte oder das Placebo-Medikament bekommen hat. Wenn sich am Schluss der Studie nach der Auswertung herausstellt, dass das Medikament, wenn es beispielsweise ein Schmerzmedikament ist, die Schmerzen deutlich besser gelindert hat als das Placebo-Präparat, dann gilt das als starker Beleg für den tatsächlichen Nutzen des Verfahrens oder Präparates.

> Das meiste von dem, was in unseren Lehrbüchern steht, also ein Großteil dessen, was wir Ärzte seit Jahren, Jahrzehnten oder gar Jahrhunderten anwenden, ist lediglich überliefertes Erfahrungswissen.

Zurück zur Schulmedizin. Sind Sie bereit für eine absolute Schocknachricht?

Wirklich abgesichertes Wissen in der Medizin bewegt sich gerade mal im Bereich von zehn bis 15 Prozent.

Das heißt, dass sich alle Schulmediziner nicht allzu weit aus dem Fenster lehnen sollten, was die angeblich wissenschaftlich unbewiesene Wirksamkeit alternativmedizinischer Methoden anbelangt. Zudem kommen ja permanent neue Erkenntnisse hinzu. So ist man noch vor einigen Jahren zum Beispiel davon ausgegangen, dass die Schmerzmittel Paracetamol und Ibuprofen relativ unkritisch zu bewerten sind. Sie tauchen sogar in der Liste der »unverzichtbaren Medikamente« der Weltgesundheitsorganisation auf. Und was wissen wir seit kurzem? Bei Paracetamol zum Beispiel, dass es eigentlich kein echtes Schmerzmedikament ist. Es ist gerade mal mäßig gut fiebersenkend. Seit Jahren mehren sich zudem Studien, die eindeutig darauf hinweisen, dass der Einsatz während der Schwangerschaft kontraindiziert ist. Es gibt Hinweise, dass der mütterliche Konsum von Paracetamol während der Schwangerschaft das Allergie- und Asthmarisiko für das Kind im späteren Lebensalter steigert, dass unter Umständen das ADHS-Risiko steigt und dass bei Jungen seltener die Hoden aus dem Bauchraum nach unten wandern, was unter Umständen eine spätere Operation nach sich zieht. Beim Wirkstoff Ibuprofen wissen wir, dass er – wie die anderen entzündungshemmenden Medikamente übrigens fast alle auch – das Herzinfarkt- und Schlaganfallrisiko etwa verdreifacht, mit einem hohen Risiko für Magen-Darm-Blutungen einhergeht und – diese Erkenntnis ist brandneu – dass es Männer unter Umständen unfruchtbar und impotent macht.

Es wird noch unerfreulicher, wenn ich Ihnen erkläre, wie die zehn bis 15 Prozent abgesicherten Wissens wirklich zustande kommen.

In den frühen 2000er Jahren gab es in Südkorea einen außerordentlich renommierten Klonforscher, der seine

Studien sehr prominent in allen großen Fachzeitschriften international publiziert hat. Dieser Wissenschaftler wurde schon als nächster Nobelpreisträger gehandelt, und die koreanische Regierung hat ihm zu Ehren sogar eine Briefmarke herausgebracht. Die komplette Welt der Wissenschaft war davon überzeugt, binnen kürzester Zeit alle Erbkrankheiten durch Gentechnik heilen zu können. Dann kam der ganz große Knall. Es ist herausgekommen, dass die meisten seiner Studien schlicht und ergreifend frei erfunden waren, das heißt, die dargestellten Experimente hatten so nie stattgefunden oder zumindest nicht zu den beschriebenen Ergebnissen geführt. Und soll ich Ihnen eine weitere erschütternde Nachricht verraten? Das ist mitnichten ein Einzelfall. Auch in Deutschland gab es gerade in den letzten Jahren spektakuläre Fälle von Wissenschaftsbetrug. Natürlich gibt es dafür nachvollziehbare Gründe, denn es sind einem Ruhm, Ehre und auch Forschungsgelder sicher, wenn man spektakuläre Studienergebnisse veröffentlicht, und die Welt der Forschung ist gnadenlos. Viele Wissenschaftler müssen sich selbst finanzieren, müssen immer wieder Anträge auf Forschungsförderung stellen, und die werden logischerweise viel eher bewilligt, wenn man Studien mit bahnbrechenden Ergebnissen vorweisen kann. Es ist zwar prinzipiell genauso wichtig, dass man herausgefunden hat, dass eine bestimmte Substanz gegen eine bestimmte Erkrankung nicht hilft, aber gerade die renommierten Fachzeitschriften möchten natürlich lieber spektakuläre Erfolgsgeschichten veröffentlichen. Versuchen Sie sich jetzt einmal in die Situation eines jungen Familienvaters hineinzuversetzen, der der alleinige Ernährer der Familie ist. In einem halben Jahr läuft sein Vertrag aus, er braucht dringend neue Forschungsgelder, um seine eigene Stelle zu sichern und um die Raten für das Häuschen weiter abbezahlen zu können. Plötzlich stellt dieser Forscher bei der Auswertung der für ihn alles entscheidenden Studie fest, dass bei zwei von 100 ausgewerteten Patienten dermaßen krasse Ausreißer aufgetreten sind, dass ihm damit das eigentlich positive Studienergebnis versaut wird. Wie Sie sich vielleicht vorstellen können, ist der Impuls, hier die Daten ein klein wenig zu frisieren und damit Wissenschaftsbetrug zu betreiben, nicht so weit hergeholt. Und so müssen wir leider davon ausgehen, dass bis zu 30 Prozent aller publizierten Studien und Daten im Bereich der Medizin zumindest unsauber oder leicht geschönt bis hin zu – im schlimmsten Fall – frei erfunden sind.

Ich fasse das Ganze noch einmal zusammen: Für maximal 15 Prozent aller Medikamente, Operationsmethoden und anderer Verfahren in der Medizin haben wir wirklich Belege, dass ihr Einsatz den Menschen auch tatsächlich hilft, und davon ist gut ein Drittel frisiert bis hin zu glatt erlogen. Bleiben also höchstens zehn Prozent eindeutig abgesichertes Wissen und der zarte Hinweis an alle Schulmediziner, die im Glashaus sitzen, nicht zu oft mit dicken Steinen nach den Komplementärmedizinern zu werfen.

Wo, wer und warum vertraut man auf alternative Heilmethoden?

Der Einsatz von komplementären und alternativen Methoden ist weltweit, aber auch im deutschsprachigen Raum ein unglaublich großer Markt, auf dem jedes Jahr Milliarden von Euro verdient werden. Insbesondere aus dem Erwachsenenbereich wissen wir, dass je nach Schwere einer Erkrankung in aller Regel die Mehrheit der Betroffenen zusätzlich zur schulmedizinischen Therapie auch zu diesen Behandlungsansätzen greift.

Gemeinsam mit einer größeren Forschungsgruppe haben wir uns schon vor einigen Jahren ganz speziell für die Anwendung komplementärer Methoden bei Kindern interessiert und dazu über 2500 Familien mit Hilfe eines anonymen Fragebogens befragt. Die Ergebnisse waren ziemlich spannend. Zu unserem großen Erstaunen war die Gruppe mit der geringsten Anwendungsquote (rund 30 Prozent) tatsächlich die Gruppe krebskranker Kinder und Jugendlicher. Bei chronischen Erkrankungen lagen die Anwendungsquoten schon bei rund 60 Prozent. Die führende Gruppe waren Kinder mit neurologischen Erkrankungen, wie zum Beispiel schwere Epilepsie. Aber auch bei gesunden Kindern haben wir Anwendungsraten von über 50 Prozent aller befragten Familien erheben können. Wichtig war uns ebenfalls, die Beweggründe für den Einsatz dieser Therapien zu erfragen. Das ein oder andere Ergebnis hat uns dann doch sehr überrascht. So haben uns eine nicht unerhebliche Anzahl von Eltern herzkranker Kinder zurückgemeldet, dass sie diese Methoden einsetzen, weil sie darauf hoffen, dass der schwere angeborene Herzfehler zum Beispiel durch den Einsatz bioenergetischer Ströme verschwinden könnte. An dieser Stelle ist es durchaus auch an uns Ärzten, uns immer wieder zu hinterfragen, ob wir die Erkrankungen der Kinder wirklich gut genug und vor allem verständlich genug erklären oder ob es nicht auch ganz normal ist, dass bei gravierenden Erkrankungen ein Stück Irrationalität mitschwingt, wie ebendieses Hoffen auf ein Wunder, dass ein schwerst missgebildetes Herz durch homöopathische Globuli angestoßen auch ohne Operation gesundet. Wir konnten bei unseren Erhebungen auch feststellen, dass der Bildungsgrad der Eltern und ihr monatlich zur Verfügung stehendes Einkommen mit der Anwendung dieser Therapieverfahren korreliert. Das heißt, je höher der Schulabschluss eines oder beider Elternteile und je höher das Einkommen der Familie, desto wahrscheinlicher ist der Besuch beim Homöopathen, Heilpraktiker, Osteopathen oder Eigenbluttherapeuten. Das mag unter anderem mit der Tatsache zusammenhängen, dass viele dieser Methoden aus eigener Tasche bezahlt werden müssen. Aber ich denke, die Gründe, sich für eine solche Therapie zu entscheiden, sind vielfältiger. Interessant finde ich die Liste der am häufigsten angewandten Methoden, die uns die Familien rückgemeldet haben. So steht mit weitem Abstand auf Platz 1 die Homöopathie. Schon relativ dicht gefolgt von anthroposophischer Medizin und Akupunktur. Aber auch Vitaminbehandlung, Bachblüten, Heilpflanzen bis hin zum Handauflegen finden sich unter den zehn am häufigsten angewandten Methoden bei den von uns befragten Familien.

Was wir allerdings auch wissen, ist, dass selbst bei einer Krebsbehandlung der behandelnde Onkologe oftmals nicht darüber informiert ist, was sein Patient zusätzlich noch so alles unternimmt. Ein massives Risiko.

Wo liegen nun die Beweggründe für den Einsatz von alternativen und komplementären Behandlungsmethoden? Bei den kranken Kindern lag die Motivation natürlich darin, krankheitsbedingte Beschwerden zu lindern oder eben auch therapiebedingte Nebenwirkungen, zum Beispiel einer Chemotherapie, zu mildern. Aber natürlich auch darin, die generelle Lebensqualität des Kindes zu verbessern. Bei gravierenden Erkrankungen wurde ganz oft gesagt, man wolle eben nichts unversucht lassen und alles ausprobieren, um die Heilungschancen zu erhöhen. Dieselbe Frage haben wir auch Familien gestellt, die ihre gesunden Kinder mit diesen Methoden behandeln. Dort lautete die häufigste Antwort, dass man damit das Immunsystem stärken wolle und sich ganz allgemein eine ganzheitliche Behandlung wünscht. Gerade der Markt der angeblich immunsystemstärkenden Medikamente ist gigantisch, mit dem sich ganz wunderbar werben und Geld verdienen lässt. Ich werde Ihnen jetzt ein paar Dinge nennen, die Ihr Immunsystem schwächen: zu viel Stress, zu wenig Schlaf, Zigaretten und Alkohol, zu wenig Sport und ungesunde Ernährung. Aber Methoden, die unser Immunsystem nachweislich tatsächlich stärken? Ja, es gibt sie. Allerdings sind sie mit ziemlich viel persönlichem Einsatz und gesteigertem Zeitaufwand verbunden: mehr Sport treiben, regelmäßige Saunagänge, eine ausgewogene Ernährung, raus an die frische Luft und die Kinder schön im Dreck spielen lassen, anstatt sie in Watte zu packen. Aber das Immunsystem ernsthaft mit irgendwelchen Substanzen oder Methoden stärken, die Ihnen nur der Heilpraktiker oder ein Arzt verordnen bzw. bei Ihnen anwenden kann? Ich glaube, hier handelt es sich um eine gesunde Mischung aus irrationaler Hoffnung und Wunschdenken. Natürlich wird sich der ein oder andere deutlich besser fühlen, wenn er die immunstimulierenden Pülverchen einnimmt oder zum dritten Mal in diesem Jahr eine »Darmsanierung« durchführt. Allerdings hat das dann doch mehr mit der Erwartungshaltung zu tun, aber diesen und weiteren Phänomenen werde ich später noch etwas genauer auf den Zahn fühlen.

Die für mich wirklich entscheidende Frage, die wir auch

den Familien gestellt haben, war folgende: »Machen Sie das Ganze eigentlich, weil Sie uns Schulmedizinern misstrauen?«

Die Antworten haben mich dann doch extrem beruhigt und sollten auch all jene Kollegen, die sich massiv über alternativmedizinische Angebote aufregen, noch mal deutlich besänftigen. Nur zwei Prozent aller Befragten gaben als Grund für den Einsatz dieser Methoden fehlendes Vertrauen in die Schulmedizin an. Das ist doch eigentlich ein schönes Ergebnis. Die Patienten vertrauen uns Ärzten eben doch in der Mehrzahl, und wir sollten entsprechend alles daransetzen, dieses Vertrauen nicht zu enttäuschen.

Was viele Patienten, Eltern, Angehörige, Freunde und auch andere Berater immer wieder umtreibt: Wie gelingt es dem Laien, aus dem völlig undurchsichtigen Wust an Abermillionen Angeboten das Passende herauszufiltern und sich vor eventuell schädigenden und unseriösen Methoden oder Produkten zu schützen? Hier einige Warnsignale, auf die Sie achten sollten, wenn Sie sich für eine Therapieform interessieren:

Höchste Vorsicht ist geboten, wenn ...

... die Methode sehr geheimnisvoll und abwegig klingt
Hier lautet die Devise: Je mystischer, desto unwahrscheinlicher die Wirksamkeit. So gibt es zum Beispiel Verfechter der sogenannten Germanischen neuen Medizin, die behaupten, nahezu alle Krebspatienten durch psychologische Konfliktlösung von ihrer Tumorerkrankung befreien zu können. Chemotherapien und Operationen werden hier

radikal abgelehnt, was dazu geführt hat, dass dieses Verfahren sicherlich schon viele hundert Menschen das Leben gekostet hat.

... die Einrichtung andere Ziele als das Wohl der Patienten im Sinn hat

Auf der Homepage einer alternativen Krebsklinik in Österreich habe ich folgende Zeilen gefunden: »Wen wir zur Therapie akzeptieren: Die Patienten müssen zu Therapiebeginn eine Lebenserwartung von mindestens sechs Monaten mitbringen.« Wir Ärzte sind unglaublich schlecht, was die Lebenszeitprognose von Patienten angeht. Ich möchte den Arzt sehen, der einem Patienten eine noch mindestens sechsmonatige Lebenserwartung bescheinigt. Da kann man eigentlich gleich Roulette oder Lotto spielen. Also eine eigentlich nicht zu erfüllende Voraussetzung, die die Klinik von ihren Patienten erwartet. Auf besagter Homepage steht dann noch: »Wir akzeptieren aber auch Schwerkranke, sofern sie mobil sind und keine unmittelbare Gefahr besteht. Die Patienten müssen auswärts wohnen und zur Therapie in unser Zentrum kommen.« Nach kurzer Recherche erfährt man, dass es sich um ein ambulantes onkologisches Zentrum handelt. Das heißt, während und nach den Behandlungen sollten sich bei den Patienten möglichst keine Komplikationen einstellen, die eine intensivere ärztliche Fürsorge begründen würden, denn nach 17 Uhr ist kein Arzt mehr im Dienst. Das Auswärtswohnen wird auch wunderbar organisiert, da der Besitzer des Krebszentrums ein eigenes Hotel besitzt, in dem die Patienten untergebracht werden. Da dort im Notfall auch kein Arzt greifbar ist, stellen Patienten, deren Zustand sich während des Aufenthaltes verschlechtert, eine »Gefahr«

dar – für die Betreiber der Klinik. Denn es wäre wohl ein nachhaltiger Imageschaden, wenn ständig der Notarzt vor der Tür stünde oder sich jeden Tag im zwischen Hotel und Krebszentrum verkehrenden Shuttlebus weniger Patienten befinden würden.

... von der einzig erfolgreichen und alternativlosen Therapie gesprochen wird

Falls nur Erfolge versprochen werden, ist Misstrauen mehr als berechtigt. Es gibt keine Therapie mit einer hundertprozentigen Erfolgsquote. Und nicht alle anderen Therapien sind schlecht. Welchen Grund sollte ein Arzt haben, nebenwirkungsärmere, besser verträgliche, wirkungsvollere, häufiger zur Heilung führende Methoden nicht anzuwenden und diese den Heilpraktikern zu überlassen? Und so stelle ich meinen Patienten oft auch wirklich ganz direkt diese Frage: »Was habe ich denn davon, Ihnen eine schlechtere Therapie anzubieten?« Gut, es gibt Ausnahmen. Wenn sich zum Beispiel die Krankenkassen weigern, die Leistungen für bessere Behandlungswege zu bezahlen. In einer großangelegten Studie wurde nachgewiesen, dass vorbeugende Akupunktur genauso wirksam zur Unterdrückung von Migräneanfällen ist wie eine medikamentöse Therapie mit Betablockern, die übermäßig viele Nebenwirkungen mit sich bringen. In diesem Fall haben sich die Krankenkassen folgendermaßen – in meinen Augen skandalös – positioniert: Betablocker sei das etablierte Verfahren und Akupunktur sei gegenüber den Medikamenten nicht überlegen. Ich füge hinzu: Akupunktur ist einfach teurer, und bei Betablockern handelt es sich um einen Pfennigartikel. Das ist in meinen Augen der einzige Grund, warum die Krankenkassen nur für das Medikament bezahlen. In diesen Fällen muss man natürlich auch über eventuelle nebenwirkungsärmere Möglichkeiten aufklären und auch klipp und klar sagen, dass man diese aktuell nicht zu Lasten der Kassen durchführen kann. Aber wie schon erwähnt, dürfen wir zumindest eine ausreichende Therapie nach Vorgaben der Kassen an unseren Patienten durchführen, und Schulnote Vier ist immerhin so gut, dass die Versetzung nicht gefährdet ist.

... keine Nebenwirkungen aufgeführt werden

Ich wundere mich gerne über angeblich nebenwirkungsarme bis nebenwirkungsfreie hocheffektive Therapiemethoden gegen schwerste Erkrankungen, denn eigentlich wissen wir Mediziner alle – und das haben wir in der Arzneimittellehre nun wirklich langjährig eingehämmert bekommen –, dass eine Behandlungsmethode, wenn sie keine Nebenwirkungen hat, mit an Sicherheit grenzender Wahrscheinlichkeit auch keine Hauptwirkung hat. Kein Medikament, keine Pflanze, keine Methode auf diesem Planeten macht nur das, was wir uns wünschen. Auch diese vor vielen Jahren durch die medizinische Community rollende Welle der Euphorie hinsichtlich neuer Möglichkeiten im Zusammenhang mit Gentherapie oder die ebenso viel besungenen zielgerichteten Therapien bei verschiedenen Krebserkrankungen haben uns gezeigt, dass sie alle Nebenwirkungen haben.

... vorab erhebliche Geldsummen gezahlt werden müssen

Fragen Sie sich selbst: Wie groß muss denn das Misstrauen in die eigene Therapie sein, wenn der Therapeut eine große Summe in Vorkasse erwartet?

... das einzunehmende Mittel ausschließlich über den anbietenden Therapeuten zu beziehen ist

Auch hier bitte ich noch mal Folgendes zu bedenken: Wenn es einen Arzt, Heilpraktiker, Heiler, Schamanen oder wen auch immer gibt, der tatsächlich das Heilmittel gegen Krebs, Demenz, Parkinson oder Fußpilz gefunden hat, wie schäbig ist es dann, dieses Wissen nicht mit der ganzen Welt zu teilen und damit viel mehr Menschen Gutes zu tun als nur den wenigen, die er selbst behandeln kann?

... die Schulmedizin vehement bekämpft wird

Jeder von uns kennt den Spruch: »Angriff ist die beste Verteidigung.« Aber Angriffe und Verleumdungen ersetzen keine Belege oder Beweise für die Wirksamkeit der selbst durchgeführten Methoden. Und auch hier gibt es immer wieder absolut spektakuläre Fälle, wo sehr geschäftstüchtige Menschen durch geschickte Ausnutzung der heutigen medialen Möglichkeiten die Aufmerksamkeit auf sich und damit in der Regel auch auf ihr Produkt oder ihre Methode lenken. Vor einigen Jahren hat ein Verfechter der These, dass Krebserkrankungen ganz »natürlich« zum Beispiel durch die Gabe bestimmter Kombinationen von Vitaminen zu heilen sind, dafür gesorgt, dass Eltern sich dazu entschlossen haben, die Chemotherapie ihres Sohnes bei einer zu diesem Zeitpunkt noch absolut heilbaren kindlichen Krebserkrankung abzubrechen. Zeitgleich stellten sie gegen den damals behandlungsverantwortlichen Kinderkrebsspezialisten Strafanzeige, die auf versuchten Totschlag und Körperverletzung lautete. Im Wortlaut hieß es da: »Der Beschuldigte wird angeklagt, vorsätzlich versucht zu haben, einen Menschen zu töten, einen Menschen an der Gesundheit geschädigt zu haben.« Was der Kollege bis zu diesem

Zeitpunkt durchgeführt hat, war eine von allen Spezialisten auf diesem Gebiet absolut anerkannte und in ganz Europa bei allen Kindern mit einer solchen Erkrankung angewandte Chemotherapie. Das ist purer Zynismus, insbesondere, wenn man sich jetzt noch vor Augen führt, dass dieser arme Junge einige Zeit später völlig unnötig und leider auch elendig an dieser Erkrankung verstorben ist. Und was kommt im Nachgang von diesen »Heilern«? Entweder sagen sie: »Kein Wunder, der Körper war durch die vorher schon gegebene Chemotherapie so geschwächt, dass meine Methode leider nicht mehr greifen konnte.« Aber selbst wenn keine andere Therapie erfolgt ist, kommt gerne eine Bemerkung, nach dem Motto: »Wären Sie doch nur ein bisschen früher zu mir gekommen, dann hätte ich noch etwas für Ihr Kind tun können.« Merken Sie was? Die Schuld liegt immer beim Patienten oder den Angehörigen/Hinterbliebenen. Zum ohnehin zu verarbeitenden schmerzlichen Verlust eines geliebten Menschen kommt dann auch noch das schlechte Gewissen dazu. Seien Sie bitte immer dann sehr hellhörig und misstrauisch, wenn die Schulmedizin an den Pranger gestellt wird und Ihnen vollmundige Heilsversprechen gemacht werden.

... unterschiedliche Therapieformen vermischt werden

Werden Sie bitte auch immer dann misstrauisch, wenn mit einem polypragmatischen Ansatz behandelt werden soll. Ein Arzt, der Sie mit chinesischen Heilkräutern behandelt, zeitgleich homöopathische Globuli verordnet und Ihnen dazu noch dreimal pro Woche einen Kaffee-Einlauf verpasst, traut wohl keiner dieser Methoden vollkommen und damit auch nicht sich selbst.

Noch ein Tipp: Lassen Sie sich Ausbildungszertifikate Ihrer Ärzte, Heilpraktiker und sonstigen Therapeuten zeigen. Im ärztlichen Bereich unterliegen die meisten Verfahren einem klaren Ausbildungs- und Prüfungskatalog, und Sie können jederzeit auch bei der zuständigen Ärztekammer nachfragen, ob dieser Kollege auch wirklich mit der angegebenen Zusatzbezeichnung geführt wird. Es hat sich viel getan in den letzten Jahren. So war es vor etwas mehr als einem Jahrzehnt noch möglich, sich als »Akupunkturspezialist« zu bezeichnen, wenn man eine Nadel halten konnte. Mittlerweile ist zum Beispiel die Akupunktur eine ärztliche Zusatzbezeichnung mit einer ganz klar geregelten und vorgeschriebenen Anzahl an Ausbildungsstunden, entsprechenden Prüfungen und einem dann auch verliehenen Zertifikat.

Der Unterschied zwischen einem Arzt und einem Heilpraktiker

Fangen wir mit dem Arzt an. Da ich einer bin, kann ich Ihnen das sicherlich sehr glaubhaft erklären. Als Grundzugangsvoraussetzung brauchen Sie Abitur. Aktuell brauchen Sie eine unfassbar gute Abiturnote, obwohl das von höchst richterlicher Stelle als allein sinnhafte Zugangsvoraussetzung unlängst angezweifelt wurde, und dieser Meinung möchte ich mich sehr gerne anschließen. Ich glaube, dass eine Abiturnote eine sehr geringe Aussagekraft in Bezug auf die spätere Eignung als Arzt hat. Der Unterschied zwischen einem Mediziner und einem Arzt ist für mich riesengroß, denn neben dem unbestritten wichtigen Fachwissen in den elementaren Fächern wie zum Beispiel der Anatomie muss ein Arzt Einfühlungsvermögen, kommunikative Fähigkeiten und einen ordentlichen Schuss Demut besitzen. Vielleicht wundern Sie sich gerade und denken sich: Ein Arzt und Bescheidenheit – wie passt das denn zusammen? In meinen Augen ist es unabdingbar, denn wenn ein Arzt es nicht schafft, seine Patienten zu erreichen, sie dort abzuholen, wo sie stehen, mit ihnen in einer für sie verständlichen Sprache zu sprechen und bei ihnen wirklich das Verständnis für ihre Erkrankungen, für die tieferen Zusammenhänge, die dazu geführt haben, zu wecken und zu erklären, warum diese Form der Behandlung jetzt sinnvoll und notwendig ist – wenn er das nicht schafft, dann therapiert er an seinen Patienten vorbei und braucht sich auch nicht zu wundern, wenn diese sich anderen, besser verständlichen Methoden zuwenden.

Wenn Sie es also geschafft haben, einen Studienplatz zu ergattern, dann studieren Sie erst einmal sechs Jahre lang Medizin. Noch haben Sie keinerlei Fachqualifikation, sondern sind »nur Arzt«. Nun kommt eine in der Regel erneut sechsjährige Facharztausbildung dazu, in der Sie zum Chirurgen, Kinderarzt oder Hals-Nasen-Ohrenarzt ausgebildet werden. Während der gesamten Zeit arbeiten Sie unter fachlicher Aufsicht, das heißt, ein oder mehrere erfahrene Ärzte begleiten Sie bei dem, was Sie tun, bilden Sie aus und schützen Sie und vor allem auch die Patienten vor eventuellen Behandlungsfehlern. Erst ab dem Moment der bestandenen Facharztprüfung sind Sie für Ihr Tun wirklich vollständig selbst verantwortlich. Das ist dann auch der frühestmögliche Zeitpunkt, an dem Sie sich zum Beispiel in einer eigenen Praxis niederlassen können. Oft folgen aber viele weitere Zusatzqualifikationen, und ich möchte Ihnen das exemplarisch an meinem eigenen Beispiel vorrechnen: Ich bin mit sieben recht spät eingeschult worden, habe in der zehnten Klasse eine Extrarunde gedreht, anschließend noch 18 Monate Zivildienst als Rettungssanitäter abgeleistet und dann, nach sechs Jahren Studium, im zarten Alter von fast 29 Jahren, meine Ausbildung als Facharzt begonnen. Sechs Jahre später habe ich diese abgeschlossen und als fertiger Kinderarzt die kommenden zwei Jahre mit einer Weiterbildung zum Kinderkrebsspezialisten verbracht, gefolgt von einer einjährigen Weiterbildung zum Schmerztherapeuten sowie weiteren Ausbildungen zum Palliativmediziner und Akupunkturspezialisten. Wenn ich jetzt alles zusammenrechne, dann habe ich inklusive Studium 15 Jahre Ausbildung hinter mich gebracht, um auf einen halbwegs vernünftigen Wissensstand zu kommen, und es ist eine Selbstverständlichkeit, sich auch weiterhin viele Stunden und Tage im Jahr weiterzubilden, auf Kongresse zu gehen, wissenschaftliche Fachzeitschriften zu lesen, um mit der medizinischen Entwicklung Schritt halten zu können.

Es gibt wohl große Hürden für den Einstieg in den Arztberuf, und es bedarf einer langen Ausbildung, bis man endlich eigenverantwortlich arbeiten darf. Im Durchschnitt sind das zwölf Jahre, bis man Entscheidungen treffen kann, die im Extremfall über Leben und Tod von Patienten entscheiden.

Ärzte begehen den ganzen Tag Körperverletzung, entweder dadurch, dass sie Nadeln in Menschen stecken oder diese mit dem Skalpell aufschneiden oder auch mittels Medikamenten einen Eingriff in die körperliche Integrität eines Menschen vornehmen. Sie haben richtig verstanden: Was Ärzte tun, ist Körperverletzung. Und das dürfen sie nur, wenn Patienten in das, was sie vorhaben, einwilligen und wenn sie das, was sie dort tun, fachlich rechtfertigen können. Und diese fachliche Rechtfertigung, sprich die sogenannte medizinische oder ärztliche Indikation, ist immer nur dann gegeben, wenn der zu erwartende Nutzen für den Patienten den möglichen Schaden übersteigt. Wenn man sich das einmal wirklich bewusst macht, dann kann die Ausbildung im Studium, aber auch die Facharztausbildung, bei der man jahrelang unter der Anleitung von erfahrenen Ärzten in der praktischen Erfahrung am Patienten reift, gar nicht intensiv genug sein.

Kommen wir nun zum Beruf des Heilpraktikers. Die Wurzeln des Heilpraktikerberufes reichen sehr weit zurück und stammen aus dem 15. Jahrhundert. Im Jahr 1928 wurde der Großverband der Heilpraktiker Deutschlands gegründet. 1933 erschien erstmals die Zeitschrift »Der Heilpraktiker«, und drei Jahre später wurde der Heilpraktiker als freier Beruf anerkannt. 1939 wurde dann das Heilpraktiker-Gesetz erlassen. Um in Deutschland als Heilpraktiker tätig sein zu dürfen, bedarf es einer staatlichen Erlaubnis. Während es in der Schweiz ein ähnliches Berufsbild gibt und dort vier Fachrichtungen definiert sind (Ayurvedische Medizin, Homöopathie, Traditionelle Chinesische Medizin und Traditionelle Europäische Naturheilkunde), ist in Österreich die Heilkunst ausschließlich Ärzten vorbehalten. Die Ausübung des Berufes des Heilpraktikers ist in Österreich verboten und strafbar. Auch im übrigen Europa gibt es den Beruf des Heilpraktikers nicht.

Grundsätzlich haben Heilpraktiker gegenüber Ärzten geringgradig eingeschränkte Befugnisse. So dürfen sie keine verschreibungspflichtigen Medikamente verordnen, bestimmte Infektionskrankheiten inklusive Geschlechtskrankheiten nicht behandeln und keine Geburtshilfe betreiben. Das heißt im Klartext, ein Heilpraktiker darf – ähnlich wie ein Facharzt – Spritzen und Infusionen mit allen möglichen Substanzen verabreichen und die verschiedensten Diagnostikverfahren anwenden. Die Voraussetzungen dafür sind ein wenig niedriger als die für die Ausübung des Arztberufes. Für den Heilpraktiker ist ein Mindestalter von 25 Jahren vorgeschrieben, ein Hauptschulabschluss sowie ein polizeiliches Führungszeugnis, in dem keine gravierenden Einträge stehen dürfen. Dann muss er noch einen Test bestehen, mündlich und schriftlich, um zu belegen, dass er oder sie über elementare Medizinkenntnisse verfügt.

Als Heilpraktiker muss man keine einzige Minute an Ausbildung absolvieren. Wenn Sie zu einem Heilpraktiker gehen, informieren Sie sich im Vorfeld über seine fachliche Kompetenz.

Dieser Test dient nicht der Überprüfung erlernten Wissens, denn es gibt für Heilpraktiker keine Fachkunde und keine vorgeschriebene Ausbildung. Es wird darin lediglich medizinisches Grundlagenwissen abgefragt, um groben Fehleinschätzungen vorzubeugen. Viele angehende Heilpraktiker absolvieren dennoch eine ein bis drei Jahre andauernde Ausbildung an privaten Instituten. Diese Schulen und die Qualität der Ausbildung unterliegen jedoch keiner staatlichen Aufsicht.

Ein weiterer Unterschied zwischen Ärzten und Heilpraktikern ist, dass Heilpraktiker nicht der Schweigepflicht unterliegen und dass die Höhe der Vergütung zwischen Heilpraktiker und Patient frei vereinbar ist.

Vielleicht hegen Sie gerade den Wunsch, sich lautstark zu entrüsten: »Was maßt dieser Gottschling sich an? Ich habe so einen phantastischen Heilpraktiker, und jetzt kommt dieser arrogante Pinsel von Arzt mit so einer Aussage. Also, ehrlich!« Ich möchte hiermit absolut klarstellen, dass ich der festen Überzeugung bin, dass es exzellente Heilpraktiker gibt, die ihr Handwerk verstehen und zum Beispiel Akupunktur oder auch andere Techniken ausgezeichnet beherrschen, anbieten und durchführen. Ich glaube aber auch, dass es unter den mehr als 40 000 in Deutschland praktizierenden Heilpraktikern eine ganze Menge schwarze Schafe gibt, die zum Teil abstruseste Methoden, Techniken und Glaubenssysteme predigen, die im günstigsten Fall Menschen viel Geld aus der Tasche ziehen, im schlimmsten Fall Patienten nachhaltig schädigen oder sogar zu Todesfällen führen.

DIE MACHT DER ERWARTUNG

Das habe ich noch nie vorher versucht.
Also bin ich völlig sicher, dass ich es schaffe.

PIPPI LANGSTRUMPF

Hand aufs Herz: Wenn Sie eine Kopfschmerztablette nehmen, wie lange dauert es bei Ihnen, bis sie anfängt zu wirken? Ich habe dazu gerade eine ganz interessante Selbsterfahrung machen dürfen. Vor zwei Tagen habe ich mir meine alljährliche Grippeimpfung abgeholt. Blöderweise fühle ich mich in den darauffolgenden 48 Stunden jedes Mal relativ mies: Kopfschmerzen, Gliederschmerzen und ein allgemeines Krankheitsgefühl, also im Grunde genommen ein leichter Anflug von Männerschnupfen. So auch dieses Jahr. Ich bin ziemlich wehleidig mit einer dicken Birne und unangenehmen Halsschmerzen aufgewacht und dachte mir kurzerhand: »Heute möchte ich nicht warten, bis es von selbst besser wird. Ich mache es mir einfach und schmeiß eine Tablette gegen die Schmerzen ein.« Gedacht, getan und siehe da, schon nach einer Viertelstunde ging es mir merklich besser. Ich bin mir sicher, dass Sie schon ähnliche Erfahrungen bei sich oder ihren Kindern gemacht haben. Das Kind liegt mit einer äußerst schmerzhaften Mittelohrentzündung flach, bekommt einen Schmerzsaft – und schon zehn Minuten später fühlt es sich besser. Im Grunde genommen ist das ein absolut phantastischer Effekt, denn wenn man sich überlegt, dass alleine der Weg durch unseren Verdauungstrakt bis in die Blutbahn und damit an den Wirkort im Körper, um dort letztlich die schmerzlindernde Wirkung zu entfalten, mindestens 25 bis 30 Minuten dauert, grenzt das schon an ein kleines Wunder. Noch viel erstaunlicher finde ich die Tatsache, dass es selbst bei mir, einem Schmerzmediziner, der es wirklich besser wissen sollte, jedes Mal aufs Neue genauso phantastisch funktioniert. Ich weiß, die Tablette hilft mir, also hilft sie schon, bevor sie überhaupt helfen kann.

Zum Thema »Erwartungseffekte bei Operationen« werden sich einige von Ihnen an die Studie, die sich mit Knieoperationen beschäftigt hat, aus meinem Buch »Schmerz los werden« erinnern. Weil sie so phänomenal ist und für die, die das Buch nicht kennen (unbedingt lesen!), fasse ich sie hier nochmals kurz zusammen. Patienten, die unter einem Knorpelschaden im Knie litten, wurden dabei in zwei Gruppen eingeteilt. Die erste Gruppe wurde mit Hilfe von Schlüssellochchirurgie am Knie operiert, der defekte Knorpel wurde abgehoben, geglättet und das Gelenk innen schön geputzt und blitzblank gespült. Die Patienten in der zweiten Gruppe dachten auch, sie wären operiert worden. Sie haben jedoch lediglich oberflächliche Hautschnitte er-

> Die Macht der Erwartung ist ein »Werkzeug«, das man gezielt in einer Therapie einsetzen kann, unterstützend als auch alternativ zu einer schulmedizinischen Behandlung, und es hilft nicht nur im Zusammenhang mit Medikamenten, es ist sogar noch sehr viel stärker wirksam, wenn es um richtige medizinische Eingriffe geht, zum Beispiel bei Operationen.

halten und bekamen Operationsgeräusche vom Tonband vorgespielt. In diesen Knien ist rein gar nichts passiert, der Knorpel blieb genauso ausgefranst und kaputt wie vor dem Scheineingriff. Die Eingriffe wurden in örtlicher Betäubung durchgeführt, allerdings war natürlich das Knie hinter einem großen Vorhang verborgen, das heißt, für die Patienten bestand in der Tat kein Zweifel daran, dass sie wirklich operiert worden sind. Auf der Station wurden die Patienten aus beiden Gruppen dann völlig gleich behandelt, inklusive der obligatorischen Nachsorgemaßnahmen, krankengymnastischen Übungen und der Rehabilitation. Die erste faszinierende Erkenntnis aus der Studie war, dass es einige Wochen nach dem durchgeführten Eingriff (oder Scheineingriff), zwischen beiden Gruppen überhaupt keinen Unterschied hinsichtlich der Schmerzen in Ruhe, der Schmerzen bei Belastung oder der Bewegungsmöglichkeiten des Kniegelenkes gab. Die zweite und fast noch spannendere Erkenntnis war allerdings, dass sich beide Gruppen im Vergleich zum Ausgangszustand vor der Operation (oder Scheinoperation) massivst in den untersuchten Parametern verbessert hatten. Das heißt, dass allein der Glaube an eine erfolgreich durchgeführte Operation zu einer nachhaltigen Besserung bei den Patienten geführt hat, obwohl sich nichts, aber auch gar nichts in dem kaputten Knie getan hat. Die Schmerzen waren erträglicher, die Beweglichkeit wurde besser, und die Patienten waren mit dem durchgeführten Eingriff (oder Scheineingriff) entsprechend glücklicher.

Bei der Gruppe, die nur zum Schein operiert wurde, sprechen wir vom Placeboeffekt. Die lateinische Übersetzung bedeutet in etwa »Ich werde gefallen« oder ins Medizinische übersetzt »Ich werde heilen« oder »Ich werde lindern«. Man könnte es auch ganz profan ausdrücken: Mit Hilfe dieses

Effektes werden die Selbstheilungskräfte eines Menschen aktiviert. Es gibt aber nicht nur den Heilungskräfte weckenden Placeboeffekt, es gibt auch den entgegengesetzt wirkenden sogenannten Noceboeffekt. Der wiederum beschreibt die Angst vor bestimmten Behandlungen und Medikamenten, die ganz massiven Schaden hervorrufen kann. Sogar Todesfälle sind in diesem Zusammenhang schon beschrieben worden. Ich finde es wichtig zu erwähnen, dass Menschen, die sich in medizinische Versorgung begeben, in aller Regel nicht locker und entspannt sind, sondern unter einer deutlichen Anspannung stehen. Und gerade in diesen Situationen sind wir empfänglich für eine positive oder auch negative Erwartungshaltung. Das wiederum bedeutet, dass die richtige Therapie oder die richtigen Worte oder einfach nur die intensive Zuwendung durch einen Therapeuten eine enorm heilsame Wirkung entfalten können und dass unbedachte Äußerungen, zu wenig Empathie, zu wenig Zeit, um schwierige Sachverhalte verständlich zu erklären, sehr große Verunsicherung und noch größeren Schaden anrichten können. Und siehe da, schon wieder landen wir beim Thema »Vertrauen«. Und auch auf die Gefahr hin, dass ich mich wiederhole: Wie soll es uns gelingen, in fünf Minuten eine Vertrauensbeziehung zu einem Menschen aufzubauen, der ernsthaft besorgt um seine Erkrankung ist? Wie viel leichter dagegen lässt sich eine Beziehung in einem halbstündigen oder einstündigen ausführlichen Gespräch herstellen! Und vielleicht ist die dann angebotene Therapie gar nicht mehr so entscheidend?

Gerade wir Ärzte befinden uns in einem ethischen Dilemma. Zum einen müssen wir aus juristischen Gründen Patienten über alle möglichen, zum Teil auch extrem selten auftretenden Risiken und Nebenwirkungen jedweder von uns angedachten Therapie aufklären, zum anderen sind wir aber auch verpflichtet, unseren Patienten nicht zu schaden. Für was entscheiden wir uns jetzt? Ehrliche Aufklärung? Das klingt dann so: »Frau Albrecht, ich muss Ihnen sagen, bei diesem Eingriff sterben immer wieder Menschen.« Oder versuche ich das Risiko zu minimieren und sage lieber: »Frau Albrecht, die meisten Menschen überstehen diesen Eingriff völlig problemlos, und es geht ihnen hinterher viel besser.« Was tun? Jede Behandlung hat sowohl spezifische (auf das bestimmte Medikament oder diese spezielle Behandlung bezogene) als auch unspezifische Effekte, die wiederum mit dem eigentlichen Verfahren wenig bis gar nichts zu tun haben. Gerade in gravierenden medizinischen Situationen, wenn es um schwerwiegende Diagnosen geht, zum Beispiel bei einer Krebserkrankung, befinden sich Patienten in einem Zustand der sogenannten Schocktrance. Sie nehmen Dinge in diesen Momenten wörtlich, was bedeutet, dass alle Anwesenden noch behutsamer, noch vorsichtiger, noch klarer in der Wahl ihrer Worte sein müssen. Mit dem superspannenden Thema Trance werden wir uns übrigens in einem späteren Kapitel noch etwas eingehender beschäftigen, wenn es um die medizinische Hypnose geht.

Im Rahmen eines Kommunikationsseminars für Ärzte habe ich eine interessante Erfahrung machen dürfen. Ich musste mich als Patient auf eine Liege legen, eine Gruppe »Weißbekittelter« stand um mich herum und hat sich anstatt mit mir über mich unterhalten. Ich war in dieser Übung zuvor informiert worden, dass bei mir ein Krebsverdacht bestünde und dass einer der Kollegen gleich einen Anruf aus der Röntgenabteilung mit meinem Untersuchungsergebnis bekäme. Was ich nicht wusste: Die Kollegen wurden natürlich ganz anders instruiert, und derjenige, der den Anruf entgegennahm, bekam die Befunde eines anderen Patienten mitgeteilt. Für mich war die Situation ein absoluter Albtraum, denn der Kollege nahm das Telefonat an, schaute erschrocken und sagte: »Was, Metastasen in der Lunge? Und die komplette Leber ist voll davon. Absolut inoperabel. Das ist ja furchtbar!«

Genauso hat sich dieses Rollenspiel für mich angefühlt. Es war furchtbar. In dieser Situation ist mir klargeworden, wie unglaublich verletzlich man als Patient ist und wie groß unsere Verantwortung als Arzt ist, mit dieser Verletzlichkeit entsprechend behutsam umzugehen. Dabei kommt es vor allem auf die Wortwahl an. Denn man kann als Arzt noch so einfühlsam sein, benutzt man im Gespräch Worte wie brennen, stechen, schmerzhaft oder schlimm, dann tut es dem Patienten garantiert bei dem, was dann kommt, viel viel mehr weh als nötig, und es macht zudem noch eine Heidenangst. Wir Ärzte sind ja von Haus aus keine Sadisten, und so gehe ich davon aus, dass alles, was auch an sprachlichen Ausrutschern passiert, absolut unbeabsichtigt ist. Trotzdem löst jedes Wort, das wir den Patienten oder Angehörigen sagen, etwas in ihnen aus, und dessen sollte man sich stets bewusst sein.

Überlegen Sie doch mal, was die folgenden drei Äußerungen mit Ihnen machen:

»Vielleicht hilft dieses Medikament bei Ihnen?«

»Probieren wir mal dieses Mittel aus!«

»Versuchen Sie nach Möglichkeit, Ihre Medikamente regelmäßig zu nehmen.«

Als Patient würde ich mir dabei Folgendes denken: »Oh Mann, wenn selbst der Arzt nicht davon überzeugt ist, was soll der ganze Quatsch dann überhaupt? Nichts wie weg hier!«

Worüber sich Patienten vor einer Operation jedes Mal besonders freuen, ist die Information, dass sie ein Risikopatient sind. Das ist schon eine extrem beruhigende Information, dass nicht nur Sie gehörig Bammel vor dem Eingriff haben, sondern auch der Chirurg selber. Sich hier noch positiv auf das kommende Ereignis einzustellen wird nach dieser Information wohl nicht mehr ganz so leicht werden. Ein Klassiker ist auch, den Patienten auf mögliche Probleme hinzuweisen, die er bis zu diesem Zeitpunkt vielleicht noch gar nicht hatte. So ist die an den Patienten mit laufender Chemotherapie gerichtete Frage: »Ist Ihnen wirklich nicht übel?«, im Zweifel wenig hilfreich. Wenn man schon anfängt, ein Bedrohungsszenario aufzubauen, sollte man im Hinterkopf haben, dass alle Versuche, den angerichteten Schaden so klein wie möglich zu halten, zum Scheitern verurteilt sind. Bei Formulierungen wie »Sie brauchen keine Angst zu haben« oder »Das blutet meist nur ein kleines bisschen« werden genau zwei Informationen beim Patienten ankommen: Angst und Blut. Auch in diesem Fall heißt es leider: Schön gedacht, schlecht gemacht.

Nicht nur wir Ärzte, jeder von uns sollte sich die Tragweite seiner Äußerungen vor Augen führen. Und deshalb gehe ich in diesem Zusammenhang auch so intensiv darauf ein, denn auch das Umfeld eines Patienten kann mit seinen Äußerungen bei einer Therapie oder einem Heilungsprozess hilfreich und unterstützend sein oder auch genau das Gegenteil bewirken. Und auch als Patient sollte man sich immer wieder vor Augen führen, dass Ärzte, was die Kommunikation mit Patienten anbetrifft, oftmals leider keine Profis sind, denn Kommunikation ist zwar eigentlich gut erlernbar, aber noch nicht wirklich integraler Bestandteil des Medizinstudiums. Schade eigentlich.

Natürlich habe auch ich schon Röntgenbilder von Wirbelsäulen gesehen, bei denen ich gedacht habe: »Ach du liebes Lieschen, das sieht jetzt eher nicht so schön aus!« Hätte ich dem Patienten, am besten noch in einem leicht flapsigen Ton, aber auf den Kopf zu gesagt, dass seine Wirbelsäule ein einziges Trümmerfeld sei, dann wäre dieser Mensch wahrscheinlich für den Rest seines Lebens mit furchtbar viel Angst durchs Leben gegangen, hätte vielleicht sogar völlig auf Sport verzichtet und es damit noch viel schlimmer gemacht.

Aktivierung der Selbstheilungskräfte

Ich glaube, dass der Placeboeffekt, also der Effekt der positiven Erwartung, etwas ganz Wunderbares ist, den jeder von uns viel häufiger und gezielter nutzen sollte. Kurz gesagt, können wir mit dem Placeboeffekt ganz gezielt unsere Selbstheilungskräfte aktivieren und das unglaublich große therapeutische Potential wecken, das in jedem einzelnen Menschen schlummert. Für die Pharmaindustrie hingegen ist dieser Effekt eher lästig, denn sie muss sich bei Zulassungsstudien für Medikamente damit beschäftigen. Wenn ein Pharmakonzern ein neues Medikament auf den Markt bringen will, muss durch sogenannte placebokontrollierte Doppelblindstudien nachgewiesen werden, dass der neue Wirkstoff gegenüber einer wirkstofffreien Tablette, dem Placebopräparat, überlegen ist. Das wiederum bedeutet, dass ein Teil der Patienten den neuen Wirkstoff bekommt, die anderen lediglich das Scheinpräparat. Und weder Patient noch Arzt wissen während der laufenden Studie, wer welche Substanz bekommen hat. Ein Riesenproblem bei diesen Studien ist aber, dass in aller Regel auch jene Patienten, die das wirkstofffreie Scheinpräparat erhalten, deutliche Wirkungen erleben, aber auch gar nicht so selten Nebenwirkungen vermelden. So brechen bis zu 25 Prozent aller Patienten wegen Nebenwirkungen eine Studie ab. Nicht, weil das Präparat die gewünschte Wirkung nicht zeigt, sondern wegen Nebenwirkungen eines wirkstofffreien Präparates. Wichtig ist auch, wie die Patienten im Vorfeld über die geplante Zielrichtung eines Medikamentes informiert werden. So berichten Patienten unter Placebotherapie über viel mehr neurologische Nebenwirkungen, wenn sie meinen, ein Antiepileptikum zu bekommen, und über viel mehr Magen-Darm-Nebenwirkungen, wenn sie glauben, ein Schmerzmittel zu erhalten. Sie sehen, es ist absolut irre, wozu unsere Gedanken in der Lage sind. Gerade bei Kindern, und das sind ja bekanntlich mystische und magische Wesen, sind oftmals die Placeboeffekte in Studien so stark, dass der Unterschied zwischen dem Placebopräparat und dem echten so klein ausfällt, dass am Ende keine Grundlage mehr dafür da ist, das neue Medikament dann tatsächlich zuzulassen.

Negative Erwartungshaltung

Apropos Nebenwirkungen. Patienten lieben es, Nebenwirkungen zu bekommen. Insbesondere, wenn sie im Vorfeld ausführlich über alle möglichen Nebenwirkungen informiert wurden. So wissen wir, dass Betablocker bei Männern Impotenz verursachen können, allerdings hauptsächlich bei Männern, die von dieser Nebenwirkung wissen. Das Verhältnis liegt hier bei drei zu 30 Prozent, das heißt eine ganze Zehnerpotenz höher. Wenn Sie also zufällig ein Mann sind, eine Betablockertherapie machen und gerade zum ersten Mal davon hören, dann sollten Sie im Hinblick auf Ihr zukünftiges Sexleben das bitte alles wieder schnell vergessen. Bei zwei Studien zum Thema Erschöpfung bei fortgeschrittener Krebserkrankung gaben fast 80 Prozent der Patienten in der Placebogruppe Schlafstörungen an, über die Hälfte Appetitverlust und ein Drittel Übelkeit. Ebenso faszinierend finde ich eine Studie über Schmerzmittel, die an drei unterschiedlichen Studienzentren durchgeführt wurde. Nachdem die Studie schon lief, wurden die Teilnehmer an zwei der drei Studienzentren über mögliche Magen-Darm-Nebenwirkungen aufgeklärt. Zur Information: An den drei Studienzentren gab es überhaupt keine Unterschiede in der Häufigkeit von Magen- oder Zwölffingerdarm-Geschwüren oder gar Blutungen. In den beiden Zentren, in denen jedoch über diese Nebenwirkungen aufklärt wurde, brachen nach erfolgter Aufklärung sechsmal mehr Probanden die Studie wegen Magen-Darm-Nebenwirkungen ab. Noch verblüffender waren die Ergebnisse folgender Studie: Völlig gesunden Menschen, die selbstverständlich freiwillig daran teilnahmen, wurde erklärt, dass sie eine niedrige Dosis eines neuen Chemotherapeutikums verabreicht bekämen, um die Verträglichkeit zu testen. In Wahrheit bekamen die Teilnehmer, und zwar alle, lediglich eine völlig harmlose Kochsalzlösung als Infusion. Trotzdem verlor ein Drittel der Studienteilnehmer bei diesem Versuch die Haare.

Nebenwirkungen bei Medikamenten sind ein zweischneidiges Schwert. Als Arzt bin ich rechtlich dazu verpflichtet, wie eingangs schon erwähnt, über gravierende, wenn auch seltene Nebenwirkungen aufzuklären. Wenn ich es also schon nicht schaffe, meinem Patienten im Gespräch gehörig Angst einzujagen, und er gehört zur Gruppe der Bedenkenträger, die in der Regel jeden Beipackzettel akribisch studieren, kann ich nur sagen: Spätestens jetzt habe ich ihn. Diese Menschen quälen nicht nur sich mit den dort vorgefundenen Informationen, sie quälen in der Regel auch ihren Arzt. So vergeht kein Tag, an dem ich nicht Anrufe von Patienten bekomme, die mir sagen, dass auf Seite 273 des Beipackettels in Absatz 4, Zeile 18 steht, dass sich dieses Medikament eventuell mit einem der 25 Medikamente, die sie schon seit Jahrzehnten einnehmen, beißt. Und warum ich sie als Arzt darauf nicht hingewiesen hätte ...

Weil es so wichtig ist, wiederhole ich mich an dieser Stelle sehr bewusst: Meiner Meinung nach ist es viel hilfreicher, die positiven Erwartungseffekte zu nutzen und dem Patienten zu sagen, dass die allermeisten Menschen dieses Medikament exzellent vertragen, anstatt sie auf die möglichen Probleme hinzuweisen. Es geht sogar so weit, dass die negative Erwartung selbst die Wirksamkeit stärkster Schmerzmittel, zum Beispiel von Morphin, vollständig auslöschen kann. So wurde an Freiwilligen folgende Versuchsanordnung durchgeführt: Ihnen wurden verschiedene experimentelle Schmerzreize zugefügt. Dafür gibt es jede Menge Möglichkeiten, zum Beispiel die Hand in einen Eimer mit Eiswasser halten oder den Daumennageldrucktest, bei dem ein bestimmtes Gewicht auf den Daumennagel gelegt wird, oder dass eine bestimmte Stromstärke durch die Hand fließt – der Phantasie sind hier wenig Grenzen gesetzt. Während der Schmerzreiz ausgelöst wurde, haben die Patienten dann über eine Infusion Morphin bekommen, und die Schmerzen gingen deutlich zurück. Kurze Zeit später hat man den Teilnehmern mitgeteilt, dass die schmerzlindernde Infusion nun gestoppt wurde, was allerdings nicht stimmte, und siehe da, das Schmerzniveau kletterte exakt auf den Ausgangswert vor der Gabe des Morphins. Das heißt, der komplette Effekt dieser hochpotenten Medikamente wurde durch die negative Erwartungshaltung vollständig ausgelöscht.

In meinem beruflichen Alltag begleitet mich ein weiteres Thema, das ich Ihnen nicht vorenthalten möchte: Laktoseintoleranz – die Milchzuckerunverträglichkeit. Normalerweise wird Milchzucker durch ein körpereigenes Enzym, die Laktase, gespalten und somit für uns verwertbar. Ein echter angeborener Laktasemangel ist eine extrem seltene Störung und fällt schon im Säuglingsalter dadurch auf, dass Milchmahlzeiten überhaupt nicht vertragen werden und schlimmste Durchfälle entstehen. Das bedeutet im Umkehrschluss aber auch, dass nahezu alle Menschen keinen kompletten Laktasemangel haben, sondern eine eingeschränkte Aktivität dieses Enzyms. Es ist übrigens auch völlig normal, dass in den ersten zwei Lebensjahrzehnten die Aktivität dieses Enzyms nachlässt. Davon sind bis zu 95 Prozent der Afrikaner und Asiaten betroffen, aber nur rund zehn Prozent der Nordeuropäer. Auch wenn die Enzymaktivität weniger wird, geht sie in der Regel nicht komplett auf null, sondern bleibt mit einer Restaktivität von fünf bis zehn Prozent bestehen. Das wiederum bedeutet, dass Laktosemengen von sechs bis zwölf Gramm pro Tag problemlos vertragen werden. In placebokontrollierten Studien wird das wunderbar nachgewiesen, indem man laktoseintoleranten Menschen – ohne dass sie es wissen – geringe Laktosemengen zufügt, und siehe da, es passiert absolut nichts.

Problem gelöst? Leider nein, denn Laktose ist ein Trägerstoff, der in ganz vielen Tabletten eingesetzt wird. Viele Patienten wissen das auch oder lesen es im Beipackzettel. In circa jeder fünften Tablette findet sich Laktose, allerdings nur in sehr kleinen Mengen. Um es deutlicher zu machen: Diese Mengen sind so gering, dass selbst superempfindliche Menschen 60 bis 120 Tabletten pro Tag einnehmen müssten, um laktosebedingte Beschwerden zu entwickeln. Trotzdem ist alleine das Wort für viele Patienten schon ein Trigger, der sie unruhig werden lässt, und sehr viele bestehen darauf, unbedingt das laktosefreie Ersatzpräparat verschrieben zu bekommen. Bei der letzten Einnahme der »schlimmen Laktosetablette« hätten sie nämlich schon nach fünf Minuten ganz gruselige Bauchkrämpfe bekommen. Der Nocebo lässt grüßen!

Wirkung des Placeboeffektes in der Praxis

Aus ganz vielen Studien wissen wir, dass kleinere Tabletten besser wirken als mittelgroße Tabletten und dass große Tabletten auch wiederum deutlich besser wirken. Je eingreifender ein Verfahren, desto wirksamer. Das heißt, eine Spritze ist gegenüber einer Tablette überlegen, und eine OP ist durch fast nichts zu toppen. Schade ist nur, dass kürzlich – vergleichbar zu der schon eingangs erwähnten Studie über Knieoperationen – bei einer neuen Studie herauskam, dass auch die in der Praxis extrem häufig durchgeführten Schulteroperationen, bei denen dem Muskel-Sehnen-Apparat wieder mehr Platz verschafft werden sollte, im Vergleich zu Scheinoperationen genauso ineffektiv sind. Sie können sich gar nicht vorstellen, wie groß der Aufschrei in der betroffenen Fachrichtung war, denn diese Operation ist seit

Jahrzehnten der Renner bei verschleißbedingten Schulterbeschwerden.

Auch interessant: Teure Medikamente sind viel wirksamer als preiswerte. Das ist übrigens auch ein großes Problem in der Alternativ- und Komplementärmedizin. Da geht's nämlich häufig nach dem Motto: Was nix kostet, taugt auch nix. Es ist in der Tat so, dass Patienten einen deutlich größeren gefühlten Therapieeffekt verspüren, wenn sie sehr tief in die Tasche greifen müssen – auch in der Schulmedizin. Hier halten sich Patienten in aller Regel an die Vorstellung, dass nur das Originalpräparat das gute und wirklich wirksame ist. Jedes Medikament verliert aber nach einer gewissen Zeit seinen Patentschutz, und dann gibt es die sogenannten Generika, das heißt, Sie können beispielsweise Ibuprofen mittlerweile von zig verschiedenen Herstellern beziehen. In einer Querschnittsbefragung im Auftrag der Deutschen Gesellschaft für Schmerztherapie und der Deutschen Schmerzliga wurden mehrere 100 Patienten nach der Umstellung eines bestimmten Opioidpräparats auf ein Generikum nach ihrer Zufriedenheit befragt. 90 Prozent der Patienten waren weniger zufrieden mit der schmerzlindernden Wirksamkeit, mehr als 60 Prozent berichteten sogar über eine Zunahme der Schmerzen. Warum ist das so? Für die Patienten ist es tatsächlich eine gefühlte Abwehr: »Verdammt, jetzt krieg' ich von meiner Krankenkasse nur noch das billige nachgebaute Gelump.« Dazu muss ich eine kleine Anekdote aus meinem eigenen Leben beisteuern. Da ich regelmäßig Blutdruckmedikamente einnehmen muss (Gott sei Dank keine Betablocker!), wurde ich kürzlich von meiner Krankenkasse auf den abgelaufenen Patentschutz meines bisherigen Blutdrucksenkers hingewiesen und dass es das Medikament jetzt auch günstig gäbe und sie sich ganz mächtig freuen würden, wenn ich auf dieses umsteigen würde. Nach dem Motto: Sei ein braver, folgsamer und möglichst kostengünstiger Patient. Und soll ich Ihnen was sagen? Obwohl ich genau weiß, dass das Ersatzpräparat genauso wirksam ist und dass es völliger Quatsch ist, was ich empfunden habe, so war ich dennoch im ersten Moment ein bisschen beleidigt und auch enttäuscht. Da ich das Ersatzpräparat erst seit wenigen Wochen einnehme, kann ich Ihnen noch nicht wirklich sagen, ob mein Blutdruck damit schlechter gesenkt wird. Dadurch, dass ich mich ziemlich schnell wieder eingekriegt habe, gehe ich aber davon aus, dass es wie zu erwarten keinen Unterschied ausmacht.

Es gibt sehr viele, sehr spannende Placebo- und Nocebo-Forschungsprojekte und immer wieder neue Erkenntnisse. Bei einer Studie konnte ziemlich klar belegt werden, welche herausragende Rolle die Arzt-Patienten-Beziehung tatsächlich hat. Bei Patienten mit Reizdarmsyndrom wurden drei Gruppen gebildet: eine Wartelisten-Gruppe, das heißt eine Gruppe, die gar keine Therapie erhalten hat, eine Gruppe, die Schein-Akupunktur mit nur sehr kurzem Arztkontakt hatte, und eine dritte Gruppe, die Schein-Akupunktur mit intensivem Arztkontakt hatte. In

> Die Macht der Erwartungshaltung kann gar nicht hoch genug eingeschätzt werden. Mittlerweile gibt es Daten dafür, dass selbst für eine gesicherte schwere Depression die Wirkung einer Placebobehandlung gegenüber einer Nichtbehandlung deutlich überlegen ist. Wir wissen mittlerweile sogar, dass selbst dann, wenn der Patient weiß, dass er eine wirkstofffreie Tablette erhält, deutliche Therapieeffekte erzielt werden können.

dieser Studie konnte eindeutig gezeigt werden, dass es eine »Dosis-Wirkungs-Beziehung« für den Faktor Arzt gibt: Je mehr Zeit sich der Arzt nimmt, desto größer der Behandlungserfolg.

Zum Abschluss möchte ich noch auf ein relativ neues, aber ebenso packendes Forschungsfeld eingehen: die sogenannte placebokontrollierte Dosisreduktion. Natürlich gibt es in der freien Wildbahn haufenweise Medikamente, die Menschen über einen längeren Zeitraum einnehmen oder einnehmen müssen, die durchaus sehr relevante – seien es »nur« unangenehme oder wirklich gefährliche – Nebenwirkungen mit sich bringen. Bei diesen Studien wurden die Patienten auf ein echtes Medikament eingestellt. Nach und nach wurde schrittweise das echte Präparat durch ein Placebopräparat ersetzt, bis die Patienten zum Schluss nur noch vollständig wirkstofffreie Pillen geschluckt haben. Diese Studien sind sowohl bei einem allergischen Schnupfen mit Antihistaminika geglückt als auch bei der Behandlung von Schuppenflechte mit Cortisonpräparaten und der Behandlung vom Aufmerksamkeitsdefizit-Hyperaktivitäts-Syndrom (ADHS) mit Methylphenidat. Darüber hinaus gibt es erste tierexperimentelle Versuchsdaten, die zeigen, wie weitreichend diese Technik sein kann.

Bei Ratten, die eine Herztransplantation erhalten haben, konnte das Medikament, das eine Abstoßungsreaktion verhindern soll, durch ein Placebopräparat erfolgreich ersetzt werden. Dabei wird deutlich, dass die placebokontrollierte Dosisreduktion in ihren Möglichkeiten auch beim Menschen noch lange nicht ausgeschöpft ist.

Es ist unglaublich, was unsere Erwartungen – sowohl negativ als auch positiv – auslösen, und ebenso faszinierend, welchen Anteil unsere Erwartungshaltung am Gelingen oder eben Misslingen einer Therapie hat.

CANNABIS – WIRKSAMES MEDIKAMENT ODER KIFFEN AUF REZEPT?

*Ganja (Cannabis) ist eine Medizin
für Körper, Geist und Seele.*

BOB MARLEY

Der kleine Paul ist drei Jahre alt, als ich ihn kennenlerne. Die ersten Monate seines Lebens hat er quasi auf der Kinderintensivstation »gewohnt«, denn Paul wurde mit einem schweren Gendefekt geboren, der ihm allerlei äußerst unschöne Probleme beschert hat. Zum einen leidet er unter einem schweren Herzfehler, zum anderen hat er schon sehr rasch nach seiner Geburt schwerste epileptische Anfälle entwickelt, die bei ihm dazu noch einen lebensbedrohlichen Nebeneffekt hatten: Im Rahmen dieser Krampfanfälle hat Paul mehrfach am Tag für bis zu einer halben Stunde aufgehört, selbständig zu atmen. In diesen Situationen musste er dann so lange mit einer Maske beatmet werden, bis das Atemzentrum im Gehirn irgendwann ansprang und quasi als Taktgeber endlich wieder die richtigen elektrischen Funksignale an die Atemmuskulatur sendete, so dass Paul wieder selbständig atmen konnte. Was für ein Horror! Für das Kind, aber auch für die armen Eltern. Paul bekam Unmengen an Medikamenten, um das Problem irgendwie in den Griff zu kriegen. Nichts davon half, im Gegenteil, die meisten Medikamente brachten doch erhebliche Nebenwirkungen mit sich.

Pauls Eltern, extrem liebevoll, mutig und engagiert, teilten dem medizinischen Personal mit, dass sie trotz aller Probleme doch ganz gerne mit ihrem Sohn das Krankenhaus in Richtung nach Hause verlassen möchten. Um diesem Wunsch entsprechen zu können, wurden sie zuerst an einer Simulationspuppe geschult, wie man ein Kleinkind beatmet (das wird im Krankenhaus oft durchgeführt, insbesondere bei Eltern, deren Säuglinge ein erhöhtes Risiko für plötzlichen Kindstod haben). Gott sei Dank müssen Eltern dieses Wissen so gut wie nie anwenden. Pauls Eltern schon, doch nach entsprechender Anleitung konnten sie dies ohne fremde Hilfe gut bewerkstelligen. Kurz bevor es dann aber endlich nach Hause gehen sollte, bildete sich in Pauls Niere als Nebenwirkung auf ein Medikament gegen seine Epilepsie ein riesengroßer Stein, der zum einen den Urinablauf behinderte und zum anderen wahnsinnige kolikartige Schmerzen bereitete. Der Stein musste letztlich operativ entfernt werden, doch Paul hatte noch Wochen später massivste Koliken, weil sich immer noch kleine Bröselchen vom Stein in den Urinabflusswegen verhedderten.

Nachdem nun fast alle Medikamente, die man bei Epilepsie einsetzen kann, erfolglos durchprobiert waren, stürzten sich die verzweifelten Eltern ins Internet und stießen dort auf Hinweise, dass Cannabis bei Epilepsien, die auf nichts wirklich ansprechen, möglicherweise eine Wirkung haben könnte. Parallel dazu erfuhren sie von mir als »Cannabis-Spezialisten« und dachten sich: Was ein Zufall oder auch Glücksfall, der Arzt arbeitet ja sogar im gleichen Krankenhaus, nur in einer anderen Abteilung. So durfte auch ich

Paul kennenlernen, und nach langen intensiven Diskussionen mit den Kollegen, die Paul bislang und natürlich auch weiter behandelten, haben wir uns auf einen Therapieversuch mit Cannabis geeinigt. Und siehe da, nach kürzester Zeit sind die Anfälle von mehrfach täglich auf drei- bis viermal die Woche runtergegangen. Paul schlief besser bei insgesamt weniger Unruhe und konnte aufgrund der appetitsteigernden Wirkung des Cannabis auch besser essen und an Gewicht zunehmen. Alles in allem ein sensationeller Erfolg und ein enormer Zugewinn an Lebensqualität für Paul und seine Eltern und damit ein kleiner, aber spürbarer Schritt hin zu ein bisschen mehr Normalität.

Mit der zunehmenden Entkriminalisierung von Cannabiskonsum und dem zunehmenden Einsatz von Cannabis als Medikament weltweit ist das Interesse an der Substanz in der letzten Zeit natürlich stark gestiegen. Für so richtig großes Aufsehen hat dann das neue Cannabis-Gesetz in Deutschland gesorgt, das im März 2017 verabschiedet wurde und das den Zugang zu Cannabis als Medikament für schwerstkranke Patienten leichter möglich machen soll, aber dazu später mehr.

Wenn wir uns mit dieser Thematik beschäftigen, dann ist es vorab wichtig, ein paar Begriffe, die gerne in einen Topf geworfen werden, zu klären. Grundsätzlich verwende ich zum besseren Verständnis in diesem Kapitel den Begriff Cannabis, auch wenn ich eigentlich von Cannabinoiden reden müsste, aber wir sagen ja auch Blinddarm, obwohl wir den Wurmfortsatz meinen. Cannabis bezeichnet grundsätzlich die gesamte Hanfpflanze. Von Haschisch sprechen wir, wenn wir das gepresste Harz der weiblichen Hanfpflanze meinen. Hier gibt es auch noch die umgangssprachlichen Begriffe Shit oder Dope. Von Marihuana sprechen wir, wenn wir die getrockneten weiblichen Blütenstände und Blätter meinen, hier redet man umgangssprachlich von Gras. Die Substanzen, die wir in aller Regel für medizinische Zwecke, das heißt als Medikament, verwenden, sind die Cannabinoide Delta 9 Tetrahydrocannabinol – abgekürzt THC – und Cannabidiol – abgekürzt CBD. Alleine mit diesem Basiswissen können Sie zukünftig Ihren jugendlichen Nachwuchs mit Sicherheit schwer beeindrucken.

Historisch gesehen handelt es sich bei Cannabis um die älteste Naturdroge und Nutzpflanze, die wir kennen. Sie enthält fast 500 verschiedene chemische Bestandteile, darunter circa 100 unterschiedliche Cannabinoide, von denen sowohl das THC als auch das CBD mit Abstand am besten untersucht sind und wohl auch hinsichtlich Wirkung und Nebenwirkungen die relevanteste Rolle spielen. Wir wissen, dass Cannabis seit mindestens 5000 Jahren als Heilmittel und auch zeremonielles Rauschmittel in China und Indien eingesetzt wird. Einerseits wurde es früher genutzt, um in höheren Dosierungen und je nach Art der Zuführung ekstatische Zustände zu erreichen, andererseits, um verschiedenste körperliche Probleme zu lindern. Aus dieser Zeit sind uns diverse Anwendungsgebiete für den Einsatz von Cannabis überliefert, dazu zählt unter anderem Erbrechen, Appetitlosigkeit, Entzündungen, Fieber, Schmerzen, Muskelverkrampfungen sowie Schlafstörungen. Auch ist schon sehr früh eine Libido steigernde Wirkung von Cannabis beschrieben, allerdings möchte ich hier eine kleine Warnung aussprechen: Es verhält sich ein klein wenig wie beim Alkohol. Ein Glas Sekt oder Wein kann mit Sicherheit eine diskrete sexuelle Beschleunigung herbeiführen, während sich größere Mengen Alkohol mitunter eher entschleunigend auf die sexuelle Leistungsfähigkeit auszuwirken vermögen. Genau so verhält es sich mit den Cannabinoiden; wenn man es übertreibt, liegt man zwar selig lächelnd in der Ecke, das Einzige, was dann aber noch nach oben gerichtet ist, sind die Mundwinkel, während im Untergeschoss eher Ruhe und Frieden einkehrt und der Schwerkraft folgend nicht nur die Libido durchhängt, sondern auch das hierzu benötigte Zubehör.

Cannabis war über Jahrtausende sowohl als Heilpflanze als auch zur Stoffherstellung weltweit äußerst erfolgreich. Es gab zahllose Produkte (Extrakte, Tinkturen und vieles mehr), die problemlos überall käuflich erworben werden konnten und Ende des 19. Jahrhunderts zu den am meisten eingesetzten Medikamenten gehörten. Erst Mitte des letzten Jahrhunderts, das heißt ab den 1930er bis 1950er Jahren, kam es zu einem weltweiten Verbot von Cannabis als Heilmittel, das inzwischen auch in vielen Indikationen durch andere pharmazeutische Substanzen austauschbar war. Diese neuen chemischen Medikamente hatten im Gegensatz zum Cannabis meist ein eingeschränkteres Wirkprofil, wirkten aber teilweise zielgerichteter auf einzelne Beschwerden und galten als Repräsentanten der sich gerade entwickelnden modernen pharmazeutischen Industrie. Es ging weg von einem schwer durchschaubaren Gemisch aus Hunderten von Bestandteilen, man wurde damit vermeintlich wissenschaftlich fundierter, rechnete mit teilweise simplen Ursache-Wirkung-Eigenschaften. Vor allem konnte man diese im Gegensatz zu Cannabis patentieren. Diese Tatsache war die Grundlage für das enorme Wachstum der pharmazeutischen Industrie. Der eigentliche Todesstoß für Cannabis kam dann aber nicht aus der Pharmaindustrie, sondern tatsächlich von Baumwoll-Lobbyisten aus den

USA, die ihrerseits massiv versuchten, die Marktanteile von Hanf zurückzudrängen. Interessanterweise waren die ersten Levi's-Jeans in den USA aus Hanffasern gefertigt, was für den Hersteller noch den zusätzlichen unangenehmen Nebeneffekt hatte, dass sie deutlich haltbarer waren als mit Baumwolle gefertigte Jeans und somit für ihn ein finanzielles Eigentor bedeuteten.

Um sich die aktuelle Versorgungssituation mit medizinischem Cannabis etwas bewusster zu machen, möchte ich gerne auf einen direkten Ländervergleich verweisen, und zwar zwischen Deutschland und Israel. In Israel leben circa acht Millionen Einwohner, in Deutschland sind es rund 80 Millionen. In Israel werden zurzeit knapp 30 000 Menschen mit medizinischem Cannabis auf Rezept versorgt, in Deutschland waren es bis zum Inkrafttreten des neuen Cannabis-Gesetzes circa 7000 Menschen, die Cannabinoide als Arzneimittel verordnet bekamen, und noch mal rund 1000, die eine behördliche Ausnahmegenehmigung für den Bezug von Cannabisblüten aus der Apotheke hatten. Ein ziemlich charmantes Missverhältnis. Was heißt das jetzt? Werden Menschen in Israel vielleicht völlig überversorgt, oder haben bis dato in Deutschland ganz viele schwerst- und sterbenskranke Menschen mit gravierenden Problemen diese Therapie einfach nicht bekommen? Und wenn ja, warum?

Wenn wir annehmen, dass die Verordnungen in Israel gut begründet sind, müsste die Zahl der Menschen, die auch in Deutschland von einer medizinischen Cannabistherapie profitieren würden, um die 300 000 liegen. Wie kann es dann sein, dass nur unter drei Prozent der Menschen, die von Cannabis profitieren würden, damit auch tatsächlich ärztlich versorgt werden? Da lohnt sich dann doch der kurze Blick auf die rechtlichen Rahmenbedingungen vor Inkrafttreten des Cannabis-Gesetzes. Bis zu diesem Zeitpunkt gab es nur für zwei Indikationsgebiete (das ist das vornehme medizinische Wort für »Problem«) eine Zulassung für den Einsatz von Cannabinoiden. Das eine war schmerzhafte Spastik, das heißt schmerzhafte Muskelverkrampfungen bei Multipler Sklerose. Diese Zulassung gab es schon seit einigen Jahren. Die andere Zulassung, die erst im Jahr 2015 hinzugekommen ist, gilt für durch Chemotherapie bedingte Übelkeit und Erbrechen, die mit einer normalen Standardmedikation nicht in den Griff zu bekommen ist.

Für alle anderen Gebiete, in denen Cannabinoide auch hilfreich und wirksam sein können, gab es keine Zulassung. Dazu kommt, dass in Deutschland die Krankenkassen nicht dazu verpflichtet sind, Medikamente zu bezahlen, die für bestimmte Probleme nicht zugelassen sind. Völlig egal, ob sie dort nachweislich wirken oder nicht, denn die Zulassung eines Medikamentes kann lediglich eine Pharmafirma beantragen, und dazu muss sie eine Vielzahl vorgeschriebener Zulassungsstudien vorweisen, die unendlich aufwendig sind und diesen Firmen mächtig viel Geld kosten. Jetzt sollte man aber wissen, dass zum Beispiel das am häufigsten angewandte Cannabinoid, das THC, mit dem weltweiten Freihandelsnamen Dronabinol nicht patentierbar ist und dass es somit für die meist kleinen Firmen, die Cannabis herstellen und an die Apotheken liefern, völlig unmöglich war und immer noch ist, solch aufwendige Studien zu stemmen. Vor dem Hintergrund, dass sie sich nach dem großen Aufwand das Ganze nicht einmal markenrechtlich schützen lassen können, das investierte Geld also später nicht wieder reinkommt, wird schnell klar, wo der Kern des Problems liegt. Das wiederum erklärt, warum

Cannabis zwar schon seit Jahren verordnet werden konnte, aber entweder zu Lasten des Patienten ging, das heißt, er hat es selbst bezahlen müssen, oder zu Lasten des Arztes, das heißt, er hat das persönliche Risiko getragen, wenn die Krankenkasse nicht gezahlt hat.

In Ausnahmefällen haben die Krankenkassen die Kosten der Therapie doch übernommen. Aber erst nach ewig langen Schreiben und x-fachen Anträgen und in der Regel immer zeitlich befristet, was für den Patienten nur bedingt ein Gewinn ist. Interessanterweise wurden von den Krankenkassen insbesondere jene Anträge öfter genehmigt, wenn mehr oder minder glasklar daraus hervorging, dass es sich um einen sterbenskranken Menschen handelt, bei dem die Lebenserwartung, die oft explizit abgefragt wurde, nur noch sehr begrenzt ist. So konnte sich die Krankenkasse ausrechnen, dass dieses Zugeständnis nicht allzu teuer sein würde. Bei den vielen, vielen Patienten, bei denen wir eine Cannabistherapie als Dauertherapie für sinnvoll erachteten, erfolgte fast immer eine Ablehnung.

Vor März 2017 konnte sich jeder, der genügend Geld besaß, problemlos eine Cannabistherapie auf Privatrezept verordnen lassen. Weniger finanzkräftige Menschen mussten meist in die Röhre gucken. Wenn man sich jetzt noch überlegt, dass chronisch Schwerstschmerzkranke oder Menschen mit anderen gravierenden Grunderkrankungen oder krebskranke Menschen in aller Regel, bedingt durch ihre gesundheitlichen Probleme, oftmals auch durch Arbeitsplatzverlust, langjährige Einschränkungen und erhebliche Zusatzkosten durch die Therapie, nicht zu den Privilegiertesten in unserer Gesellschaft gehören, war die Entscheidung, einen einkommensunabhängigen Zugang zu Cannabis als Medikament mittels des Gesetzes zu schaffen, ein, wie ich denke, längst überfälliger und gerade aus den sozialen Aspekten heraus mehr als gebotener Schritt.

Wie oft standen schon Patienten vor mir und haben gesagt: »Ich benötige dringend ein Rezept von Ihnen, mein Arzt kennt sich damit nicht aus, und er darf es auch nicht verschreiben.« Solche Aussagen waren eigentlich schon immer Blödsinn, denn seit 1998 ist Cannabis bzw. der Wirkstoff Delta 9 Tetrahydrocannabinol, das THC oder Dronabinol, verkehrs- und verordnungsfähig. Das heißt, jeder Arzt kann seit rund 20 Jahren legal Cannabis verordnen – natürlich bis dato immer mit dem gewissen Restrisiko, selbst auf den Kosten sitzenzubleiben.

Erste Cannabinoide im Einsatz

Wie kam es eigentlich dazu, dass Cannabis 1998 in die Liste der verkehrs- und verordnungsfähigen Betäubungsmittel aufgenommen wurde? Es ist der Verdienst einer kleinen Gruppe von Menschen um den im Dezember 2017 verstorbenen Wissenschaftler Dr. Joachim Hartinger, der damals die ersten Anträge an die zuständige Bundesopiumstelle formulierte. Hartinger, der seit seinem dreißigsten Lebensjahr aufgrund eines Verkehrsunfalls querschnittsgelähmt war, machte in der Reha erste positive Erfahrungen mit Cannabis. Die konsumierten Cookies und Joints linderten weit besser als alles andere ein spezielles Symptom, das auch Multiple-Sklerose-(MS)-Patienten wohl bekannt ist: plötzlich auftretende, sehr schmerzhafte und kaum zu kontrollierende Spasmen. Allerdings war auch die psychotrope Wirkung des im Marihuana vorkommenden Tetrahydrocannabinol schwer berechenbar. An ein hochkonzentriertes Arbeiten, was der am Paul-Ehrlich-Institut forschende Mikrobiologe Hartinger immer geliebt hatte, war mit Plätzchen und Tüte nicht zu denken. Zu unterschiedlich war die Qualität und der Effekt des Cannabis, das illegal von seinen Bekannten besorgt werden musste. Hartinger begann daraufhin zu recherchieren und stieß nicht nur auf 5000 Jahre alte Erfahrungsberichte, sondern auch auf einen weitverbreiteten Einsatz von Cannabistinkturen in Deutschland bis in die frühen 1930er Jahre.

Vor allem interessierte er sich für Cannabisextrakte, die zumindest gegenüber den reinen Blüten den Vorteil besaßen, sich standardisieren zu lassen und damit auch eine gleichmäßige Wirkstoffabgabe zu ermöglichen. In seinem kongenialen Schulfreund Christian Steup hatte Hartinger zudem einen Partner, der sowohl ein Medizin- als auch ein Pharmaziestudium abgeschlossen hatte und eine ganze Reihe von Ideen einbrachte. Zwei weitere Partner stießen zu der Patienteninitiative hinzu und fingen an, ehemalige Anbieter von Cannabistinkturen wie Merck oder Eli Lilly für ein gemeinsames Projekt zu gewinnen. Ziel sollte ein leicht herzustellender hochreiner Cannabisextrakt sein, der mit neuem Know-how die Stabilitätsprobleme älterer Tinkturen hinter sich lassen sollte und nachhaltig produziert werden konnte. Ein Projekt, das bei der pharmazeutischen Industrie auf wenig Gegenliebe stieß, auch wenn man das therapeutische Potential als recht hoch einschätzte. Die Gründe für den Stopp der Gespräche lassen sich in drei Punkten zusammenfassen: stigmatisiert, ohne Patentschutz, zu wenig profitabel. Letztlich blieb nur die Möglichkeit, es ohne einen großen Partner im Rücken selbst zu versuchen und mit dem Rezepturarzneimittel Dronabinol erste Patienten über Apotheken zu versorgen. Mit der THC Pharm GmbH (THE

HEALTH CONCEPT) wurde dann auch der notwendige strukturelle Rahmen für diese Aktivitäten gegründet. Damit konnten ab Juli 1998 die ersten Dronabinol-Rezepturen in der Bock-Apotheke in Frankfurt am Main hergestellt und abgegeben werden. Christian Steup war dort angestellter Apotheker und stellte im Kleinstmaßstab die ersten hochreinen THC-Chargen her, die dann als ölige Tropfen oder Kapseln eine flexiblere Variante des besonders bei Onkologen aus den USA bekannten Marinol® darstellten. Und das zu einem Bruchteil des Preises des Fertigarzneimittels.

Seitdem können Cannabinoide auf einem sogenannten Betäubungsmittelrezept verschrieben werden. Das ist ein spezielles Rezeptformular, auf dem bestimmte Medikamente verordnet werden müssen, wie zum Beispiel Morphiumpräparate oder Ritalin, das beim Aufmerksamkeitsdefizit-Hyperaktivitätssyndrom (ADHS) eingenommen wird. Cannabis gibt es in verschiedenen Darreichungsformen – als ölige Tropfen, als Hartkapseln oder auch in Alkohol gelöst zum Inhalieren für Menschen, die nicht mehr schlucken können. Nach neuester Gesetzeslage gibt es Cannabis jetzt auch als Blüten, die man auf Rezept verordnen kann. Was ich von Letzterem halte, erzähle ich Ihnen ein bisschen später.

Wie kommt es, dass unser Körper überhaupt auf Cannabis reagiert?

Die Antwort ist ganz einfach: Genau so, wie wir selbst nahe Verwandte des Morphins in unserem Körper produzieren können, stellen wir auch nahe Verwandte des Cannabis her, die sogenannten Endocannabinoide. Und damit es nicht völlig sinnfrei ist, dass unser Körper solche komplexen Moleküle produziert, drängt es sich natürlich geradezu auf, dass wir auch entsprechende Rezeptoren im Körper besitzen müssen, an die sie andocken und ihre Wirkung entfalten können. Interessanterweise gibt es aber auch andere Stoffe, die in der Lage sind, diese Cannabinoidrezeptoren im menschlichen Körper zu aktivieren. Schokolade gehört dazu. So kann Kakao, insbesondere dunkle Schokolade, entweder die Cannabinoidrezeptoren direkt aktivieren oder den Abbau der körpereigenen Substanzen hemmen. Damit erklärt sich vielleicht ein Stück weit, warum dem einen oder anderen regelmäßigen Schokoladenkonsumenten schon der Anblick seiner Lieblingssorte ein seliges Lächeln ins Gesicht zaubert. Schokolade kann in der Tat glücklich machen.

Cannabis schlucken oder lieber rauchen?

Immer wieder kommen Patienten zu mir, die sagen: »Bei mir hilft Cannabis nur, wenn ich es rauche. In Tropfenform bringt mir das nichts.« Ein Stück weit lässt sich das natürlich nachvollziehen, denn bei der Inhalation von Cannabis kommen relativ rasch sehr hohe Wirkstoffkonzentrationen ins Blut, und es kommt zu einem spürbaren und vor allem zeitnahen Anfluten der Substanz. Wenn Sie hingegen Cannabis in Tropfenform zu sich nehmen, kommt es erst gar nicht zum Auftreten dieser sehr hohen Substanzspiegel im Blut. Worin besteht nun der Unterschied zwischen dem raschem Anfluten einer hohen Dosis und dem langsamem Anfluten einer niedrigen Dosis? Besonders die berauschenden Effekte setzen in erstem Fall wesentlich schneller ein.

Wer gerne ein Glas Wein trinkt oder nach einer verlorenen Wette schon mal fünf Schnaps auf ex kippen musste, wird genau wissen, wovon ich hier rede. Auch der Wirkunterschied nach einigen Stunden auf die eigentliche Grundproblematik, sei es Spastik, sei es Appetitmangel, sei es Übelkeit, ist enorm. Was schnell anflutet und hohe Plasmalevel verursacht, verliert eben auch schnell an Wirkung und verlangt häufiger nach einer weiteren Dosis, wenn das Grundproblem noch da ist. Und auch kognitiv gibt es einen Unterschied: Beim Rauchen fangen Sie direkt an »zu fliegen«, beim Schlucken von Tropfen merken Sie mehr oder minder gar nichts. Das ist in etwa damit vergleichbar, ob Sie gegen Ihre Schmerzen eine verzögert wirksame Morphintablette nehmen oder dieselbe Dosis als Spritze direkt in die Blutbahn geschossen bekommen. Auch hier gilt: Entweder es gibt eine »Flugstunde« oder eben einfach nur die dringend notwendige Schmerzlinderung.

Was wollen wir aber, wenn wir eine verantwortungsvolle dauerhafte Therapie bei unseren Patienten durchführen? Wir möchten einen stabilen Wirkstoffspiegel und diese Spitzenspiegel, die bei diesen Substanzen mit einem Abhängigkeits- oder gar Suchtpotential einhergehen, unbedingt vermeiden. Was sich bei gerauchtem Cannabis nämlich auch beobachten lässt, sind die sogenannten Toleranzeffekte, das heißt, man braucht immer höhere Dosen, um eine ähnlich gute Wirksamkeit zu erzielen. Auch das kennen wir von der missbräuchlichen Anwendung verschiedener Substanzen. Was man zudem bedenken sollte, ist, dass beim Rauchen ein nicht unerheblicher Anteil des Wirkstoffes verbrennt und damit gar nicht erst im Körper ankommt. Es gibt nur ganz wenige Krankheiten, bei denen auch aus medizinischer Sicht ein schnelles Anfluten von Cannabis wünschenswert wäre (z. B. plötzlich einschießende stärkste Spasmen), aber in solchen Fällen kann man, anstatt Blüten zu rauchen, auch Dronabinol kontrolliert mit Hilfe eines Vaporisators verdampfen.

In welchen Bereichen kann man Cannabis therapeutisch nutzen?

Ich möchte die Wirkung gerne in sieben verschiedene Kategorien unterteilen. Bei Unterpunkt 1 wirkt Cannabis am stärksten, bei Unterpunkt 7 am schwächsten:

1. muskelentspannend
2. appetitanregend
3. übelkeitslindernd
4. schmerzlindernd
5. angstlösend
6. dämpfend
7. antientzündlich

Es gibt noch viele weitere kleinere Einsatzgebiete, die zum Teil aber weniger gut untersucht sind und für die sich auch für den einzelnen Patienten nicht so klare Vorhersagen hinsichtlich der vermutlichen Wirkung treffen lassen.

Im März 2016, noch vor Inkrafttreten des neuen Cannabis-Gesetzes, ist in der Verbandszeitschrift der Deutschen Schmerzgesellschaft ein Heft nur zum Thema Cannabis erschienen. Auch hier wurden schon verschiedenste Studien kritisch bewertet und für die unterschiedlichsten Gebiete Empfehlungen ausgesprochen. Wir wissen, dass Cannabis gegen Übelkeit und Erbrechen wirkt, insbesondere im Zusammenhang mit einer Chemotherapie. Cannabis wirkt zum einen direkt in bestimmten Bereichen des Hirnstammes, des sogenannten Brechzentrums, und weiteren Hirnarealen. Hier wird durch die Aktivierung körpereigener Cannabisrezeptoren die Übelkeit gelindert. Zum anderen kommt es aber auch im Magen-Darm-Trakt zu Steuerungsimpulsen, so dass der Weitertransport bitte gefälligst in die richtige Richtung stattzufinden hat. Die falsche bedeutet nämlich, dass die betroffenen Menschen unter Chemotherapie sich dauernd übergeben müssen. Besonders wirksam ist Cannabis bei der sogenannten verzögert eintretenden Übelkeit, so gibt es unter anderem platinhaltige Chemotherapiepräparate, die dafür sorgen, dass Patienten noch mehrere Tage nach den Infusionen anständig schlecht ist. Ein anderes Wirkungsfeld ist das sogenannte antizipatorische Erbrechen. Was ist das? Das ist Erbrechen, ausgelöst durch die »Vorfreude« auf eine kommende Chemotherapie. Die Patienten fangen schon am Vorabend einer anstehenden Chemotherapie an, sich fürchterlich zu erbrechen. Als Arzt auf einer Kinderkrebsstation habe ich es mehr als einmal erlebt, dass die Eltern völlig aufgelöst zur geplanten Fortsetzung der Chemotherapie ihres Kindes auf der Station ankommen, weil ihr Kind zum sechsten Mal bei der insgesamt siebten Therapieeinheit schon bei der Fahrt in die Klinik den Wagen von oben bis unten dekoriert hat. Die lindernde Wirkung von Cannabis auf diese Form des Erbrechens ist mit Sicherheit auf die stark angstlösende Komponente von Cannabis zurückzuführen.

Kommen wir zur appetitanregenden Wirkung von Cannabinoiden. Auch hier werden verschiedene Zielregionen im Körper angesprochen. Zum einen das zentrale Nervensystem, hier wird direkt das Appetitzentrum stimuliert sowie ein bestimmtes Belohnungszentrum im Gehirn aktiviert, was wiederum dazu führt, dass sich Menschen eher motiviert fühlen, überhaupt etwas zu essen. Aber auch im restlichen Körper passiert etwas. So werden Energiedepots aufgebaut, Körperenergie wird in Form von Fett eingespeichert, und die dafür notwendigen Fettzellen differenzieren sich unter Cannabis-Anwesenheit sehr viel schneller und besser. Die Leber kann den Speicherstoff rascher zusammenbauen, und auch in der Skelettmuskulatur finden Prozesse statt, die einem Muskelabbau entgegenwirken. Hierzu ist eine extrem eindrückliche Studie mit Patienten mit schwerster chronisch obstruktiver Lungenerkrankung durchgeführt worden. Diese Patienten sind in der Regel absolut ausgezehrt und rappeldürr. In der veröffentlichten Studie gelang es den Ärzten in nicht einmal drei Wochen, eine durchschnittliche Gewichtszunahme von 1,7 Kilogramm bei diesen Menschen zu erreichen. Nebenwirkungen durch die Therapie wurden in der Studie nicht beobachtet, und ein weiteres, absolut beeindruckendes Phänomen konnte gezeigt werden: Die Sechs-Minuten-Gehstrecke (ein standardisierter »Belastbarkeitstest« für diese Patienten) verlängerte sich um durchschnittlich 110 Meter. Wenn man jetzt noch überlegt, dass Menschen mit einer COPD Grad IV, das heißt einer völlig ausgebrannten, mehr oder minder fast komplett kaputten Lunge in sechs Minuten über 100 Meter mehr Gehstrecke schaffen, dann ist das ein absolut sensationelles Ergebnis.

Eine weitere Studie konnte die Wirksamkeit von Cannabis auf ein anderes, sehr unangenehmes, oft mit Chemotherapien verbundenes Phänomen zeigen: die Geruchs- und Geschmacksbeeinträchtigung von Patienten. Sehr häufig berichten Patienten darüber, dass angereichte Speisen oder Getränke gar nicht mehr oder sehr metallisch oder absolut eklig schmecken würden, was bei einer oftmals noch bestehenden Übelkeit durch die Chemotherapie ein weiteres nachvollziehbares Hindernis für eine hinreichende Nahrungsaufnahme darstellt. Bei dieser Studie kamen nur sehr geringe Mengen an Cannabis zum Einsatz. Doch sogar hier zeigte sich in knapp zwei Wochen im Rahmen einer placebokontrollierten Doppelblindstudie, dass die Patienten, die tatsächlich mit Cannabis behandelt wurden, eine deutliche Besserung der Geschmacks- und Geruchswahrnehmung verspürten, mehr Appetit vor den Mahlzeiten und auch eine normalere Geschmacksempfindung beim Essen hatten. Darüber hinaus verbesserten sich die Schlafqualität und die allgemeine Fähigkeit, sich zu entspannen.

Ich möchte Ihnen von Anton erzählen. Der 15-jährige Junge leidet an Mukoviszidose, einer schweren Lungenerkrankung, die letzten Endes bis hin zu einer vollständigen Zerstörung der Lunge führt und auch noch andere Organsysteme in Mitleidenschaft zieht, da bei dieser Erkrankung eigentlich in allen Drüsen des Körpers – und dazu gehören leider auch die das Atemwegssekret produzierenden Drüsen – ein viel zu zähflüssiger Schleim gebildet wird, der die Kanälchen verstopft und zu entsprechenden Problemen in den Organen führt. Anton bekam schon seit längerer Zeit ziemlich schlecht Luft, war zu regelmäßigen Behandlungen und immer wiederkehrenden Antibiotikakuren stationär im Krankenhaus, als bei einer Routine-Ultraschalluntersuchung des Herzens eine erschreckende Entdeckung gemacht wurde. In einer Herzhöhle pendelte ein riesengroßes Blutgerinnsel hin und her, das sich jederzeit selbständig machen und entweder eine massive Lungenembolie mit heftigster Erstickungsnot nach sich ziehen oder zu einem oder mehreren schweren Schlaganfällen führen konnte. Die einzig zur Verfügung stehende Therapie war eine Infusion mit einem Medikament, das über viele, viele Wochen dafür sorgen sollte, dass sich dieses Gerinnsel auflöst. Während der Zeit sollte sich Anton nach Möglichkeit so gut wie gar nicht bewegen, strengste Bettruhe im Krankenhaus halten, 24 Stunden am Tag die das Blutgerinnsel lösende Therapie erhalten und die ganze Zeit bibbern und hoffen, dass nicht der letzte große Knall kommt. Dass der ohnehin kaum vorhandene Appetit weiter abnahm und sich bei Anton zudem noch eine absolut nachvollziehbare deutliche depressive Verstimmung einschlich, brauche ich vermutlich gar nicht zu erwähnen. Gemeinsam mit den behandelnden Fachkollegen entschlossen wir uns dazu, bei ihm eine Cannabistherapie zu starten. Zum einen, um den rasanten Gewichtsverlust zu stoppen, zum anderen erhofften wir uns eine stimmungsstabilisierende Wirkung, quasi als Nebeneffekt. Und siehe da, kurz nach Therapiestart fing Anton wieder mit Appetit an zu essen und war nach wenigen Tagen deutlich lockerer und konnte die kommenden sechs Wochen, bis sich das Gerinnsel zum Glück auch ohne Supergau-Komplikationen vollständig aufgelöst hatte, noch einigermaßen erträglich in der Klinik verbringen.

Wandern wir eine Etage tiefer, von der Lunge in Richtung Magen-Darm-Trakt, und schauen uns an, was Cannabinoide bei Entzündungen so alles leisten können. Die Datenlage ist hier zwar noch relativ dünn, allerdings gibt es einige sehr ermutigende Studien, wenn auch hauptsächlich aus dem Bereich der Grundlagenforschung. Es zeigt sich immer mehr, dass sich die entzündungshemmende Wirkung von Cannabis eventuell positiv auf chronisch entzündliche Darmerkrankungen, wie zum Beispiel Morbus Crohn oder Colitis Ulcerosa, auswirken könnte. Und auch bei Schmerzen, insbesondere bei Nerven- und Tumorschmerzen, gibt es mittlerweile eindeutige Hinweise auf mögliche positive Effekte von Cannabis. Ziemlich gut untersucht ist die Wirkung von Cannabis, wie schon erwähnt, auf stärkste Muskelverspannungen, insbesondere im Zusammenhang mit Schäden des zentralen Nervensystems, wie zum Beispiel bei Multipler Sklerose oder auch nach Rückenmarksverletzungen, die beispielsweise mit einer Querschnittsymptomatik einhergehen. Ebenso haben wir sehr gute Erfahrungen bei Kindern sammeln dürfen, die im Rahmen von Hirnschädigungen vor, während oder nach der Geburt eine massivste Spastik, sprich Muskelverkrampfungen, bekamen. Gerade im Bereich der einschießenden Spastik bei Multipler Sklerose gibt es seit einigen Jahren auch ein zugelassenes Cannabispräparat.

Weitere Einsatzgebiete von Cannabis können sein: erhöhter Augeninnendruck, das sogenannte Glaukom, bestimmte Formen von frühkindlichen Epilepsien und Epilepsiesyndromen, die auf keine andere Therapie vernünftig ansprechen, Asthma, da es zu einer Weitung der Luftleiter führt, sowie bestimmte Tic-Störungen, wie zum Beispiel das Tourette-Syndrom.

Im Rahmen des ganzen Medienrummels in Zusammenhang mit dem Cannabis-Gesetz sind in den letzten Wochen und Monaten viele verzweifelte Patienten mit zum Teil extrem seltenen Erkrankungen immer wieder mit der Frage an mich herangetreten, ob Cannabis denn nicht auch etwas für sie sein könnte? So stand vor einigen Wochen ein 15-jähriger Patient mit der sogenannten Schmetterlingserkrankung, Epidermolysis bullosa, vor mir. Das ist eine Krankheit, bei der die Hautschichten nicht fest aufeinandersitzen und bei der sich zum Teil bei kleinsten Berührungen die Haut blasig abhebt und es immer wieder zu massivsten Wunden, Vernarbungen und häufig auch zu Verstümmelungen, wie den Verlust von Fingern oder Zehen, kommt. Da saß er nun, Robin, zusammen mit seiner Mutter und bat mich um die Verordnung von Cannabis. »Robin«, begann ich meine Antwort so schonend wie möglich, »ich hab noch nie bei irgendeinem Kongress oder in irgendeiner Fachzeitschrift etwas darüber gehört oder gelesen, dass Cannabis bei deiner Erkrankung helfen könnte, und um dir das zu verschreiben, brauche ich natürlich auch gegenüber der Krankenkasse irgendeine nachvollziehbare Begründung.« Triumphierend legte er mir einen Internet-Ausdruck auf den Tisch, und ich staunte nicht schlecht. Es gab tatsächlich eine nordamerikanische Forschergruppe, die bei einem kleinen lokalen Kongress in Kanada wohl auf die hautzellstabilisierende Wirkung bei Patienten mit Epidermolysis bullosa durch Cannabis hingewiesen hatte. Nun gab es kein Halten mehr. Robin bekam von mir das Cannabis in Form von Dronabinol-Tropfen mit der festen Vereinbarung, dass wir einen individuellen Heilversuch über einen Zeitraum von vier bis sechs Wochen miteinander durchführen werden und dass ich ihm das Cannabis künftig nur dann weiterverordne, wenn zum einen die Blasen, wenn sie neu entstehen, kleiner werden und, zum anderen, der ihn extrem quälende Juckreiz nachlässt. Robin war damit einverstanden, und was soll ich sagen? Schon nach einer Woche kam ein völlig euphorischer Anruf, weil beide erhofften Effekte tatsächlich eingetreten sind.

Das Cannabis-Gesetz

Wie kam es im März 2017 eigentlich zu diesem interessanten Cannabis-Gesetz? Im Grunde genommen war das die Notfall-Reißleine der Politik, nachdem ein Bundesgericht einem Schmerzpatienten tatsächlich die Erlaubnis erteilt hatte, Cannabis selbst anzubauen. Diesen Irrsinn muss man sich jetzt genüsslich auf der Zunge zergehen lassen. Wir haben seit 1998 verkehrs- und verordnungsfähige Medikamente auf Cannabisbasis, wir haben eine wirklich sehr ordentliche Datenlage hinsichtlich der Wirksamkeit und auch des Nebenwirkungsprofils – dazu komme ich später noch –, und trotzdem waren die Krankenkassen bisher überhaupt nicht gesetzlich verpflichtet, diese Therapien zu bezahlen. Also haben die Bundesrichter folgerichtig mit der Begründung entschieden: Wenn es sich um die einzig wirksame Therapie für einen schlimm schmerzgeplagten Menschen handelt, der es sich nun mal nicht leisten kann, 500 Euro im Monat für das Medikament zu bezahlen, dann muss er es sich wenigstens selbst züchten dürfen. Um den ganzen Irrsinn vielleicht noch ein bisschen mehr zu verdeutlichen: Wie würde es Ihnen gefallen, wenn es Morphin ab sofort nur noch für Tumorpatienten ohne Balkon gäbe, das heißt nur noch für Menschen, die sich Schlafmohn nicht selbst anbauen können? Oder nehmen wir ein anderes Beispiel: Haben Sie gelegentlich Kopfschmerzen? Wie fänden Sie es, wenn ich Ihnen sagen würde, dass Sie ab sofort nirgendwo mehr Aspirin bekommen werden? Und dass Sie sich, wenn Sie das nächste Mal Kopfschmerzen haben, in Ihrer Nachbarschaft bitte irgendwo einen Weidenbaum suchen, die Rinde abkratzen und daran kauen sollen, weil in der Rinde des Weidenbaums natürliche Salicylate enthalten sind. Ich denke, Sie würden mit dem Kopf schütteln – und das selbstverständlich völlig zu Recht. Was für ein Irrsinn! Letzten Endes hat die Bundesregierung sich dermaßen davor gefürchtet, dass jetzt eine Welle von Einzelerlaubnissen zum Selbstanbau losgetreten wird, dass sie dann doch lieber die Flucht nach vorne angetreten und mit dem neuen Gesetz die Verordnung von Cannabis zu Lasten der Krankenkassen durchgepeitscht hat.

So weit, so gut. Jetzt kommt der Wermutstropfen. Das neue Gesetz besagt nämlich auch, dass Cannabis ab sofort zwar zu Lasten der Krankenkasse verordnet werden kann, allerdings ist jetzt zwingend vor Verordnung ein Antrag an die entsprechende Kasse zu stellen, und diese hat bis zu drei, bei Einschalten des Medizinischen Dienstes der Krankenkassen sogar bis zu fünf Wochen Zeit, darüber zu befinden. Das Gesetz besagt auch, dass sie nur noch in begründeten Einzelfällen ablehnen darf, hat aber immerhin bis zu fünf Wochen Zeit, um ja oder nein zu sagen. Jetzt muss man dazu sagen, dass bei schwerstkranken Krebspatienten im Endstadium diese fünf Wochen leider oftmals viel zu lange sind. Immerhin haben die Verfasser des Gesetzes auch daran gedacht. Wenn ein schwerkranker Mensch in seinen eigenen vier Wänden durch ein spezielles Team palliativ versorgt wird, muss die Krankenkasse binnen drei Tagen entscheiden. Prinzipiell finde ich das total klasse. Dumm nur, dass nicht flächendeckend in ganz Deutschland diese Teams existieren. Und das kann unter Umständen bedeuten, dass Sie trotzdem die Arschkarte gezogen haben, wenn Sie zum Beispiel in Rheinland-Pfalz wohnen, wo immer noch eine absolute Versorgungswüste herrscht, was ambulante Palliativteams angeht. Selbst wenn sich also ein Patient für eine solche Versorgung qualifizieren würde, sie aufgrund nicht vorhandener Teams aber leider nicht bekommt und damit trotz der entsprechenden Erkrankungsschwere und der sehr verkürzten Lebenserwartung weiterhin fünf Wochen auf die Bearbeitung seines Antrags warten muss, kann er sich die Genehmigung dann oftmals nur noch gerahmt auf sein Grab stellen lassen.

Apropos Krankenkassen: Wir leben bekanntlich in einem Zeitalter des Wettbewerbs. Das heißt, jede Krankenkasse bietet noch bessere Leistungen als die andere und wirbt mit ganz wunderbaren Angeboten, um neue Kunden zu gewinnen. Aber welche Kunden möchte eine Krankenkasse denn haben? Wirklich kranke Menschen, die echte Hilfe brauchen, oder doch lieber junge, zahlungskräftige und vor allem gesunde Menschen? Natürlich die Letzteren. Deswegen überbieten sich die Krankenkassen auch mit freiwilligen Angeboten, wie kostenlose Yogakurse, Zuschüssen zur Osteopathie und Teilerstattungen fürs Fitnessstudio. Oder kennen Sie auch nur eine Krankenkasse, die öffentlich damit wirbt, dass sie besonders problemlos den voll elektrischen Rollstuhl für mehrfach Schwerstbehinderte genehmigt? Ich kenne keine einzige, und ich habe täglich mit ihnen zu tun. Werfen Sie bei Gelegenheit mal einen Blick auf deren Werbeslogans. Eine der allergrößten heißt gar nicht mehr »Krankenkasse«. Was soll das? Fühlen die sich für kranke Menschen jetzt nicht mehr zuständig, oder wie darf man das verstehen?

Welch skurrile Züge das manchmal annimmt, zeigt eine Begebenheit aus meinem Krankenhausalltag. Ein beidseits unterschenkelamputierter Mann Mitte 50, trotz zwei fehlender Unterschenkel sicherlich noch im Bereich von 150 Kilogramm Körpergewicht, kam mit seinem Elektrorollstuhl bei mir in die Sprechstunde, um sich für seine schwersten Nervenschmerzen, die ihn schon seit Jahrzehnten plagen, endlich Cannabis verschreiben zu lassen. Als er mir dann das Krankenkassenkärtchen überreichte, denn ich muss ja schließlich wissen, an wen ich den Antrag richte, musste erst ich, und nachdem ich dann drauf gedeutet hatte, auch er schallend lachen. Ich nenne Ihnen jetzt nicht den Namen der Krankenkasse, aber auf der Karte prangte in schwungvollen Lettern »Die Fitnesskasse«. Immerhin, an Humor mangelt's denen wohl nicht.

Nachdem ich ab März 2017 die ersten 20 bis 30 Anträge bei diversen Krankenkassen eingereicht hatte, kamen auch schon die ersten interessanten Rückfragen beziehungsweise noch interessantere Genehmigungen oder Ablehnungen. So wurde doch relativ unverblümt danach gefragt, wie ich denn die noch verbleibende Lebenszeit meiner Patienten einschätze. Oder es wurde eine Cannabistherapie vorbehaltlich mal nur für ein Jahr genehmigt. Das ist übrigens laut diesem Gesetz gar nicht vorgesehen, sondern es bedarf lediglich einer einmaligen Prüfung, woraufhin dann eine zeitlich nicht eingeschränkte Genehmigung erfolgen muss. Natürlich hoffen die Krankenkassen darauf, dass sich ihre Mitglieder nicht auskennen und alles hinnehmen. Ein absolutes Highlight diesbezüglich ist mir erst vor wenigen Tagen passiert. Dort erfolgte die Ablehnung für ein mehrfach schwerstbehindertes 16-jähriges Mädchen, das eine große Fülle von Problemen hat wie Schmerzen, Spastik, Unruhe, Epilepsie und Ängste, die eigentlich alle von Cannabis positiv beeinflusst werden könnten. Die Ablehnung erfolgte mit den Worten, dass das Medikament ja für Menschen unter 18 Jahren gar nicht zugelassen sei. Erster dicker Fehler, denn auch für Menschen, die die Volljährigkeit bereits erreicht haben, ist es nicht zugelassen, sondern im Rahmen des neuen Gesetzes nach Einschätzung des Arztes für alle zugänglich. Dann wurde netterweise noch aufgeführt, dass ja noch nicht alle irgendwie erdenklichen und auf dem Markt zur Verfügung stehenden Therapien durchgeführt wurden, wie zum Beispiel eine rückenmarksnahe Pumpe, die ein bestimmtes muskelweichmachendes Medikament ins Nervenwasser abgibt. Zum einen muss man dazu sagen, dass diese Therapie sicherlich deutlich teurer und aufwendiger ist als eine Cannabistherapie. Zum anderen ist es eine unendlich eingreifende Therapie, die mindestens eine, oftmals sogar viele Operationen verlangt, weil diese Pumpen oft schlecht einwachsen und sich immer wieder entzünden, herumwandern und permanent von außen aufgefüllt werden müssen, was mit erneuten Schmerzen für diese Menschen einhergeht. Weil es so absurd und traurig zugleich ist: Eine Cannabistherapie wurde allen Ernstes abgelehnt, weil man noch irgendeine andere Therapie aus der Schublade kramen konnte, die für dieses Mädchen zwar überhaupt nicht passte, aber irgendwie passend gemacht werden sollte. Und alles in der Hoffnung, dass der behandelnde Arzt sich davon abschrecken oder gar einschüchtern lässt? Liebe Krankenkasse, nein, lässt er sich nicht!

Wir haben kürzlich unsere Daten gesichtet und konnten feststellen, dass wir alleine in den letzten fünf Jahren sowohl weit über hundert Kinder mit den verschiedensten Problemen mit Cannabis therapiert haben als auch mehrere hundert Erwachsene, hier hauptsächlich Krebspatienten

> Wir setzen Cannabis gezielt als Medikament ein und überlegen sehr genau, welcher Patient davon profitieren könnte und welcher nicht.

mit Übelkeit und Appetitmangel, aber auch mit anderen Erkrankungen. Unsere Therapieerfolge sind zum Teil wirklich beeindruckend. In meinen Augen ist Cannabis ein hocheffektives Medikament, das absolut in die Hände eines damit erfahrenen Arztes gehört, denn nur dann darf man auch mit solchen Ergebnissen rechnen. Ich muss mich doch immer wieder über unqualifizierte Äußerungen von Fachkollegen wundern, die zum Beispiel sagen: »Na ja, gerade der Einsatz bei Kindern, da wäre ich mit Cannabis doch schon vorsichtig.« Vor wenigen Jahren haben wir über 300 deutschsprachige Kinderkliniken in Deutschland, Österreich und der Schweiz angeschrieben und rund 40 Institutionen haben uns rückgemeldet, dass sie regelmäßig Cannabis in Form von Dronabinol bei Kindern einsetzen. Und wiederum 90 Prozent der Kollegen berichteten über gute bis sehr gute klinische Effekte innerhalb weniger Tage. In einer kleinen Fallserie mit 25 Kindern im Alter von gerade mal vier Monaten bis 17 Jahren, das leichteste Kind wog nur sechs Kilogramm, alle mit einer schwersten Mehrfachbehinderung, Unruhe, Spastik, Schmerzen, gestörtem Tag-Nacht-Rhythmus, zum Teil noch Krampfanfällen dazu, konnten wir bei immerhin 17 von 25 Kindern eine deutliche Schmerzreduktion erreichen. 16 von 25 Kindern zeigten eine deutliche Besserung der starken Muskelverkrampfungen, 15 von 25 Kindern eine Besserung von Unruhe und Schlaf. Und viele dieser Kinder befinden sich in Dauertherapie. Hier greife ich dem Kapitel über Nebenwirkungen schon mal ein klein wenig vor. Oft hört man ja, dass sich Cannabis nachteilig auf die Gehirnentwicklung gerade von Kindern auswirken kann. Und auch hier muss ich noch mal klipp und klar sagen: Die Dosis macht das Gift. Wir bleiben grundsätzlich mit unseren eingesetzten Dosierungen unterhalb der psychotropen

Schwelle, das heißt unterhalb der Schwelle, wo die Patienten psychische Wirkungen oder Nebenwirkungen durch die Cannabistherapie spüren, und wir setzen es grundsätzlich nur als Tropfen ein. Damit vermeiden wir, wie oben schon genau beschrieben, ein rasches Anfluten des Medikamentes und das auch damit verbundene Abhängigkeits- oder auch Missbrauchspotential, was zu höheren Dosierungen führen kann, was uns wiederum irgendwann in einen Bereich bringt, der sich dann tatsächlich negativ auf die Gehirnentwicklung auswirkt.

Nebenwirkungen der Cannabistherapie

Wenn man unterhalb der psychotropen Schwelle bleibt, passiert in der Regel gar nichts. Beschriebene mögliche Nebenwirkungen wie eine Rötung der Augen, Herzrhythmusstörungen, Halluzinationen oder andere psychische Veränderungen bis hin zum Auslösen einer Psychose sind in diesem Dosisbereich nach meiner Erfahrung nicht zu erwarten. Hinzu kommt, dass seit 1998, das heißt seit dem Jahr, in dem der Hauptbestandteil von Cannabis in Deutschland verkehrs- und verschreibungsfähig wurde, kein einziger Todesfall durch medizinisches Cannabis verzeichnet wurde. Nicht einer! Ein so wirksames Medikament bei zeitgleich so wenigen Nebenwirkungen muss man erst mal finden. Noch besser bringen es die Amerikaner auf den Punkt. Dort gibt es eine Liste der häufigsten Todesursachen. Auf Platz 1 steht das Rauchen mit 435 000 Todesfällen pro Jahr. Auf Platz 5 kommen Verkehrstodesopfer mit rund 26 000, dicht gefolgt von Mordopfern mit rund 20 000. Auf Platz 8 und schon weit abgeschlagen kommen

Erdnüsse, insbesondere Ersticken von Kleinkindern durch Erdnüsse, und auf Platz 9 steht dann tatsächlich Cannabis mit einer 0. Inzwischen hat es in Colorado durch die massive Ausweitung des exzessiven Freizeitkonsums zwar die ersten Todesopfer durch THC gegeben, aber trotzdem bleibt als Schlussfolgerung in dieser Bilanz: Cannabis ist weitaus weniger gefährlich als eine Erdnuss.

In der Schweiz wurde vor einigen Jahren eine Studie durchgeführt, bei der über 5000 Schüler und Studenten zu ihren Rauch- und Cannabis-Gebrauchsgewohnheiten gefragt wurden. Das Ergebnis der Studie wurde damals mit einer spektakulären Schlagzeile in der Schweizer Zeitschrift »Blick« gefeiert. Die Überschrift lautete: »Kiffende Schüler sind fitter und schlauer.« Zum einen muss man sich vergegenwärtigen, dass rund 40 Prozent aller Schweizer Schüler und Studenten Cannabiskonsumenten waren. Das finde ich ganz schön viel. In allen untersuchten Teilbereichen kam die Rauchergruppe (gemeint ist hier Tabak, nicht Cannabis!) am schlechtesten weg, die Abstinenten waren auf Platz zwei, und die Kiffer lagen ganz vorne. Die Studie erbrachte, dass Cannabiskonsumenten bessere Schulnoten, ein ausgeprägteres Sozialverhalten hatten und zudem auch eher Sport trieben. Passt nicht so ganz ins öffentliche Bild, war aber eine durchaus ernstzunehmende Studie mit über 5000 Teilnehmern.

Cannabis gegen Krebs?

Ein spezielles Feld müssen wir hier auch noch beleuchten, denn gerade in den Untiefen des Internets gibt es zahllose Stimmen, die behaupten, man könne mit Cannabis Krebs heilen. In Youtube-Clips treten selbsternannte Gurus auf, die zum Teil für horrende Summen ihr selbst angemischtes Cannabisöl verkaufen und immer wieder »geheilte« Patienten präsentieren, die durch Cannabis angeblich wieder gesund geworden sind. Hier lohnt es sich, einmal einen genauen Blick auf die Fakten zu werfen. Was wissen wir hinsichtlich Cannabis und Krebs? Wir wissen, dass Cannabis Krebszellen dazu bringen kann, den programmierten Zelltod auszulösen, das heißt, dass die Krebszellen »Selbstmord« begehen. Wir wissen auch, dass Cannabis die Zellteilung der Tumorzellen unterbrechen kann. Bekannt ist, dass Cannabis zum Teil die Gefäßneubildung in Tumoren unterdrücken und damit das Wachstum von Tumoren reduzieren kann. Und wir wissen, dass Cannabis eventuell die Tumore daran hindern kann, in das umliegende Gewebe hineinzuwachsen, um dann im Blut oder durch die Lymphbahnen weiter in andere Organe getragen zu werden. Das heißt, gegebenenfalls kann Cannabis das Metastasierungsrisiko senken. Aber, und jetzt kommt das große Aber: Die Daten, die wir diesbezüglich haben, sind bislang lediglich in Zelllinien- oder Tierversuchen nachgewiesen worden. Die Dosierungen, die wir für den Menschen brauchen, sind völlig unklar. Vielleicht brauchen wir so hohe Dosierungen, dass sie ein Vielfaches über der psychotropen Schwelle liegen und damit zum Teil massivste Nebenwirkungen mit sich bringen würden. Die einzige wirklich echte Studie, die uns zur Verfügung steht, ist eine Kleinststudie mit neun Patienten, die an einem besonders aggressiven Hirntumor gelitten haben. Noch mal ganz langsam und in aller Deutlichkeit: Alles, was wir an Daten am Menschen hinsichtlich der Wirksamkeit von Cannabis gegen Krebs haben, ist eine Ministudie mit neun Patienten. Neun! Alle seriösen Cannabisforscher auf der Welt sagen einhellig, dass es viel zu früh ist, hier in irgendeinen euphorischen Jubel auszubrechen oder blindwütig allen Tumorpatienten eine noch bis dato nicht klar definierbare Cannabisdosis zu verordnen, wenn keine anderweitigen Gründe für eine Therapie mit Cannabis vorliegen. Diese zum Teil höchst unseriösen Videobotschaften oder Internetseiten nutzen die Angst und die Verzweiflung von Menschen, und es stecken in der Regel keine Gutmenschen dahinter, die den armen Krebspatienten helfen wollen, sondern Abzocker, die zum Teil Cannabisprodukte verkaufen, die mehrere tausend Euro pro Monat kosten bei absolut nicht nachgewiesener Wirksamkeit.

Ich kenne Noah seit seinem neunten Lebensmonat. In diesem Alter wurde bei ihm ein gutartiger Hirntumor festgestellt. Er bekam einiges an Chemotherapie, der Tumor gab ein paar Jahre lang Ruhe, dann wuchs er wieder, Noah bekam wieder Chemotherapie und so weiter und so fort. Als der Junge dann schließlich zehn Jahre alt war, kamen jede Menge anderer Probleme dazu. Stärkste Nervenschmerzen in verschiedenen Bereichen des Körpers, ausgeprägte Muskelverkrampfungen, massiver Appetitmangel und kaum zu bändigende Übelkeit mit extrem starkem Erbrechen. Gott sei Dank konnte festgestellt werden, dass der Tumor im Gehirn nicht weitergewachsen war. Trotzdem mussten wir irgendwie versuchen, den armen Kerl zu behandeln. Nach zig verschiedenen medikamentösen Versuchen kam auch hier Cannabis zum Einsatz. Und siehe da, es war das einzige Medikament, das ihm zum einen wirksame Linderung verschaffte und zum anderen keinerlei beobachtbare Nebenwirkungen hatte. Das reichte bei ihm aber nicht aus, er brauchte zusätzlich auch ein Morphiumpräparat gegen seine starken Schmerzen. Aufgrund der Lage des Tumors, der auf die Sehbahnen drückte, war Noah in seinem Alltag sehr stark eingeschränkt und besuchte eine Blindenschule. Und jetzt kommt der Hammer! Wie, glauben Sie, hat Noahs reizende Lehrerin auf seine Medikamente reagiert, die er natürlich auch über die Mittagszeit während seines Ganztagsschulbesuchs einnehmen musste? Ich zitiere: »Wir wollen hier keine morphinabhängigen Kiffer!«

Das hat mich dann doch einige spannende Telefonate bis hoch zum Bildungsministerium gekostet, um für diesen schwerstkranken Jungen die dringend notwendige Therapie an seiner Schule durchzusetzen. Es lebe die Inklusion!

Das nächste Patientenbeispiel ist ebenfalls recht spektakulär. Herbert F., 52 Jahre, bekam die niederschmetternde Diagnose Lungenkrebs. Bei einem meiner zahlreichen Besuche am Krankenbett fiel mir auf seinem Nachttisch eine Weihnachtsplätzchen-Keksdose auf, die so gar nicht zum Hochsommer passte, in dem wir uns befanden. Es war August. Also fragte ich ihn, was denn in dieser Dose sei? Etwas verschmitzt lächelnd öffnete er sie und zeigte mir seine Plätzchen. Er sagte aber auch, dass er mir davon keins anbieten könne, weil sie einen ziemlichen Bums hätten. Da wurde ich natürlich neugierig. Herbert F. erzählte mir, dass er seit über 15 Jahren Cannabisplätzchen backe, weil das das Einzige sei, was ihm bei seinen schweren Rückenschmerzen, die er im Zusammenhang mit einem 18 Jahre alten Bandscheibenvorfall habe, helfen würde. Er schmückte seine Geschichte wunderbar aus, wie er sie zubereiten würde, dass man die Cannabisblüten schön lange in der heißen Butter ziehen lassen müsse, damit der Wirkstoff dann auch wirklich gut in die Plätzchen übergehe. Dann wurde er aber doch sehr nachdenklich und sagte: »Ich kann ja leider nicht mehr selbst nach Holland fahren. Ich habe mir das dort früher immer selbst besorgt, doch jetzt bin ich so krank und muss meinen Sohn schicken. Der ist verbeamteter Lehrer, ein Staatsdiener, und ich habe jedes Mal eine Heidenangst, dass er erwischt wird und aus dem Dienst fliegt. Deshalb haben wir vereinbart, dass er immer nur ganz kleine Mengen kauft. Aktuell muss ich ihn alle zehn Tage nach Holland schicken, sonst reicht die Menge nicht, und ich komme mit meinen Schmerzen nicht mehr klar.« Sie ahnen ja gar nicht, wie Herbert F. über alle vier Backen gestrahlt hat, als ich ihm mitteilte, dass dieses Problem gelöst sei, dass ich ihm mit sofortiger Wirkung das Cannabis als Medikament rezeptiere, damit sein Sohn außer Gefahr ist und endlich mal Zeit hat, am Bett seines Vaters zu sitzen, statt als Drogenkurier durch Europa zu gondeln.

METHADON – KREBSWUNDERMITTEL ODER LEBENSGEFÄHRLICHES SPIEL MIT DER HOFFNUNG?

Die Hoffnung ist der Regenbogen über den herabstürzenden Bach des Lebens.

FRIEDRICH NIETZSCHE

Roman F. ist 53 Jahre alt und Geschäftsführer einer mittelständischen Firma. Beruflich hat er wahnsinnig viel um die Ohren, und ihn plagen stressbedingt seit mehreren Wochen starke Kopfschmerzen. Da sein Vater vor etlichen Jahren ziemlich jung an einer Hirnblutung verstorben ist, lässt er sicherheitshalber eine Kernspintomographie vom Kopf anfertigen. Die Gefäße sind in Ordnung, doch leider wird ein kleiner Knubbel im Gehirn entdeckt, der dort ganz sicher nicht hingehört, und die daraufhin durchgeführte Probeentnahme bringt die erschreckende Gewissheit: Es handelt sich um ein Glioblastom, einen extrem bösartigen Hirntumor. Ein Teil des Tumors wird herausoperiert, und es erfolgt eine gängige Behandlung mit Bestrahlung und einer Chemotherapie in Form von Tabletten. Beides kann ambulant durchgeführt werden, so dass Roman F. während dieser Zeit zu Hause ist. Einige Tage später geht es ihm zunehmend schlechter, er beklagt massive Übelkeit, kann nicht mehr auf die Toilette, wird immer schläfriger und wird schließlich mit dem Notarzt in die Klinik gefahren.

Dort werden sofort verschiedenste Untersuchungen durchgeführt, auch eine erneute Bildgebung des Kopfes. Es zeigt sich weder ein Stau von Hirnwasser noch eine Blutung, und auch verschiedene andere Tests bringen nicht wirklich Licht ins Dunkel. Der Patient ist mittlerweile nicht mehr ansprechbar, die Zahl der Atemzüge pro Minute geht runter, so dass er sich mittlerweile in einem lebensbedrohlichen Zustand befindet. Zum Glück kann der Hausarzt erreicht und somit auch die Ursache für diesen Zustand geklärt werden.

Aufgrund der intensiven Presseberichterstattung über Methadon als neues Krebswundermittel sowohl im Rahmen mehrerer Fernsehsendungen als auch in den Print- und Onlinemedien hatte der Patient seinen Hausarzt, mit dem er auch noch persönlich befreundet ist, mit den Worten bedrängt: »Du musst mir Methadon verschreiben, ich hab das im Fernsehen gesehen, das ist meine einzige Hoffnung auf Heilung. Die haben Patienten gezeigt mit meiner Erkrankung, außerdem sei das total verträglich und nebenwirkungsarm.« Daraufhin hat es der Hausarzt verschrieben. Leider hat sich der Patient nicht an die vorgegebene Dosis gehalten, sondern sich im Internet in diversen Foren schlaugemacht, ist dort auf deutlich höhere Dosierungen gestoßen und hat eigenmächtig seine Dosis verdoppelt. Er dachte sich: Wenn es gegen Krebs hilft, dann ist das Motto »Viel hilft viel« ja umso logischer, und hat mit der Behandlung begonnen. In den ersten Tagen war auch noch alles okay. Am fünften Tag kam es dann zu den beschriebenen Problemen. Nachdem die Ursache klar war, konnte ihm zum Glück schnell ein Gegenmittel verabreicht werden. Das Mittel heißt Naloxon. Es ist das gleiche Gegenmittel, das man einem Junkie spritzt, wenn er sich versehentlich eine Überdosis Heroin geschossen hat. Daraufhin klarte der Patient binnen weniger Minuten wieder auf, und die beschriebenen Symptome waren verschwunden. Allerdings musste Roman F. noch mehrere Tage im Krankenhaus bleiben, denn das Gegenmittel hält nur vier bis sechs Stunden, während das vom Patient eingenommene Medikament noch mehrere Tage auch nach dem Absetzen im Körper wirksam war. Völlig absurd: Kaum war der Patient wieder einigermaßen bei Verstand, wollte er unbedingt wieder sein Methadon nehmen, diesmal in niedrigerer Dosis. Er war der festen Überzeugung, auch nach vielen Gesprächen, dass Methadon und nichts anderes ihn retten würde. Einige Wochen später und nach dauerhaft niedriger Methadondosis wurde der Patient mit ähnlichen Symptomen wieder per Notarzt ins Krankenhaus eingeliefert. Natürlich dachte man zunächst an eine erneute Methadon-Intoxikation. Da der Patient aber kein Ansprechen auf das Gegenmittel zeigte, wurde eine Bildgebung durchgeführt, bei der man leider feststellen musste, dass sich der Hirntumor rasant vergrößert hatte und alle Hirnwasserkammern wie eine Tapete bedeckte.

Methadon – ein anspruchsvolles Medikament

Was ist Methadon eigentlich? Was wissen wir darüber und wodurch kam es überhaupt zu diesem medialen Hype? Methadon gehört, wie Morphin, zur Gruppe der Opioide. Das heißt, es handelt sich um ein sehr starkes Schmerzmittel. Außerdem hat es eine Zulassung als Heroinersatzstoff in der sogenannten Substitutionstherapie. Auch in der Schmerztherapie wird Methadon als absolutes Reservemedikament bei nicht anderweitig zu beherrschenden schwersten Nervenschmerzen eingesetzt und gilt auch bei erfahrenen Schmerztherapeuten als absolutes Expertenmedikament. In meiner Klinik setzen wir Methadon bei vier oder fünf von über 1000 pro Jahr behandelten Schmerzpatienten ein. Warum setzt man aber ein so unglaublich preiswertes Medikament (es ist uralt und deswegen wirklich spottbillig) nur so selten ein? Ich bezeichne Methadon aufgrund diverser möglicher Interaktionen mit anderen Medikamenten gerne als die zickige große Schwester von Morphin. Dazu kommt noch die Tatsache, dass wir keine klaren Umrechnungstabellen zu anderen Opioid-Schmerzmedikamenten haben. Und zum Schluss noch der Umstand, dass die Halbwertszeit dieses Medikamentes im Vorfeld nicht allgemein vorhersagbar ist. All diese Punkte machen Methadon zu einem so anspruchsvollen und sehr gefährlichen Medikament.

Was bedeutet das, die Halbwertszeit sei nicht vorhersagbar? Das heißt, dass es Menschen gibt, die dieses Medikament zur Hälfte nach acht Stunden im Körper abgebaut haben, und andere Menschen, bei denen es bis zu 80 Stunden, das heißt mehr als drei Tage dauert, bis die Hälfte des Medikamentes im Körper abgebaut ist. Schon haben wir das Hauptproblem dieser Substanz erkannt, das dazu geführt hat, das Roman F. mit dem Notarzt ins Krankenhaus gebracht werden musste. Er hat brav morgens und abends das Medikament eingenommen und immer mehr davon im Körper gebunkert, so dass erst nach einigen Tagen die Überdosierung dann auch wirklich zum Tragen kam.

Zurück zur angeblichen Antitumor-Wirkung von Methadon. Erste Berichte über den Stellenwert von Methadon in der Krebstherapie gab es bereits 2014. In diesem Jahr wurde eine Studie veröffentlicht, die gezeigt hat, dass bestimmte

Tumorzellen im Reagenzglas, wenn man Chemotherapeutika dazu gibt, eher absterben, wenn zeitgleich Methadon hinzugegeben wird. Was wissen wir aktuell über diesen Zusammenhang? Wir wissen, dass eine Chemikerin vom Universitätsklinikum Ulm im Wesentlichen Zelllinienversuche, das heißt Versuche an Tumorzellen im Reagenzglas, durchgeführt hat, die gezeigt haben, dass sich unter Zugabe von Methadon die Tumorzellen weniger gut der schädigenden Wirkung der Chemotherapie entziehen konnten. Wir kennen die Schilderungen eines Allgemein- und Palliativmediziners, der seit vielen Jahren sehr viele Tumorpatienten mit Methadon behandelt und laut eigenen Angaben unerwartet viele positive Krankheitsverläufe beobachtet hat. Und wir kennen eine kleinere Studie, ebenfalls aus Deutschland, die bei 27 Patienten mit Hirntumoren ein vergleichbares Nebenwirkungsspektrum wie beim Einsatz anderer Opioid-Schmerzmittel beschreibt. Wenn man sich jetzt die Daten genauer ansieht, dann muss man sagen: Die Fallsammlung der 27 Patienten mit Hirntumoren bezieht sich keineswegs auf irgendwelche Überlebensvorteile durch das eingesetzte Methadon bei diesen Patienten, und die Berichte des Kollegen zu den angeblich so positiven Verläufen unter Methadon lassen sich so auch für Fachleute nicht ohne weiteres nachvollziehen. Bleiben also lediglich die Zelllinienversuche im Reagenzglas. Wenn ich mir jetzt überlege, bei wie vielen Substanzen in so einem frühen Stadium Wirkeffekte im Reagenzglas erzielt wurden, finde ich es persönlich unverantwortlich, damit in dieser Form öffentlich zu werben. Wenn Sie sich zum Beispiel die Daten zum Thema Cannabis gegen Krebs anschauen, so gibt es mehr und überzeugendere Studien, sogar kleine Studien an Menschen, die hier tatsächlich eine Therapieeffektivität belegen. Und trotz besserer Daten und geringerer Nebenwirkungen einer Cannabinoid-Therapie im Vergleich zum Methadon würde kein seriöser Arzt oder Wissenschaftler Cannabis als neues Krebswundermedikament öffentlich propagieren.

Abgesehen von der nicht vorhersehbaren Halbwertszeit und damit schlechten Kontrollierbarkeit von Methadon, hat diese Substanz noch andere Tücken. So kann sie Herzrhythmusstörungen hervorrufen, und auch Patienten mit eingeschränkter Leber- und Nierenfunktion, wie es bei Tumorerkrankungen nicht selten vorkommt, sind durch Nebenwirkungen des Medikamentes erheblich gefährdet. Natürlich drängen sich einem jetzt ein paar Fragen auf: Warum ist Methadon, wenn es denn so gefährlich ist, als Substitutionsmedikament für ehemals Heroinsüchtige zugelassen? Warum findet es einen so breiten Einsatz in der Dritten Welt? Und warum ist bis dato in Deutschland noch nicht viel mehr passiert? Alle drei Fragen möchte ich gerne beantworten.

Warum setzen wir Methadon als Ersatzmedikament für Drogensüchtige ein?

Weil wir es individuell als trinkfertige Lösung dosieren können. Weil es aufgrund der langen Halbwertszeit unproblematisch möglich ist, dass Patienten das Medikament in den speziell dafür zugelassenen Praxen unter Aufsicht trinken. Und man muss eben auch klipp und klar sagen: Das sind allesamt Menschen, die zum Teil schon ganz andere und sehr schwankende Dosierungen von zum Beispiel Heroin über längere Zeit konsumiert haben und deren Körper und damit auch Abbauwege auch gewisse Gewöhnungseffekte an diese Substanzen ausgebildet haben.

Warum wird das Medikament in der Dritten Welt eingesetzt?
Weil es auch hier wiederum als Lösung unschlagbar billig ist, lange haltbar und weil es oft die einzige verfügbare Option in diesen Ländern ist, überhaupt Tumorschmerztherapien durchzuführen.

Warum ist in Deutschland nicht viel mehr passiert?
Weil das Medikament bis dato ein absolutes Reservemedikament in den Händen hocherfahrener Schmerzmediziner war beziehungsweise als Drogenersatzmedikament in den Händen von ebenfalls erfahrenen Suchtmedizinern lag. Hinzu kommt, dass das Medikament meist im Rahmen eines länger dauernden stationären Aufenthaltes unter entsprechender Überwachung vorsichtig eindosiert wurde. Und der wesentlichste Hinweis natürlich, dass von Schmerz- oder Palliativmedizinern Methadon immer nur bei stärksten Schmerzen eingesetzt wurde. Jetzt kommen aber immer mehr Patienten, die gar keine Schmerzen haben und Methadon wollen. Gerade bei denen schlägt die ganze Palette der Nebenwirkungen voll durch. Stellen Sie sich vor, Sie haben zwar überhaupt keine Schmerzen, bekommen von mir aber trotzdem eine ordentliche Dosis Morphin verabreicht, obwohl Sie die gar nicht brauchen. Da wird Ihnen mal anständig schlecht und schwindelig. Sie werden sich benommen fühlen und im schlimmsten Fall, wenn man es mit der Dosis wirklich übertreibt, kann es zu Atemstörungen bis hin zum Tod führen. Und gerade mit dem Hinweis auf die lange Halbwertszeit im Körper ist das Risiko bei Methadon einfach um Längen größer als bei Morphin. Das Ganze wird auch dadurch gestützt, dass es einige internationale Vergleichsstudien gibt, die eine erhöhte Sterblich-

keit unter Methadon im Vergleich zum Beispiel zu Morphin zeigen.

Einsatz sollte genauestens abgewogen werden

Das Problem, welches wir Ärzte jetzt haben, ist, dass wir von Patienten mit Tumorerkrankung, die nachvollziehbar verzweifelt sind, bestürmt werden. Und wir hören immer wieder das Gleiche: »Sie müssen mir Methadon verschreiben. Sie müssen mir helfen. Auch ich will keine Chance unversucht lassen.« Wenn wir dann versuchen, darüber aufzuklären und auch zu begründen, warum wir es nicht verschreiben, weil es sich hier um eine betäubungsmittelpflichtige Substanz handelt, die von uns auf einem Spezialrezept verschrieben werden muss, schlägt uns relativ oft blankes Entsetzen entgegen, und nicht wenige Patienten konfrontieren uns mit Aussagen wie: »Sie schreiben mir das bloß nicht auf, weil es so billig ist und die Pharmaindustrie dafür sorgt, dass teurere, weniger wirksame Medikamente bei mir eingesetzt werden sollen.« Ich möchte gerne ein paar Worte in Bezug auf diese immer wieder geäußerte Verschwörungstheorie loswerden. Ich persönlich kenne keinen Arzt, der im Krankenhaus arbeitet, der von seinem Arbeitgeber dafür belohnt wird, dass er besonders teure Therapien bei Patienten anwendet. Ärzte, die in deutschen Krankenhäusern arbeiten, werden in aller Regel bis auf wenige Ausnahmen nach Tariflohn bezahlt. Wenn Sie sich die Tarifverträge mal genauer anschauen, werden Sie feststellen, dass sie keine Medikamentenverabreichungsprämie beinhalten. Noch unsinniger wird dieser Vorwurf im ambulanten Bereich, denn gerade niedergelassene Kollegen sind unglaublich froh über möglichst günstige Medikamente, weil sie ihr Budget viel weniger belasten. Gerade hier wäre es eher logisch, dass die Methadonverschreibungen explosionsartig ansteigen, da die Substanz so billig ist. Sie sehen also, diese immer wieder geäußerten Verschwörungstheorien sind nicht wirklich haltbar.

Selbst wenn man jetzt alles bislang Gelesene beiseiteschiebt, bleiben einige Punkte in der Diskussion über Methadon, die Sie schon aus einem der Anfangskapitel kennen, jene Punkte, die Sie gegenüber einer Therapiemethode hellhörig und misstrauisch machen sollten: ein hohes Maß an Emotionalität, die angebliche Nebenwirkungsarmut der Therapie und die Theorie einer Verschwörung zwischen Ärzten und der Pharmaindustrie.

> Methadon ist ein hochpotentes, sehr segensreiches Medikament in den Händen erfahrener Schmerz- oder Suchtmediziner und ein gefährliches, möglicherweise todbringendes Medikament in den Händen unerfahrener Ärzte oder in den Körpern der falschen Patienten. Und mit Sicherheit ist es kein Wundermittel gegen Krebs.

Lisa hatte im Alter von 15 Jahren einen bösartigen Hirntumor. Dieser wurde herausoperiert und mit Chemotherapie und Bestrahlung behandelt. Eigentlich galt sie als geheilt. Zehn Jahre später ist der Mistkerl aber wieder da, und das an einer Stelle, an der man blöderweise nicht operieren kann. Lisa entschließt sich, begleitend zu ihrer ins Nervenwasser gespritzten Chemotherapie, Methadon einzunehmen. Trotz eines langen Beratungsgespräches lässt sie sich mit dem Hinweis, es sei ihr letzter Strohhalm, nicht von ihrem Vorhaben abbringen. Da sie das Medikament von mir nicht bekommt, lässt sich es sich von einem anderen Arzt verordnen. Lisa gehört eher zu den ängstlichen und vorsichtigen Menschen, und so startet sie nur mit einem Fünftel der mittlerweile überall im Internet veröffentlichten Dosierungsempfehlungen für Methadon. Schon hier treten am fünften Tag nach Beginn der Einnahme massivste Nebenwirkungen auf: Schwindel, unsicherer Gang, Übelkeit, ständige Müdigkeit. Lisa bricht ihre Methadontherapie wieder ab, und nach vier Tagen geht es ihr wieder besser. Trotz dieser schlechten Erfahrungen beginnt sie eine Woche später erneut mit der Methadoneinnahme. Diesmal mit einem Zwanzigstel der im Internet empfohlenen Dosis, und auch nicht zweimal, sondern nur einmal am Tag. Und auch hierunter entwickelt sie nach wenigen Tagen diverse Nebenwirkungen, wenn auch weniger schwere. Trotz der für sie spürbaren Beeinträchtigung der Lebensqualität führt sie diese niedrig dosierte Therapie weiter. Es ist erst wenige Wochen her, so dass ich zum Verlauf der eigentlichen Tumorerkrankung an dieser Stelle noch nichts sagen kann, und trotzdem finde ich es erschreckend, dass ein Zwanzigstel der empfohlenen Starteinzeldosis beziehungsweise ein Vierzigstel der im Internet publizierten Tageseinstiegsdosis bei dieser ansonsten fitten und gesunden mittzwanzigjährigen Frau zu diesen heftigen Nebenwirkungen geführt hat.

Dass es auch anders gehen kann, möchte ich Ihnen anhand des folgenden Falles zeigen. Dem Hausarzt des 47-jährigen Jonas M. war bei der routinemäßigen jährlichen Check-up-Untersuchung eine Erhöhung der Leberwerte aufgefallen. Im Ultraschall sah man dann mehrere Lebertumore, und leider bestätigte sich der schlimme Verdacht auf Leberkrebs nach erfolgter Probeentnahme wenige Tage später. Diesem Patienten wurde gar keine Chemotherapie angeboten, sondern die Infusion einer radioaktiven Substanz, die sich in den Leberkrebszellen verstärkt anreichern sollte, um diese quasi von innen zu verstrahlen und damit abzutöten. Auch dieser Patient kam mit dem dringenden Wunsch nach einer begleitenden Methadontherapie. Allerdings entwickelte er auch sehr schnell binnen weniger Tage durch die wachsenden Tumoren in der Leber starke Schmerzen und war bereits auf ein Opioid-Schmerzmedikament eingestellt. Es erfolgte die Rotation auf Methadon, und die Schmerzen des Patienten ließen sich damit exzellent kontrollieren, ohne dass er irgendwelche Nebenwirkungen durch die Therapie entwickelt hätte. Allerdings zeigten sich bei einem wenige Wochen später erfolgten Nachsorgetermin, dass der Krebs mittlerweile in andere Organsysteme gestreut war, unter anderem diffus in alle Knochen, so dass sich hier die Hoffnung auf eine Antitumorwirkung oder eine Verstärkung der therapeutischen Wirkung durch das andere Verfahren nicht eingestellt hat.

AKUPUNKTUR –
MEHR ALS NUR NADELN IN DER HAUT

Je größer der Meister, desto weniger Nadeln.

CHINESISCHES SPRICHWORT

Als der elfjährige Jonas den ersten Termin in meiner Kinderschmerzsprechstunde hat, wird er von seiner Mutter begleitet, die einen dicken Aktenordner mitschleppt. Befunde, Befunde, Befunde. Hirnstrommessungen, kernspintomographische Untersuchungen, unzählige Bluttests, Termine beim Osteopathen und diversen Heilpraktikern sind ebenfalls akribisch dokumentiert. Gegen seine permanenten Kopfschmerzen hat allerdings nichts geholfen. Nach einem kurzen Blick auf die Befunde, die erwartungsgemäß wie bei den allermeisten Kindern und Jugendlichen mit Kopfschmerzen alle unauffällig waren, unterhalte ich mich mit Jonas, und was erfahre ich von ihm? Das Kind hat Stress: Knatsch mit den Klassenkameraden, schlechte Schulnoten, und da beide Eltern ehrgeizige Akademiker sind, antwortet das Kind auf die Frage, was er denn später vielleicht mal werden will, pflichtbewusst: »Auf jeden Fall will ich das Abitur machen und dann Jura oder Medizin studieren.« Tja, wenn da nur die blöden Kopfschmerzen nicht wären. Die körperliche Untersuchung ergibt ebenfalls keinen Überraschungsbefund. Jonas ist wahnsinnig verspannt, insbesondere im Bereich der Schulter-Nacken-Muskulatur. Und jetzt verrate ich Ihnen eines der bestgehüteten Geheimnisse in der Medizin überhaupt: Verspannungen kommen oft von Anspannung. Ich finde noch ein paar kleinere Blockierungen im Bereich der Wirbelsäule und einen geringgradigen Beckenschiefstand – alles Kleinigkeiten, alles kleinere funktionelle Störungen. Einzeln betrachtet nicht weiter schlimm, aber in der Gesamtsumme haben sie genau zu dem geführt, was mir Jonas präsentiert: mittlerweile schon chronifizierte Kopfschmerzen vom Spannungstyp. Nachdem ich mich innerlich still und leise darüber ärgere, welch sinnlose und unfassbar teure Diagnostik bei Jonas bereits durchgeführt wurde, kläre ich ihn darüber auf, dass seine Beschwerden sehr häufig vorkommen und sie noch dazu – obwohl nervig – absolut harmlos sind. Dann mache ich ihm ein überraschend einfaches Angebot für seine Beschwerden: »Jonas, die Blockaden und Verspannungen kann ich problemlos und schnell mit Akupunktur lösen, dann müssen wir uns noch über ein paar Kleinigkeiten unterhalten, die du zukünftig beachten solltest. Für totale Stresssituationen, beispielsweise vor einer Prüfung, zeige ich dir noch einen Akupressurpunkt an der Hand, den du dir drücken kannst, wenn du merkst, dass du in Stress kommst. Damit kannst du dir ab sofort selbst helfen.«

Jonas entscheidet sich, wie übrigens viele Erwachsene auch, für die schmerzfreie Laserakupunktur. Nach einer kurzen Behandlung (unter fünf Minuten) am Ohr, bei der ich über eine Reflexakupunkturtechnik die gesamte Wirbelsäule deblockiere und die Muskulatur entspanne, merkt Jonas bereits nach wenigen Sekunden, wie auch der Druck im Kopf nachlässt. Bei einem Folgetermin drei Monate später berichtet er mir ganz begeistert, dass seine Kopfschmerzen nur noch ganz selten auftreten und dass er den Akupressurpunkt an der Hand intensiv vor Klassenarbeiten drücken würde und damit seine Angst vor dem Versagen deutlich besser in den Griff bekäme. Wenn ich Ihnen jetzt noch erzähle, dass bei vier von fünf meiner Kinder- und Jugendlichen-Kopfschmerzpatienten – sei es mit Migräne oder Spannungskopfschmerz – alleine durch ein Gespräch und eine Akupunkturbehandlung, manchmal auch mit ein paar Akupunkturbehandlungen, die Beschwerden so weit in den Griff zu bekommen sind, dass sie die Alltagstauglichkeit nicht mehr wesentlich einschränken, werden Sie sich wahrscheinlich denken, jetzt hebt der Typ total ab. Für wen hält der sich eigentlich? Aber – und das ist das Schöne, es funktioniert nicht nur im Alltag, wir haben auch durch verschiedene Studien bewiesen, dass diese Effekte tatsächlich über Akupunktur erreichbar sind.

Was genau ist Akupunktur und zu welcher Form der Medizin gehört sie?

Die Akupunktur ist eine Säule der Traditionellen Chinesischen Medizin (TCM) und damit eines der ältesten traditionellen Heilverfahren, die wir kennen. Bezüglich der Anfänge von Akupunkturbehandlungen gehen die Expertenmeinungen etwas auseinander. Aber es gibt durchaus ernstzunehmende Experten, die erste Stein- und Knochennadelfunde auf 10 000 vor Christus datieren. Sicher ist, dass die ersten schriftlichen Aufzeichnungen über TCM als in sich geschlossenes und unabhängiges System der Diagnose und Therapie auf mehrere 100 Jahre vor Christus beziffert werden können. Das älteste bekannte Lehrbuch, das

Huang Di Nei Jing – Buch der Medizin des gelben Kaisers –, bildet auch heute noch eine wichtige Grundlage der TCM. Auch Ötzi, der bekanntermaßen vor über 5000 Jahren verstorben ist, wies eine insgesamt zweistellige Anzahl von zugegebenermaßen primitiv gestochenen Akupunkturen am Körper auf, von denen nicht nur auffällig viele exakt auf den uns bekannten klassischen chinesischen Akupunkturpunkten lagen. Faszinierenderweise passte die Kombination dieser tätowierten Punkte auch noch verblüffend gut zu den verschiedenen internistischen und orthopädischen Krankheiten, die man bei Ötzi zweifelsfrei – da blendend erhalten – feststellen konnte. Damit gibt es durchaus ernstzunehmende Hinweise darauf, dass die Behandlung körperoberflächennaher Punkte mit spitzen Gegenständen und die Erkenntnis, was damit therapeutisch unter Umständen bewirkt werden kann, vor einigen Jahrtausenden als erfahrungsmedizinisches Wissen auch hier in Europa schon bekannt war.

Die Traditionelle Chinesische Medizin (TCM) besteht aus insgesamt fünf Säulen:

1. die Kräutermedizin
2. die chinesische Ernährungslehre
3. die Bewegungslehre
4. die Massage
5. die Akupunktur

Im heutigen China ist diese Traditionelle Chinesische Medizin Bestandteil universitärer medizinischer Ausbildung. Aber zurück in die Vergangenheit und zu den Denkvorstellungen der »vorchristlichen« Chinesen. Die damalige theoretische Vorstellung war, dass die Funktionsfähigkeit des menschlichen Organismus an die Lebensenergie Qi (Chi) gebunden ist. Die chinesische Übersetzung von Qi bedeutet »Dampf« und »Reis« und versinnbildlicht die allem Lebendigen innewohnende Lebenskraft der Natur. Dieses Qi zirkuliert unter anderem in definierten Leitbahnen, den sogenannten Meridianen. In der traditionellen Vorstellung fließt in diesen Leitbahnen immer ein gewisses Maß an Lebensenergie, hier muss das Qi in der richtigen Stärke und Qualität durch die Meridiane strömen, damit der menschliche Organismus gesund bleibt. Krankheit wird als energetisches Ungleichgewicht angesehen. Das heißt, entweder besteht ein Mangel oder ein Überschuss an Energiefluss, hervorgerufen durch innere oder äußere krankmachende Einflüsse. Im chinesischen Verständnis ist daher Gesundheit immer untrennbar mit Vorstellungen von Fließen, Ausgewogenheit und Austausch verbunden. Im Zentrum steht die Erkenntnis, dass alle körperlichen und seelischen Vorgänge im Menschen einander wechselseitig beeinflussen. Jegliche Therapie der Traditionellen Chinesischen Medizin zielt demzufolge auf die Wiederherstellung einer energetischen Balance im Menschen ab.

Die Akupunkturpunkte liegen auf diesen Meridianen, auf den Energieleitbahnen, und stellen einen Zugangsweg zu diesem Energiesystem dar. Durch Akupunktur (vom lateinischen acus = die Nadeln und pungere = stechen) können diese Meridiane erreicht und mit Hilfe der Reizung von Akupunkturpunkten quasi Weichen gestellt werden, die wiederum den Energiefluss im Körper neu regulieren und harmonisieren sollen. Die Stimulation von Akupunkturpunkten kann durch das Einbringen von Nadeln (klassische

Akupunktur) erfolgen oder über das Ausüben von Druck (Akupressur), an den Akupunkturstellen kann mit elektrischem Strom gereizt oder auch Laserlicht einer definierten Energiedosis ins Gewebe abgegeben werden. Dadurch, dass es sich um ein Jahrtausende altes Verfahren handelt, haben sich mittlerweile zahllose Strömungen und neue Therapierichtungen entwickelt. Unter anderem auch Mikrosystem-Akupunkturtechniken, wie zum Beispiel die mittlerweile sehr weit verbreitete französische Ohrakupunktur nach Nogier. Auch in der Traditionellen Chinesischen Medizin spielt die Ohrakupunktur eine gewisse Rolle, hat aber bei weitem nicht die Bedeutung wie die Körperakupunktur. Der Arzt Paul Nogier entdeckte in den 1950er Jahren bei einigen Patienten Narben an bestimmten Stellen am Ohr. Die Patienten berichteten ihm, dass sie wegen Rückenschmerzen an dieser Stelle mit einer erhitzten Nadel behandelt wurden und darüber eine deutliche Beschwerdelinderung ihrer Rückenschmerzen verspürten. Nogier begann dann systematisch, Ohren zu kartographieren, und erkannte im Laufe der Zeit, dass bestimmte Körperareale oder auch Organe am Ohr abgebildet sind. Nach und nach erstellte er eine bis heute gültige Ohrkarte, bei der der gesamte menschliche Körper als auf dem Kopf stehender Embryo die Ohrmuschel ausfüllt.

Für mich hat die Ohrakupunktur in der täglichen Anwendung eine besondere Bedeutung, da sie als Reflextechnik häufig und zum Teil mit einmaliger Behandlung sehr viel schneller hilft, Blockaden zu lösen, als zum Beispiel die klassische Körperakupunktur. Hierüber ist eine sehr schnelle schmerzlindernde Therapie möglich. Ich nutze die Ohrakupunktur zum Beispiel gerne bei der Behandlung von Allergien wie Heuschnupfen, und sie eignet sich auch sehr gut zur Behandlung von psychischen Störungen. So gibt es unter anderem angstlösende, beruhigende und muskelentspannende Punkte mit sehr rascher Wirksamkeit.

Wie schnell und wie segensreich das manchmal sein kann, möchte ich an einem Beispiel zeigen. Die Kollegen der Onkologie hatten uns zu einem Patienten hinzugezogen, der nach einer hochdosierten Chemotherapie einen über Tage anhaltenden Schluckauf entwickelt hatte, der durch kein Medikament zu stoppen war. Der Patient hatte schon mehrere unterschiedliche hochpotente Medikamente bekommen und war fix und fertig, denn er hatte nicht nur eine ziemlich eingreifende Chemotherapie hinter sich, sondern mehrere Tage und Nächte vor lauter Schluckauf nicht mehr geschlafen und nichts gegessen. Es mutete fast schon wie Zauberei an, als ein einziger kleiner Nadelstich ins Ohr des Patienten dem Schluckauf schlagartig Einhalt gebot. Ich darf Ihnen versichern, das macht eine Menge Spaß, und zwar nicht nur dem Patienten, sondern auch den Therapeuten. Klappt natürlich nicht immer.

Wie funktioniert Akupunktur?

Das Wirkprinzip der Akupunktur könnte durch die Reizung bestimmter Punkte einen regulatorischen Einfluss auf verschiedene Systeme im Körper haben. So gibt es Studien, die belegen, dass körpereigene Schmerzbotenstoffe vermehrt ausgeschüttet werden, und es gibt übergeordnete Akupunkturpunkte, bei denen man tatsächlich auch im Tierexperiment nachweisen kann, dass die Reizung dieser spezifischen Punkte durch Nadeln zu einer messbar erhöhten Ausschüttung körpereigener Opioide führt und dass es zu dieser Ausschüttung auch tatsächlich nur kommt, wenn dieser Akupunkturpunkt auch exakt getroffen wird. Wir wissen, dass die meisten Körperakupunkturpunkte Gefäßnervenbündeldurchtrittsstellen in Muskel- oder Sehnenhaut entsprechen und dass wir an diesen Stellen in aller Regel einen messbar erniedrigten Hautwiderstand haben, den man auch für die Lokalisation dieser Punkte mittels technischer Geräte nutzen kann. Wir wissen darüber hinaus, dass an vielen Akupunkturpunkten eine erhöhte Schmerzrezeptorendichte zu finden ist. Wir können messen, dass bestimmte Botenstoffe im umliegenden Gewebe um einen Akupunkturpunkt herum um ein Vielfaches ansteigen. Wir wissen auch, dass die Reizung bestimmter Akupunkturpunkte zu ganz definierten Reaktionen im menschlichen Gehirn führen kann, die mittels funktioneller Kernspintomographie sichtbar gemacht werden können und die auch in wiederholten Versuchen reproduzierbar und damit stabil sind.

Vor einigen Jahren gab es eine sehr spannende Arbeit, in der gemutmaßt wurde, dass die Aktivierung von Akupunkturpunkten zu einer Kommunikation zwischen den Zellen führt, und zwar mittels Biophotonen, das heißt mittels Lichtinformationen. In dieser Studie konnten bei einzelnen Patienten mit Hilfe einer Spezialkamera Akupunkturmeridiane sichtbar gemacht werden. Allerdings konnte keine andere Arbeitsgruppe diesen Versuchsaufbau und die damals dargestellten Ergebnisse wiederholen, so dass man auch heute, im Jahr 2018, lediglich spekulieren kann, was genau bei einer Akupunktur im Körper abläuft. Kurz gesagt, wir wissen es noch nicht.

Für wen ist Akupunktur geeignet?

Bei der klassischen Nadelakupunktur gibt es bei mir einen Grundsatz: Sie ist für alle Menschen geeignet, die davor keine Angst haben. Bei Kindern biete ich das frühestens im Alter von sechs bis acht Jahren an, bei jüngeren Kindern empfehle ich eher Laserakupunktur oder auch Akupressur. Es gibt interessanterweise recht viele ältere Menschen, die eine Aversion gegen Nadeln haben, weswegen ich mittlerweile rund 80 bis 90 Prozent aller meiner Patienten – egal ob Kind oder Erwachsener – schmerzfrei mit einem speziellen Akupunkturlaser behandele. Hier muss ich keine Rücksicht auf schwere Gerinnungsstörungen nehmen, die bei einer Nadelakupunktur zu größeren Blutergüssen im Gewebe führen können, zum Beispiel bei Patienten, die auf blutverdünnende Medikamente eingestellt sind. Bei immungeschwächten Patienten muss ich auch keine Angst haben, mit dem Laser Löcher in die Körperoberfläche zu stechen und damit ein Infektionsrisiko zu provozieren.

Was man in Bezug auf die Akupunktur immer wieder liest, ist, dass man bei bestimmten Patienten besonders vorsichtig und behutsam vorgehen sollte – Schwerst- und Sterbenskranke, Kinder und Schwangere. Ja, das stimmt. Gerade bei diesen Patienten sollte man sich gut auskennen, aber wenn man das tut, dann kann man hier sehr segensreiche Behandlungen vornehmen. Gerade in der Schwangerschaft gibt es einige Krankheitsbilder, die man sehr effektiv mit Akupunktur behandeln kann. Ein simples Beispiel sind die während der Schwangerschaft sehr häufig auftretenden Rücken- und Kreuzschmerzen. Nicht nur, dass man plötzlich an sehr ungewohnter Stelle ein dauerhaftes Zusatzgewicht mit sich herumschleppt, durch die hormonelle Umstellung lockert sich an vielerlei Orten auch der Bandapparat und damit steigt natürlich das Risiko, sich im Rahmen einer ungeschickten Bewegung einen Hexenschuss zuzuziehen. Jeder weiß, dass man Medikamente während der Schwangerschaft nie ohne Risiko einsetzen kann und dass sie bei vielen Problemen oftmals auch nicht wirklich gut wirksam sind. Hier bietet die Akupunktur eine ganz wunderbare Ergänzung, zum Beispiel bei schwangerschaftsbedingter Übelkeit oder um eine Geburt einzuleiten. Es gibt sogar einige wirklich spektakuläre Einsatzgebiete. Wenn das Kind vor der Geburt falsch liegt, zum Beispiel in Beckenendlage, besteht die Möglichkeit, durch Reizung eines bestimmten Akupunkturpunktes an der kleinen Zehe eventuell eine Drehung des Babys hin zu einer normalen Lage zu ermöglichen. Diese Methode wurde sogar durch Studien bewiesen und ist nachweislich effektiver als die schulmedizinische, die sogenannte äußere Wendung, bei der von außen mit einer doch ziemlich rustikalen Technik versucht wird, das Kind zu drehen. Die Behandlung des Akupunkturpunktes Blase 67 ist in der Regel mit einer Wärmetherapie nicht nur effektiver, sondern für die schwangere Frau auch deutlich nebenwirkungsärmer. Wo wir auch schon beim nächsten Thema wären:

Die Nebenwirkungen einer Akupunkturbehandlung

Die Akupunktur gehört bei sachgerechter Anwendung tatsächlich zu den sichersten Behandlungsverfahren überhaupt. Am häufigsten kommt der sogenannte Nadelkollaps vor, das heißt, dass der Patient beim Anblick der Nadel oder spätestens beim Einstechen kollabiert. In der Regel sind das dieselben Patienten, die auch bei der Blutentnahme umkippen. Eine Erstbehandlung sollte man diesbezüglich sinnvollerweise immer im Liegen durchführen. Kleinere Blutungen oder Blutergüsse können vorkommen. Bei der Verwendung von billigem, schlechtem Nadelmaterial kann die Behandlung ein bisschen weh tun, oder auch das Ziehen der Nadel aus dem Gewebe kann sich schwieriger gestalten. In ganz seltenen Fällen kommt es zur Verletzung innerer Organe, aber hier muss man eigentlich klipp und klar sagen, dass es sich dann um keine Nebenwirkung handelt, sondern um einen Kunstfehler. Zum einen liegen die effektivsten Akupunkturpunkte sehr körperfern, das heißt vom Ellenbogen Richtung Handgelenk und vom Kniegelenk Richtung Fuß. Sowohl im Bereich des Unterschenkels und Fußes als auch des Unterarmes und der Hand liegen nach meinem Kenntnisstand keine lebenswichtigen Organe. Spektakuläre, auch fatale Zwischenfälle wie Anpieken der Lunge oder eine Nadel, die versehentlich ins Herz gesetzt wurde, sprechen doch eher für fehlende anatomische Grundkenntnisse des Akupunkteurs und dürften eigentlich überhaupt nicht vorkommen. Bei einer sachgerechten Laserakupunktur ist lediglich darauf zu achten, dass keine Laserstrahlen ins Auge geraten, damit die empfindliche Netzhaut nicht verletzt wird.

Wie läuft eine Akupunktursitzung ab?

Normalerweise dauert eine Akupunktursitzung 20 bis 30 Minuten. Das beinhaltet nicht nur die reine Akupunkturzeit, sondern auch das Aufsuchen der zu stechenden Punkte. Wenn man mit Nadeln akupunktiert, folgt in der Regel der Durchstich durch die Hautoberfläche und dann das Tiefergehen der Nadel bis zum eigentlichen Akupunkturpunkt, der zum Teil deutlich weiter unten in der Gewebetiefe liegt. Ziel ist es, in diesem Bereich ein bestimmtes Akupunkturpunkt-Treffergefühl zu erreichen, das sogenannte De-Qi-Gefühl, eine Art dumpfer Druck, ein Wärmegefühl, ein Taubheitsgefühl. Dieses Gefühl wird von jedem Menschen sehr individuell empfunden und auch anders beschrieben. Menschen, die allerdings schon einmal akupunktiert wurden, kennen dieses Gefühl und können es sehr deutlich von einem normalen scharfen Schmerz wie dem Nadelstich einer Kanüle unterscheiden. Stellen Sie sich einen Akupunkturpunkt wie eine Dartscheibe vor, die in der Gewebetiefe liegt. Je präziser und mittiger man den Akupunkturpunkt trifft, desto intensiver ist das De-Qi-Gefühl. Patienten können dem Akupunkteur sehr gut rückmelden, wie gut und ob er überhaupt den Akupunkturpunkt getroffen hat.

Bei welchen Krankheitsbildern kann man Akupunktur einsetzen?

Hier ist es mir wichtig, zwischen Krankheitsbildern zu unterscheiden, bei denen man Akupunktur wirklich alternativ – das heißt anstatt schulmedizinischer Verfahren – einsetzt, und Krankheitsbildern, bei denen man die Akupunktur komplementär – das heißt ergänzend – anwendet. Beispiele für ein »anstatt« sind zum Beispiel das Lösen von Blockaden bei orthopädischen Beschwerden, die Behandlung einer verstopften Nase im Rahmen von Heuschnupfen (anstelle eines Histaminikums oder abschwellender Nasentropfen) oder eben auch die Behandlung eines Ohrgeräusches, des Tinnitus, mittels Akupunktur oder eines Morbus Menière, einer Schwindelerkrankung. Wichtig ist mir, und das möchte ich an dieser Stelle auch ausdrücklich betonen, dass vor einer Akupunkturtherapie immer erst eine schulmedizinische Diagnostik erfolgen sollte. Ich erkläre Ihnen auch gerne den Grund für meine klare Haltung. Akupunktur kann so effektiv sein, dass man damit Zahnschmerzen lindern oder auch die Schmerzen einer Blinddarmentzündung deutlich reduzieren kann, was in beiden Fällen eher keine gute Idee wäre, weil eine ursächliche Behandlung der vereiterten Zahnwurzel oder die chirurgische Entfernung des Blinddarms nicht durch die Akupunkturbehandlung verzögert werden darf.

Im Jahr 2002 hat die Weltgesundheitsorganisation (WHO) eine Indikationsliste für Akupunktur veröffentlicht, in der 28 Krankheitsbilder stehen. Wie exakt diese Liste zustande gekommen ist, bleibt etwas im Nebel, denn nicht für alle diese Empfehlungen gibt es wirklich überzeugende wissenschaftliche Belege. So gibt es bis heute doch relativ viel Kritik an dieser Liste. Ich möchte Sie Ihnen aber dennoch nicht vorenthalten.

Liste der Erkrankungen, die laut der Weltgesundheitsorganisation WHO mit Akupunktur behandelt werden können:

Broncho-pulmonale Erkrankungen	Bronchitis, Pseudokrupp, Hyperreagibles Bronchialsystem, Asthma bronchiale
Herz-Kreislauf-Erkrankungen	Funktionelle Herzerkrankungen, Herzrhythmusstörungen, Angina pectoris, koronare Herzerkrankungen, Hypertonie und Hypotonie, Durchblutungsstörungen

Gynäkologische Krankheitsbilder	Zyklusstörungen, Dysmenorrhoe, Prämenstruelles Syndrom, Klimakterisches Syndrom, Mastopathie, Fertilitätsstörungen, Frigidität, Geburtsvorbereitung, Geburtseinleitung, Geburtserleichterung, Laktationsstörungen
Neurologische Erkrankungen	Migräne, Spannungskopfschmerz, Trigeminusneuralgie, Atypischer Gesichtsschmerz, Interkostalneuralgie, Zosterneuralgie, Phantomschmerz, Polyneuropathie, Parästhesien, Lähmungen, Fazialisparese, Vegetative Dysfunktion
Gastrointestinale Erkrankungen	Funktionelle Magen-Darm-Störungen, Singultus, Hyperemesis, Ösophagitis, Gastritis, Gastroenteritis, Ulcus ventriculi, Ulcus duodeni, Cholezystitis, Hepatitis, Obstipation, Diarrhoe, Colon irritabile (Reizdarm), Colitis ulcerosa und Morbus Crohn
Erkrankungen des Stütz- und Bewegungssystems	Myofasziale Schmerzsyndrome, Radikulärsyndrome, Pseudoradikulärsyndrome, Arthralgien, Arthrosen, Arthritis, rheumatoide Arthritis, HWS-Syndrom, Tortikollis, BWS-Syndrom, LWS-Syndrom, Lumbago, Ischialgie, Schulter-Arm-Syndrom, Periarthritis humeroscapularis, Epikondylopathien, Karpaltunnelsyndrom, Koxarthrose, Koxalgie, Gonarthrose, Gonalgie, Tendinopathien (Erkrankungen der Sehnen, z. B. Tennis-Ellenbogen), Achillessehnenentzündung
Psychische und psychosomatische Störungen und Suchterkrankungen	Depressive Verstimmungen, Depression, Schlafstörungen, Erschöpfungszustände, Psychovegetatives Syndrom, Unruhezustände, Entgiftungsbehandlung und Therapiebegleitung bei Suchterkrankungen wie: Alkoholabusus, Nikotinabusus, Bulimie, Adipositas
Urologische Erkrankungen	Cystitis, Prostatitis, Pyelonephritis, Funktionelle Störungen des Urogenitaltraktes: Reizblase, Harninkontinenz, Enuresis nocturna, Impotenz
Hauterkrankungen	Urtikaria (Nesselsucht), Neurodermitis

Wie sieht es mit der wissenschaftlichen Beurteilung der Akupunktur aus?

Man muss ganz klar sagen, dass die Datenlage hierzu sehr widersprüchlich ist. Neuere zusammengefasste systematische Übersichtsarbeiten stellen unter anderem fest, dass es wenig stichhaltige Beweise dafür gibt, dass die Akupunktur, wenn an tatsächlichen vordefinierten Akupunkturpunkten behandelt wird, zum Beispiel bei Schmerzen, eine effektivere Behandlung ist als die Behandlung an Scheinakupunkturpunkten. In den Jahren 2002 bis 2007 wurden in Deutschland die bislang weltweit größten Studien zum Thema Akupunktur durchgeführt, die sogenannten GERAC-Studien *German Acupuncture Trial*. Der Fokus lag auf einer Reihe häufig vorkommender Beschwerden, zum Beispiel chronische Rückenschmerzen, chronische Schmerzen bei Verschleiß der Kniegelenke, chronische Spannungskopfschmerzen und chronische Migräne. Mehrere 100 niedergelassene Ärzte nahmen an dieser Studie teil, und das gesamte Studienkonzept wurde durch verschiedene wissenschaftliche Fachgesellschaften aufgesetzt und überprüft. In einem dreiarmigen Studiendesign wurden mehrere tausend Patienten entweder an klassisch chinesischen Körperakupunkturpunkten behandelt (das war die echte Behandlungsgruppe), an nichtchinesischen Punkten (das war die sogenannte Schein- oder Placebo-Akupunkturgruppe), oder sie bekamen eine schulmedizinische Standardtherapie.

Hierbei konnte gezeigt werden, dass die Akupunkturtherapie bei einer Behandlung mit zwei Akupunktursitzungen pro Woche über einen Zeitraum von sechs Wochen der konventionellen schulmedizinischen Standardtherapie bei chronischen Knie- und Kreuzschmerzen überlegen war und dass die Therapieeffekte bei der Migräne mit einer sechswöchigen Akupunkturtherapie mindestens so gut waren wie die einer sechsmonatigen täglichen Betablocker-Prophylaxe-Therapie. Letztlich haben diese Studien dazu geführt, dass die Behandlung von Knie- und Kreuzschmerzen wenig später auch in den Leistungskatalog der gesetzlichen Krankenkassen aufgenommen wurde. Es gab jedoch auch zahlreiche Kritikpunkte an den GERAC-Studien, unter anderem, dass die Studienprotokolle noch während der laufenden Studie veröffentlicht wurden. Auch in der nichtmedizinischen Fachpresse erntete die Studie durchaus Kritik, da in vielen Unterstudien die Schein-Akupunktur, das heißt das Einstechen von Nadeln in einen Nichtakupunkturpunkt vergleichbar gute Effekte erzielt hat. Dort wurde ein wenig scherzhaft der Begriff EWA-Akupunktur geprägt, die sogenannte »Egal-Wohin-Akupunktur«. Hauptsache, man pikst irgendwo rein. Die fachliche Bewertung der Studie auch durch angesehene Fachinstitutionen wie die Cochrane-Collaboration sieht durchaus anders aus. Hier finden sich unter anderem Aussagen wie »Akupunktur ist eine wertvolle nichtpharmakologische Therapiemöglichkeit für Patienten mit häufigem Spannungskopfschmerz« und »Akupunktur ist bei Migräne mindestens so wirksam, möglicherweise auch wirksamer, als eine medikamentöse prophylaktische Therapie und dies bei geringeren unerwünschten Nebenwirkungen«. Der für mich größte Kritikpunkt an fast allen Akupunkturstudien ist, dass mit herkömmlicher Nadelakupunktur kein wirklich hochwertiges, den eigentlichen wissenschaftlichen Ansprüchen genügendes Studiendesign möglich ist, da zumindest der Akupunkteur immer weiß, ob er die echten oder eben Scheinakupunkturpunkte ansteuert. Schon damit ist der

Grundsatz der doppelten Verblindung nicht haltbar. In meinen Augen sind jedoch sehr hochwertige, auch doppelblind konzipierte Akupunkturstudien problemlos möglich und durchführbar, wie wir sie bei uns im Krankenhaus seit vielen Jahren ausführen.

Wir verwenden dazu spezielle Akupunkturlaser, die ihr wirksames Laserlicht und damit die wirksame Energiedosis in der Gewebetiefe mit Hilfe von infrarotem Licht abgeben, das heißt für Menschen nicht sichtbares Laserlicht. Diese Laser sind problemlos so zu bauen, dass bei der Behandlung ein akustisches Signal ertönt und ein sichtbares Führungslicht erscheint und man im Gerät selbst das eigentlich wirksame Laserlicht abschalten kann. Damit ist es weder für den Arzt noch für den Patienten zu unterscheiden, ob man mit einem echten oder mit einem inaktivierten Laser behandelt, denn beide Laser piepen und blinken. Genau mit diesen Geräten arbeiten wir. Eine Person, die nicht an der Studie beteiligt ist, beklebt sowohl den echten Laser als auch den Placebo-Laser entweder mit dem Buchstaben A oder B oder mit Nummer 1 und Nummer 2, und nach Loszuteilung der Patienten in die unterschiedlichen Gruppen werden sie ab diesem Zeitpunkt immer mit dem gleichen Gerät behandelt. Erst nach Abschluss der Studie erfolgt die sogenannte Entblindung, das heißt, an Laser A oder B oder Nummer 1 oder 2 wird entweder anhand der Seriennummer geschaut, ob der Laser aktiv oder inaktiviert war, oder es wird mit Hilfe einer Messeinheit geprüft, ob infrarotes Laserlicht austritt. Auf diese Weise kann absolut sichergestellt werden, dass weder Arzt noch Patient wissen, ob er der echten oder der Placebogruppe zugeordnet ist, und der Verzerrungseffekt aus den Nadelakupunktur-Studien, bei denen der Arzt ja weiß, dass er eine Scheinbehandlung vornimmt, die sich wiederum über sein Verhalten auf den Patienten übertragen kann, fällt weg. Die aus diesen Studien gewonnenen Erkenntnisse genügen dann auch tatsächlich höchsten wissenschaftlichen Ansprüchen, weswegen wir sie seit vielen Jahren als Forschungsschwerpunkt haben.

In einer dieser Studien haben wir Kinder mit chronischen Spannungskopfschmerzen und Migräne untersucht. Sie mussten über einen Zeitraum von vier Wochen ein Schmerztagebuch führen. Dann erhielten sie wiederum über den gleichen Zeitraum einmal pro Woche eine Laserakupunktur am Ohr. Danach haben wir weitere zwölf Wochen nachbeobachtet und alle Daten genau erfasst: Kopfschmerzanfälle, Schmerzmedikamenteneinnahme und mögliche Nebenwirkungen durch die Therapie. Die Effekte, die wir nachweisen konnten, waren wirklich beeindruckend. So ist die in beiden Gruppen, das heißt in der Placebo- und auch in der echten Akupunkturgruppe, zu Beginn bestehende Kopfschmerzhäufigkeit von rund neun Tagen im Monat während der vier Wochen Akupunkturbehandlung in beiden Gruppen abgesunken, in der Placebogruppe um rund zwei Tage, jedoch ist sie hier auch relativ rasch wieder auf das alte Niveau angestiegen. In der echten Laserakupunkturgruppe hat sich die Zahl der Kopfschmerztage bereits im Behandlungsmonat fast halbiert und ist auch in den weiteren drei Nachbeobachtungsmonaten im Durchschnitt bei unter drei Anfällen geblieben – und das nach vier Laserakupunktursitzungen über wenige Minuten. Von neun runter auf drei Kopfschmerztage – das ist doch wirklich ein extrem beeindruckendes Ergebnis.

Natürlich hätte uns auch interessiert, wie das nach einem halben oder einem Jahr aussieht. Wir waren allerdings durch die Vorgaben unserer Ethikkommission gezwungen, drei Monate nach Behandlungsende die Verblindung aufzuheben, um auch den mit Placebo behandelten Patienten dann eine echte Behandlung anzubieten. Man muss klipp und klar sagen, dass sich diese Erkenntnisse mit meinen klinischen Behandlungseindrücken aus der Praxis decken. Bei etwa 80 Prozent aller Kinder und Jugendlichen mit Kopfschmerzen bekommen wir mit einer Kurzzeit-Akupunkturbehandlung eine wirklich durchgreifende Beschwerdelinderung hin, und ich habe nicht wenige Patienten, die nur alle drei bis vier Monate oder auch nur ein- bis zweimal im Jahr zu einer kurzen Akupunkturbehandlung vorbeikommen, um damit die Beschwerden auch dauerhaft auf einem akzeptablen Niveau zu halten.

Bei der nächsten Studie haben wir uns an Früh- und Neugeborene gewagt. Es ist ja bekannt, dass Schmerzreize auch in dieser frühen Lebensphase nachweislich negative Auswirkungen auf die Entstehung eines Schmerzgedächtnisses haben können und auch im späteren Lebensalter mit einem erhöhten Risiko einhergehen, chronische Schmerzen zu entwickeln. Von daher ist man immer auf der Suche nach einer möglichst nebenwirkungsarmen Methode, bei Früh- und Neugeborenen Schmerzen zu lindern oder überhaupt Schmerzentstehung zu unterdrücken. Hierzu haben wir wieder die bereits erwähnten zwei Gruppen gebildet und ein ganz einfaches Akupunkturschema angewandt. Für wenige Sekunden wurde ein schmerzlindernder Punkt am Ohr und ein schmerzlindernder Punkt an der Hand entweder mittels Placebo- oder echter Laserakupunktur behandelt. Danach erfolgte ein Piks in die Ferse zur Entnahme von Blut, um die in den ersten Lebenstagen übliche Stoffwechseldiagnostik beim Neugeborenen durchzuführen. Während der gesamten Prozedur wurden die Kinder auf Video aufgenommen und auch einige Vitalparameter, zum Beispiel Puls und Blutdruck, mit Hilfe eines Monitors gemessen. Säuglinge kann man natürlich nicht fragen, ob und wie sehr es weh tut, dafür gibt es aber gut etablierte und in der Aussagekraft überprüfte Fremdbeobachtungsskalen, bei denen man zum Beispiel anhand der Mimik (wie stark verzieht das Kind das Gesicht) und aufgrund eines Pulsfrequenzanstieges Punkte vergeben kann, die dann wiederum Rückschlüsse auf das Ausmaß von Schmerzen zulassen.

Diese Tests, insbesondere für klinische Studien, sind bestens untersucht, und geübte Auswerter dieser Videoanalyse vergeben in weit über 90 Prozent die gleichen Punktwerte. Auch hier wussten die studiendurchführenden und akupunktierenden Ärzte nicht, ob sie den echten oder den Placebo-Laser in der Hand hielten, und auch die Kollegen, die die Videoaufzeichnungen der Maßnahmen hinsichtlich der Schmerzäußerungen der Neugeborenen bewerten mussten, hatten keine Informationen darüber, welches Kind mit Placebo- oder echter Akupunktur behandelt wurde. Auch diese Studie erbrachte eindeutige wissenschaftlich stichhaltige Ergebnisse. Wir sprechen hier von statistisch signifikanten Ergebnissen, die die Überlegenheit einer Methode in diesem Studiendesign belegen. Die Kinder in der echten Laserakupunkturgruppe hatten deutlich niedrigere Schmerzwerte und eine kürzere Schreizeit.

In einer weiteren Studie haben wir dann diese neue Methode mit dem aktuellen Goldstandard zur Schmerzlinderung von Neugeborenen verglichen. Und auch hier zeigte sich Erstaunliches. Unsere Methode der Schmerzlinderung mittels Laserakupunktur war nicht nur dem weltweiten Standard ebenbürtig, sondern sogar von der Tendenz her eher wirksamer. Was uns dazu veranlasst hat, eine dritte Studie aufzulegen, in der wir bei allen Kindern den Goldstandard der Schmerztherapie durchgeführt und zusätzlich Placebo- oder echte Laserakupunktur angewandt haben, um zu sehen, ob die schmerzlindernde Wirkung in Kombination beider Verfahren noch besser funktioniert. Auch diese Studie ist bereits abgeschlossen und wird aktuell von einem Doktoranden ausgewertet. Wir warten schon mit Spannung auf die Ergebnisse.

Wir haben uns wissenschaftlich natürlich nicht nur mit Schmerz auseinandergesetzt, sondern auch die Wirksamkeit von Akupunktur auf chemotherapiebedingte Übelkeit bei Kindern und Jugendlichen mit einer Krebserkrankung untersucht. Diese Studie wurde federführend von der Berliner Charité auf den Weg gebracht und lief an mehreren deutschen Studienzentren gleichzeitig. Sie ahnen es vielleicht schon. Auch in dieser Studie konnte man sehr eindrucksvoll belegen, dass sich jene Kinder, die eine wirksame Akupunkturbehandlung erhalten haben, nicht nur sehr viel seltener erbrechen mussten, sondern dass sie auch noch wesentlich weniger Zusatzmedikamente gegen Übelkeit gebraucht haben als die Kinder ohne Akupunktur.

Deshalb haben in meiner Abteilung am Universitätsklinikum des Saarlandes alle Ärzte zumindest eine Basisausbildung in Akupunktur erhalten. Darauf habe ich großen Wert gelegt, damit wir bei unseren schwerst- und sterbenskranken Patienten verschiedenste Störungsbilder direkt angehen können. Häufige Probleme sind Angstzustände, Schlafstörungen, massivste Muskelverspannungen, diverse orthopädische Probleme auch aufgrund von Bettlägerigkeit, Luftnot, aber auch ausgeprägte Erschöpfungszustände. Bei mir bekommen auch die Medizinstudenten, die meine Vorlesungen besuchen, zumindest einen kurzen Einblick in die Möglichkeiten dieser Behandlung. Außerdem bilden wir im Rahmen der pflegerischen Fachweiterbildung auch Krankenpflegekräfte in einem Kurzlehrgang in Akupressur aus, so dass am Patientenbett auch wirklich jeder weiß, wo die Hauptpunkte gegen Schmerzen, Übelkeit und Luftnot liegen und wo man drücken muss, um den chinesischen Notfallpunkt zu aktivieren.

Apropos Notfallpunkt. Erst mal vorab, liegt dieser unterhalb der Nase zwischen Unterseite der Nase und der Lippe. Wenn man sich da eine Linie denkt und diese in drei Teile teilt, liegt der Punkt zwischen oberstem und mittlerem Drittel. Sollte jemand mal einen Kreislaufkollaps erleiden und zusammensacken, dann ist das ein wunderbarer Druckpunkt, den ich auch schon mehrfach angewendet habe, zum Beispiel bei Menschen, die auf offener Straße einen Krampfanfall erlitten haben. Als Arzt ist man in solchen Situationen ja immer gefragt und sogar verpflichtet zu helfen. Und da ich, wenn ich privat unterwegs bin, in aller Regel kein Valiumpräparat in der Tasche habe, das man einem krampfenden Menschen verabreichen kann, bin ich in solchen Situationen immer recht dankbar gewesen, zumindest irgendetwas tun zu können. In zwei von drei Fällen konnte ich bei diesen Menschen mit einem beherzten Druck mit dem Fingernagel auf den chinesischen Notfallpunkt auch tatsächlich den Krampfanfall durchbrechen. Im dritten Fall hat sich nichts getan, aber auch nach Eintreffen des Rettungsdienstes und nachdem wir einen venösen Zugang gelegt haben, musste ich mehrere unterschiedliche Medikamente spritzen, bis der Krampfanfall endlich aufgehört hat. Wie sich später im Krankenhaus herausgestellt hat, war die Ursache hierfür eine akute Hirnblutung. Daher war es auch kein Wunder, dass ich hier mit Druck auf einen Akupunkturpunkt nicht wirklich etwas erreichen konnte.

Noch ein paar Eckdaten: Seit 1996 ist die Akupunktur von der Bundesregierung in die Gebührenordnung für Ärzte aufgenommen worden und damit als ärztliches Behandlungsverfahren staatlich anerkannt. Im Jahr 2004 hat die Bundesärztekammer dann die Akupunktur als ärztliche Zusatzweiterbildung eingeführt. Hier müssen mindestens 200 Stunden Weiterbildung nachgewiesen und es muss eine Prüfung bei der Ärztekammer abgelegt werden. Und wie bereits erwähnt, ist seit 2007 zumindest die Behandlung von Knie- und Rückenbeschwerden über die gesetzlichen Krankenversicherungen eine abrechnungsfähige Leistung. Auch in anderen Ländern hat das Verfahren einen durchaus nicht unwesentlichen Stellenwert. So hat die amerikanische Gesundheitsbehörde in den letzten knapp 20 Jahren mehr als eine Milliarde Dollar in die Erforschung von komplementären Therapieverfahren investiert und viele Akupunktur-Forschungsprojekte gefördert. Auch ist dieses Verfahren Bestandteil von Forschung und Therapie der amerikanischen Streitkräfte für verschiedene Einsatzgebiete. Grundsätzlich muss man sagen, dass es in Deutschland eine Vielzahl von Ärzten gibt, die über eine Zusatzausbildung in Akupunktur verfügen, und wenn man sich die höherwertigen Akupunkturstudien genau anschaut, dann kann man erkennen, dass Deutschland weltweit zu einem der führenden Länder im Bereich der Akupunkturforschung zählt.

Zum Abschluss noch eine kleine Patientengeschichte, die sich erst kürzlich zugetragen hat. In der Ambulanz hat sich eine junge Frau bei mir vorgestellt, die unter einer hormonellen Störung im Bereich der Nebennieren mit massivstem Juckreiz am ganzen Körper leidet, was insbesondere durch körperliche Aktivität oder Schwitzen verstärkt wird. Wir reden hier von einer sehr sportlichen jungen Frau, die daran verzweifelt, dass sie bei geringster Anstrengung noch viel mehr Juckreiz verspürt als ohnehin schon. Verschiedenste medikamentöse Ansätze, zum Teil mit erheblichen Nebenwirkungen, hatten alle nichts gebracht, und so landete sie irgendwann über mehrere Umwege bei mir. Sie sagte mir direkt und ohne Umschweife, dass eine Freundin von ihr bei mir in Behandlung sei und derart von Akupunktur geschwärmt habe, dass sie sie quasi zu diesem Termin genötigt habe. Sie würde aber nicht an Akupunktur glauben und mache diesen Termin eigentlich nur der Freundin zuliebe. Klare Worte! Ganz wunderbar, somit waren die Fronten geklärt. Natürlich habe ich ihr gesagt, dass ich nichts versprechen könne, aber dass ich ihr zumindest vorschlagen würde, eine einmalige Behandlung durchzuführen. Dann könne man ja immer noch sehen, ob es denn wirklich nichts bringt. Mir machen diese Patienten eigentlich am meisten Spaß, denn der Aha-Effekt ist bei Akupunktur-Skeptikern natürlich noch viel größer, wenn sie dann tatsächlich eine Wirksamkeit spüren. Drei Monate später hatten wir unseren zweiten Termin. Die junge Frau saß strahlend vor mir und kam aus dem Grinsen gar nicht mehr raus: »Ich kann's überhaupt gar nicht fassen! Schon eine Stunde nach unserer ersten Sitzung waren meine Beschwerden verschwunden. Ich habe selbst bei stärkster sportlicher Anstrengung nur noch ganz gelegentlich Juckreiz und wenn, dann auch nur minimal. Ich fühle mich wie neu geboren. Das hätte ich nie im Leben geglaubt.« Natürlich klappt das nicht bei jedem Patienten so wunderbar, aber das Beispiel zeigt, was Akupunktur im Einzelfall ausrichten kann.

> Akupunktur heilt nichts, was zerstört ist. Akupunktur kann aber dort lindernd oder regulierend eingreifen, wo etwas gestört ist. Bei weniger gravierenden Erkrankungen oder Beschwerden, bei denen die Schulmedizin keine wirksamen Therapien im Köcher hat, kann die Akupunktur durchaus ein alternatives Behandlungsverfahren sein.

Akupunktur ist für mich eine wertvolle ergänzende Therapie, die dazu beitragen kann, die schulmedizinische Behandlung zu unterstützen. Und noch einmal: Bei aller gebotenen Skepsis aufgrund von durchaus widersprüchlichen Studienergebnissen bei bestimmten Erkrankungen hinsichtlich der Wirksamkeit von Akupunktur habe ich durch die vielen persönlichen Behandlungserfolge natürlich eine extrem positive Einstellung zu diesem Verfahren. Und siehe da, schon sind wir wieder bei der unglaublich wirkungsvollen Macht der Erwartung. Denn wenn ich als Professor mit sehr viel innerer Überzeugung dieses mystische und Jahrtausende alte Therapieverfahren anbiete, ist natürlich unbestritten auch der Placebo- oder Erwartungseffekt entsprechend groß. Aber der ist ja bekanntlich nebenwirkungsfrei.

BESONDERE THERAPIERICHTUNGEN

Liebe Leserinnen und Leser,

vor den nächsten drei Kapiteln habe ich persönlich einen Heidenrespekt. Ich werde mich mit den Themen Homöopathie, anthroposophische Medizin und Phytotherapie, also pflanzenbasierter Medizin, beschäftigen. Alle drei gehören zu den sogenannten besonderen Therapierichtungen, bei denen die Wirksamkeit der eingesetzten Arzneimittel in Deutschland nicht nach den strengen und anerkannten Maßstäben wissenschaftsbasierter Medizin belegt werden müssen, sondern für die ganz eigene, viel lockerere Kriterien gelten. Diese, auch im Sozialgesetzbuch als Binnenanerkennung festgeschriebene Ausnahmeregelung existiert in Deutschland schon seit vielen Jahrzehnten und verschafft diesen Therapiemethoden einen gewissen Sonderstatus. Das ist aber nicht unbedingt der Grund, warum ich mich mit einem etwas mulmigen Gefühl an sie heranwage. Der Grund hierfür ist, dass sich sowohl die Befürworter als auch die Gegner dieser Methoden in aller Regel nicht mit Sachargumenten begegnen, sondern sich, hochemotional aufgeladen, in einer Art Glaubenskrieg zum Teil auf das Wüsteste und Niederträchtigste beschimpfen. Seien Sie versichert: Ich habe mich bemüht, jede einzelne Therapierichtung so differenziert wie möglich darzustellen, obwohl mir am Ende vermutlich sowohl die Befürworter als auch die

Gegner dieser Methoden zumindest in ihrer Phantasie an die Gurgel gehen wollen. Aber gut, ich bin ja selbst schuld. Schließlich hätte ich auch ein Buch über Tropenmedizin schreiben können.

HOMÖOPATHIE

Als Musiker kann ich nicht anders, als an die Homöopathie zu glauben, da der Geigenspieler weiß, wie sein gesamter Ausdruck von der winzigsten, subtilsten, unendlich kleinen und feinen Tonveränderung abhängt.

YEHUDI MENUHIN

Machen Sie bitte Folgendes: Gehen Sie an einem lauen Sommernachmittag auf einen großen Kinderspielplatz, setzen sich auf eine Bank und beobachten Sie das bunte Treiben. Es wird nicht lange dauern, bis ein Kind von der Schaukel fällt, sich beim Rutschen mit Schwung das Gesicht in den Sand gräbt oder wahlweise von Justin-Kevin, Torben-Leonard oder von beiden gemeinsam eins mit der Schippe übergebraten bekommt. Der tägliche Wahnsinn auf deutschen Spielplätzen eben. Doch was passiert als Nächstes? Von den anwesenden 30 Eltern (27 Mütter und drei Väter) springen mindestens sechs oder sieben auf, um das Unfallopfer mit Arnica-Globuli zu versorgen. Denn es ist ja schließlich bekannt, dass die blauen Flecken am Oberschenkel damit viel kleiner ausfallen, die Beule auf der Stirn viel weniger weh tut und die Schürfwunde am Knie schneller verheilt.

In der öffentlichen Wahrnehmung wird die Homöopathie als sanfte Heilmethode wahrgenommen und ist äußerst beliebt. Sie hilft allen, heilt fast alles und ist aufgrund ihrer geringen Nebenwirkungen insbesondere für die Behandlung von Kindern geeignet. Aber ist das wirklich so?

Die Ähnlichkeitsregel

Die Homöopathie (altgriechisch: hómoios = ähnlich und páthos = leiden) als Behandlungsmethode geht auf den deutschen Arzt Samuel Hahnemann (1755–1843) zurück.

Hahnemann ging von einer nichtmateriellen Lebenskraft aus, die die Grundlage für Erkrankungen bildet, aber auch zu Heilzwecken genutzt werden kann. Mit der 1796 veröffentlichten Schrift »Versuch über ein neues Prinzip zur Auffindung der Heilkräfte der Arzneisubstanzen« stellt er die These auf, dass man alle Arzneisubstanzen in ihrer Wirkung zunächst am Gesunden beobachten und sie dann am erkrankten Menschen nach der sogenannten Ähnlichkeitsregel (*similia similibus curentur* – »Ähnliches möge durch Ähnliches geheilt werden«) anwenden sollte. Danach sollen Substanzen, die bei gesunden Menschen ähnliche Symptome auslösen, wie sie bei dem Erkrankten zu beobachten sind, zur Heilung eingesetzt werden. Oder wie Hahnemann es formuliert: »Man ahme der Natur nach, welche zuweilen eine chronische Krankheit durch eine andre hinzukommende heilt, und wende in der zu heilenden (vorzüglich chronischen) Krankheit dasjenige Arzneimittel an, welches eine andre, möglichst ähnliche, künstliche Krankheit zu erregen im Stande ist, und jene wird geheilet werden; Similia similibus.«

Als die Geburtsstunde der Homöopathie gilt der »Chinarindenversuch«, den Hahnemann an sich selbst ausführte. Er nahm die Pflanze als Medikament ein und beobachtete an sich Symptome, die auch die Malaria hervorruft. Daraus schloss er, dass die Wirksamkeit des Pflanzenextraktes daran erkennbar sei, dass sie bei ihm als Gesunden genau die gleichen Symptome hervorrief wie bei einem Malaria-Infizierten. Nach weiteren Selbstversuchen und Experimenten stellte er die These auf: »Bloß jene Eigenschaft der Arzneien, eine Reihe spezifischer Krankheitssymptome im gesunden Körper zu erzeugen, ist es, wodurch sie Krankheiten heilen, das ist, den Krankheitsreiz durch einen angemessenen Gegenreiz aufheben und verlöschen können.«

Um eine homöopathische Arznei also nach diesem von Hahnemann postulierten Ähnlichkeitsprinzip überhaupt erst anwenden zu können, muss für diese Arznei bekannt sein, welche Symptome sie beim Gesunden hervorruft. Dies erfolgt innerhalb der homöopathischen Arzneimittelprüfungen, die auch heute noch nach Hahnemanns Vorgaben durchgeführt werden: Gesunde Freiwillige nehmen ein Mittel ein und zeichnen alle Veränderungen, Reaktionen und Nebenwirkungen, die sie an sich beobachten, auf. Die gesammelten Aufzeichnungen mehrerer solcher Prüfungen werden dann zu einem sogenannten homöopathischen Arzneimittelbild zusammengefasst. Dem damit später arbeitenden Homöopathen steht dann entweder das Arzneimittelbild zur Verfügung, oder er sieht in sogenannten Repertorien nach, die nach Symptomen geordnet sind.

Aufgrund der zum Teil doch sehr individualisierten Handhabe, fehlender einheitlicher Vorschriften für Arzneimittelprüfungen und durch das insgesamt doch sehr unwissenschaftliche Vorgehen gab es bereits im 19. Jahrhundert harsche Kritik an dieser Methode. Interessant ist auch, dass ausgerechnet im Zusammenhang mit der Homöopathie im Jahr 1835 der erste Doppelblindversuch der Medizingeschichte dokumentiert ist. Mehr als 50 freiwilligen gesunden Probanden wurde entweder eine homöopathisch potenzierte Kochsalzlösung oder einfach nur Wasser verabreicht. Über 75 Prozent der Freiwilligen merkten keinerlei Symptome. Bei denen, die etwas Ungewöhnliches spürten, hätte man aus heutiger wissenschaftlicher Sicht keinen statistisch signifikanten Unterschied feststellen können. Kurzum, das war quasi die erste Studie in einer langen Reihe von doppelblind randomisierten kontrollierten Studien zur Homöopathie, die keinen Wirkeffekt der eingesetzten Homöopathika zeigen konnte.

Auch der berühmte Chinarindenversuch konnte bis heute nicht erfolgreich wiederholt werden. Vieles deutet auch darauf hin, dass Hahnemann allergisch auf das in der Chinarinde befindliche Chinin reagiert hat und seine sich daraus aufbauende Theorie der Homöopathie schlicht und ergreifend auf einem Irrtum beruht.

Was manch einem Bewunderer Hahnemanns wahrscheinlich auch nicht bewusst ist, ist die Tatsache, dass sein 1796 beschriebenes Ähnlichkeitsprinzip bereits schon früher von anderen medizinischen Größen aufgeworfen wurde. So finden sich sowohl in den Schriften von Hippokrates (460–370 v. Chr.) als auch bei Paracelsus (1493–1541) vergleichbare Ideen.

Wie funktioniert die Homöopathie?

Zur Herstellung homöopathischer Arzneimittel werden die Grundsubstanzen mineralischen, pflanzlichen oder tierischen Ursprungs (um welche zum Teil abenteuerlichen

Substanzen es sich dabei handelt erfahren Sie später) einer sogenannten Potenzierung, einer speziellen Form der Verdünnung, unterzogen, das heißt, sie werden wieder und wieder verdünnt. Die Verdünnung wurde zunächst wegen der Giftigkeit der verwendeten Stoffe durchgeführt. Immerhin handelte es sich um Stoffe wie zum Beispiel Arsen oder den hoch herzgiftigen blauen Eisenhut, deren unverdünnter Genuss schwerste Nebenwirkungen bis hin zum Tod auslösen kann. In einer späteren Schaffensphase Hahnemanns wurden den vielfach verdünnten Substanzen, den sogenannten Hochpotenzen, eine ganz andere Bedeutung zugeschrieben. Hahnemann schrieb, dass durch das besondere Verfahren der Potenzierung eine im inneren Wesen der Arzneien verborgene »geistige Kraft« wirksam werde.

Homöopathische Anamnese

Wie ich schon in der Einleitung des Buches bei meiner ersten Erfahrung mit der homöopathischen Anamnese – bei mir führte sie zu dem Konstitutionsmittel Lachesis – geschildert habe, werden bei der homöopathischen Anamnese viele Parameter erfragt, die in der klassischen Schulmedizin so nie abgefragt werden. Oder wann hat sich Ihr Hausarzt das letzte Mal nach Ihren Vorlieben und Abneigungen, Schlafgewohnheiten und Ihrem Lieblingsessen erkundigt?

Das Ziel einer solchen Anamnese besteht darin, in einem hochindividuellen Prozess alle Symptome zusammenzutragen und eine möglichst gute Übereinstimmung mit einem homöopathischen Arzneimittel zu finden, dessen Einnahme bei gesunden Freiwilligen genau die von Ihnen geschilderten Probleme gezeigt hat. In aller Regel dauert eine homöopathische Erstanamnese mindestens eine gute Stunde, manchmal durchaus auch länger, und am Ende ist dann Ihr höchstpersönliches Arzneimittel gefunden. Jetzt steht allerdings schon das nächste Problem an: Das gefundene Arzneimittel gibt es in unterschiedlichsten Verdünnungsstufen, sprich Potenzen. Was genau ist überhaupt die homöopathische Potenzierung?

Die Potenzierung
Die Potenzierung ist eine der Hauptgrundregeln der Homöopathie, hier wird sowohl die Substanz immer weiter verdünnt, aber zeitgleich auch dynamisiert. So wird die verdünnte Lösung beispielsweise durch Verschüttelung in einem großen Glaskolben wiederholt auf einen mit Leder bezogenen Bock geschlagen. Aus homöopathischer Sicht kommt es nämlich nicht allein auf die richtige Potenzierung an, sondern durch die sogenannte Dynamisierung wird die dem Arzneimittel innewohnende spezifische »Arzneikraft« auf das Lösungsmittel übertragen und damit nicht etwa abgeschwächt, sondern verstärkt. Unterschiedlichste Theorien wurden hierzu entwickelt, wie die des »Wassergedächtnisses«, bei dem die Information durch die Potenzierungsschritte an das Trägermedium weitergegeben werden kann, auch wenn nachweislich kein einziges Molekül des Ausgangswirkstoffes mehr in der Flüssigkeit vorhanden ist.

Von Niedrigpotenzen bis hin zu Hochpotenzen ist alles möglich. Das Risiko bei Niedrigpotenzen, zum Beispiel bei der D_1 – eine Verdünnung von 1:10 –, ist, dass toxische Substanzen wie Quecksilber, Tollkirsche oder Arsen durchaus noch tödlich sein können oder sich Schwermetalle wie Blei oder Quecksilber in nennenswerten Dosen auch bei wiederholter Anwendung im Körper anreichern können. Hochpotenzen gehen bis C_{1000} – das entspricht $1:10^{2000}$. So entspricht bereits die Verdünnungsstufe D_{24} oder C_{12} $1:10^{24}$ einem Tropfen der Urtinktur im Gesamtvolumen des Atlantiks, bei der Verdünnungsstufe D_{60} bzw. C_{30} kommt ein Tropfen der Urtinktur auf Milliarden von Galaxien.

Bis zur Verdünnungsstufe D_4 oder C_2, das heißt 1:10 000, können bei verschiedenen homöopathisch eingesetzten Arzneimitteln immer noch durchaus bedenkliche Vergiftungserscheinungen auftreten. Ab der Verdünnungsstufe D_6 oder C_3, das heißt 1:1 000 000, übersteigt die Verunreinigung im Lösungsmittel die Menge der noch vorhandenen homöopathischen Substanz. Die Verdünnungsstufe D_8 oder C_4 entspricht einem Tropfen der Urtinktur in 20 gefüllten Badewannen. In dieser Verdünnungsstufe sind auch für giftigste eingesetzte Homöopathika keine gesundheitsschädlichen Folgen mehr zu erwarten, auch nicht in der Langzeitanwendung.

Verschiedene Richtungen in der Homöopathie

Wenn eine Methode einige Jahre, Jahrzehnte oder Jahrhunderte auf dem Markt ist, bilden sich traditionell verschiedene Strömungen aus, und so gibt es auch Unter- und Sonderformen der Homöopathie. Zum Teil finden hier auch heftigste Anfeindungen von Befürwortern der unterschiedlichen Richtungen statt. Die drei – von weit mehr als 20 Strömungen der Homöopathie – bekanntesten und am häufigsten angewandten möchte ich kurz vorstellen.

1. Die klassische Homöopathie

Hier erfolgt die Auswahl des Homöopathikums nach der individuellen Gesamtheit der Symptome des Patienten und erfordert die schon beschriebene intensive Anamnese und zudem die Berücksichtigung der Gesamtkonstitution des Patienten. Dies hat zum Ziel, dass die Therapie nicht nur auf der Grundlage der momentan vordergründigen, offensichtlichen Erkrankung erfolgt, sondern sich am Patienten in seiner Gesamtheit orientiert. Diese Form der Homöopathie wird ausschließlich mit einem Homöopathikum durchgeführt.

2. Die klinische Homöopathie

Die wohl am weitesten verbreitete Methode ist die sogenannte klinische Homöopathie, die auch von Ärzten eingesetzt wird, die keine tiefergehende homöopathische Ausbildung haben. Ein anderer Überbegriff dafür sind die sogenannten bewährten Indikationen. Hier werden Homöopathika bezogen auf eine aktuelle Problematik eingesetzt, zum Beispiel die schon erwähnten Arnica-Globuli bei frischen blauen Flecken oder die Brechnuss (Nux Vomica) gegen Erbrechen, ohne dass hier weiter differenziert wird, ob es sich um Schwangerschaftserbrechen, Erbrechen im Rahmen einer Chemotherapie oder um Reiseübelkeit bei einem Kind handelt. Gerade zu den bewährten Indikationen oder zur klinischen Homöopathie gibt es Anleitungen zur Selbstanwendung auch für medizinische Laien. Es gibt homöopathische Notfallapotheken in kleinen handlichen Täschchen, in der eine Anzahl verschiedener Globuli für alle Lebenslagen inklusive Kurzanleitung verfügbar gemacht werden.

3. Die homöopathische Komplexmitteltherapie
Hier werden verschiedene Mittel zusammengemischt. Die enthaltenen Einzelsubstanzen sollen sich gegenseitig in ihrer Wirkung verstärken. Häufig werden sogenannte Komplexmittel, zum Beispiel zur Behandlung bestimmter Symptomgruppen wie Atemwegsinfektionen, eingesetzt. Sie erfreuen sich aber auch in der Orthopädie großer Beliebtheit, so werden zum Beispiel Komplexpräparate wie Traumeel oder Zeel an verschiedenste Stellen des Körpers gespritzt, von unter die Haut bis ins Gelenk. Auch für Kinder gibt es speziell konzipierte Mittel wie Calmy (calm = ruhig) gegen Überreizung oder auch Lunafini (Luna = Mond) gegen Unruhe und Schlafstörungen. Man muss aber klipp und klar sagen, dass die homöopathische Komplexmitteltherapie dem eigentlichen Wesen der ursprünglichen Homöopathie Hahnemanns widerspricht. So schrieb der Begründer selbst in seinem wichtigsten Werk: »In keinem Fall von Heilung ist es nötig und deshalb alleine schon unzulässig, mehr als eine einzige einfache Arzneisubstanz auf einmal beim Kranken anzuwenden. In der einzig wahren und einfachen, der einzig naturgemäßen Heilkunst in der Homöopathie ist es durchaus unerlaubt, dem Kranken zwei verschiedene Arzneisubstanzen auf einmal einzugeben.«

Homöopathie – ein weltweites Erfolgskonzept

Die Homöopathie breitete sich schon zu Hahnemanns Lebzeiten international aus. So schwappte die Bewegung relativ früh von Deutschland aus nach Frankreich und Großbritannien über. Es ist bekannt, dass die britische Königsfamilie sich homöopathisch behandeln ließ und auch öffentlich für diese Behandlungsform eintrat. Ebenso fand sich die homöopathische Lehre frühzeitig in den Vereinigten Staaten, in Südamerika und ab dem Jahr 1830 auch in Indien wieder. Gerade dort ist die Homöopathie im öffentlichen Gesundheitswesen eine anerkannte Säule. So gibt es im indischen Gesundheitsministerium eine eigene Unterabteilung nur für Homöopathie.

In Deutschland ist die Homöopathie seit 2003 eine ärztliche Zusatzweiterbildung, die man als Facharzt erwerben kann. Um diese Zusatzbezeichnung führen zu dürfen, muss man entweder sechs Monate bei einem Weiterbildungsbefugten absolvieren oder 100 Stunden Fallseminare belegen. Dazu kommen noch eine 160-Stunden-Kursweiterbildung und eine Prüfung vor der Ärztekammer. Zurzeit gibt es in Deutschland mehr als 50 000 Ärzte, die regelmäßig homöopathische Arzneimittel verordnen, viele jedoch ohne echte Weiterbildung in Homöopathie.

Homöopathische Arzneimittel sind nicht im Leistungskatalog der gesetzlichen Krankenversicherung enthalten, werden von vielen Kassen aber trotzdem bezahlt, wie auch zum Teil die homöopathischen Behandlungen. Die privaten Krankenversicherungen übernehmen in der Regel sowohl die Arzt- als auch die Arzneimittelkosten für Homöopathie. In Deutschland werden mittlerweile homöopathische Arzneimittel im Wert von über 600 Millionen Euro pro Jahr verkauft.

Die Akzeptanz und der Einsatz von Homöopathika in Deutschland ist hoch; in einer 2014 veröffentlichten Umfrage gaben 60 Prozent der Befragten an, bereits gegen verschiedene Beschwerden homöopathische Arzneimittel eingenommen zu haben, und rund die Hälfte berichtete über ausschließlich positive Erfahrungen. In dieser Umfrage gaben nur zwölf Prozent der Bevölkerung an, die Einnahme homöopathischer Arzneimittel für sich grundsätzlich auszuschließen. Eine weitere Studie, die im Jahr 2016 durchgeführt wurde, zeigte, dass mehr als die Hälfte der Befragten in diesem Jahr Homöopathika eingenommen haben. Ebenfalls interessant ist, dass vor allem Frauen Homöopathika bevorzugen. Ihr Anteil lag bei 73 Prozent gegenüber 48 Prozent bei den Männern, und auch zwischen West- und Ostdeutschland gab es deutliche Unterschiede. In Westdeutschland nahmen 64 Prozent der Befragten homöopathische Arzneimittel ein, in Ostdeutschland nur 44 Prozent.

Der Prototyp der Homöopathieanwenderin ist nach Studienlage die 40-jährige Beamtin, die in Norddeutschland wohnt und die Grünen wählt. Das ist, wie ich finde, keine echte Überraschung. Die eigentlich spannende Information kommt erst jetzt. Man könnte annehmen, dass Menschen, die sich für Homöopathie begeistern, sehr gesundheitsbewusst leben, stets auf sich achten und auch möglichst frühzeitig Prävention mit solchen Arzneimitteln betreiben, um gar nicht erst krank zu werden. Eine hochrangig publizierte Studie aus dem Jahr 2015, die die Daten von über 40 000 Versicherten einer großen deutschen Krankenkasse ausgewertet hat, belegt jedoch das Gegenteil. Man muss vorausschicken, dass große deutsche gesetzliche Krankenkassen, die die Kosten für homöopathische Behandlungen inklusive der Medikamente erstatten, das oft recht blumig begründen: »Viele unserer Kunden schätzen Naturheilverfahren, wir bieten deshalb mit der Homöopathie eine besondere Leistung.« Interessant ist hier schon die Formulierung, denn die Homöopathie gehört eben nicht zu den

Naturheilverfahren. Naturheilverfahren beziehen sich auf die Heilung oder Linderung mit Hilfe von Heilpflanzen oder Mineralien. Samuel Hahnemann, der Begründer der Homöopathie, ging von einer geistartigen Kraft als Ursache von Krankheiten aus und richtete sich ausdrücklich gegen die Kräuterheilkunde seiner Zeit. Wenn in homöopathischen Präparaten pflanzliche oder mineralische Inhaltsstoffe so extrem verdünnt sind, dass sie überhaupt gar nicht mehr vorhanden sind, kann man auch nicht ernsthaft von einem Naturheilverfahren sprechen. Andere Krankenkassen sprechen im Zusammenhang mit der Homöopathie gar von pflanzlicher Medizin. Bei dieser Diskussion wird immer wieder überdeutlich, dass aufgrund der hohen Beliebtheit der Homöopathie in der Bevölkerung dieses vermeintlich billige Therapieverfahren ein wunderbarer Kundenfang ist, gerade bei der für Krankenkassen äußerst lukrativen Zielgruppe der jungen, fitten und gesundheitsbewussten Menschen. Aber sind Homöopathika oder auch die Homöopathie als Methode denn wirklich so preisgünstig?

Die 2015 veröffentlichte oben erwähnte Studie kam nämlich zu einem ganz anderen Ergebnis: Patienten, die Homöopathie in Anspruch nahmen, verursachten im Zeitraum von 18 Monaten deutlich mehr Kosten als eine vergleichbare Gruppe von Patienten, die das nicht taten. Zum einen lag es an Mehrkosten für die Therapie und die aufgewendeten Medikamente, zum anderen waren die Patienten, die zusätzlich homöopathisch behandelt wurden, auch noch länger krankgeschrieben.

Der geschätzte Umsatz mit homöopathischen Arzneimitteln bewegt sich noch in einem einstelligen Milliardenbereich, allerdings mit steigender Tendenz. Trotzdem ist das immer noch weit unter einem Prozent aller weltweit umgesetzten Arzneimittel. Die größten Märkte sind Deutschland, Frankreich, USA und Indien. Es gibt aber durchaus Länder, die sich sehr klar und deutlich dagegen positionieren. So gab es im Jahr 2010 einen Bericht der britischen Regierung zur Homöopathie, der feststellte, dass es keinen glaubwürdigen Beweis für deren Wirksamkeit gäbe. Das Unterhaus des britischen Parlamentes hatte gefordert, dass das Gesundheitssystem die Kosten für homöopathische Mittel nicht länger übernehmen sollte. Im Originalton hieß es: »Um das Vertrauen, die Wahlfreiheit und die Sicherheit der Patienten zu gewährleisten, sollte die Regierung die Verwendung von Placebo-Behandlung einschließlich Homöopathie nicht befürworten.« Zu einem gleichlautenden Ergebnis kam eine 2015 von der australischen Regierung in Auftrag gegebene Studie. Diese führte sogar dazu, dass die australische Regierung dieser Heillehre gänzlich die Wirksamkeit aberkannt hat. Noch einen Schritt weiter gingen russische Behörden im Februar 2017: Dort wurde die Homöopathie gar als Pseudowissenschaft eingestuft. Dies geschah über die Russische Akademie der Wissenschaft, denn es gäbe, so die Begründung, für die Wirksamkeit der Homöopathie keine wissenschaftlich haltbaren Belege. Das Expertengremium empfahl dem Gesundheitsministerium, homöopathische Medikamente an staatlichen Kliniken nicht mehr zu verwenden.

In den USA soll künftig deutlicher differenziert werden, welche Produkte ungefährlich sind. Diese sollen weiter verkauft werden dürfen. Hier geht es vor allem um Mittel, die für harmlose Erkrankungen verwendet werden, da die Beschwerden in der Regel mit und ohne Behandlung wieder verschwinden. In diesem Bereich, zum Beispiel bei den allgegenwärtigen viralen Infekten, die uns allesamt gerne in der kalten Jahreszeit heimsuchen, sehe auch ich einen deutlichen Vorteil der Anwendung von Homöopathika. Hier können sie anstatt der viel zu oft und völlig sinnfrei eingesetzten Antibiotika (die helfen nämlich nur bei Bakterien, und nicht gegen Viren) zumindest helfen, antibiotikabedingte Nebenwirkungen zu minimieren und insbesondere die immer problematischere Resistenzsituation von Bakterien auf die zur Verfügung stehenden Antibiotika etwas zu reduzieren. Die rezeptfreien Homöopathika müssen in den USA seit 2017 neuerdings aber deutlich mit einem Hinweis auf ihre Wirkungslosigkeit versehen werden.

In der Schweiz war die Homöopathie von 1999 bis 2005 zeitlich begrenzt in den Leistungskatalogen der Krankenkassen aufgenommen worden. Im Jahr 2005 wurde diese Leistungspflicht wieder gestrichen, da eine in Auftrag gegebene Studie zu dem Ergebnis kam, dass die vorliegenden placebokontrollierten Studien zur Homöopathie keinen eindeutigen Effekt über den Placeboeffekt hinaus belegten. Im Jahr 2009 schaffte es die Homöopathie über die Hintertür dann doch wieder in den Leistungskatalog der Schweiz hinein, da die Komplementärmedizin in der Bundesverfassung neu verankert wurde. Und so wurde die Homöopathie ab 2012 wieder eine bezahlte Leistung. Diese Regelung hatte jedoch erneut nur einen provisorischen Charakter, und man darf gespannt sein, wie sich die Eidgenossen zukünftig dazu positionieren.

Aktueller Wissensstand

Vorausschickend muss man sagen, dass Hahnemann mit seiner Lehre in der damaligen Zeit sicherlich vielen Menschen das Leben gerettet hat. Doch die Erfolge, die die Homöopathie zum Beispiel während der Choleraepidemien in den 1830er Jahren feierte, waren wohl nicht darauf zurückzuführen, dass Hahnemann mit seiner Methode das Richtige für die Menschen tat, sondern dass er es unterließ, das bis dahin übliche Falsche zu tun. Bis zu diesem Zeitpunkt hatte man nämlich vielen Cholerakranken, die durch massive Durchfälle und Übelkeit schon unter ausgeprägter Schwäche und heftigstem Flüssigkeitsverlust litten, mit Hilfe von Aderlässen – neben Brechkuren eine der im 19. Jahrhundert am häufigsten angewandten medizinischen Methoden – auch noch die letzte Lebensenergie geraubt.

Von Befürwortern der Homöopathie wird oft eine 1997 im Lancet publizierte Metaanalyse des deutschen Arztes Prof. Dr. med. Klaus Linde zitiert, die vor über 20 Jahren zu dem Schluss kam, dass die positiven Studienergebnisse für Homöopathie nicht alleine durch den Placeboeffekt erklärbar seien und dass einzelnen Homöopathika spezifische Wirkungen zugeschrieben werden könnten. Diese Publikation wurde jedoch deutlich kritisch bewertet und auch der Autor selbst räumte später ein, dass seine damalige Schlussfolgerung so nicht haltbar sei. Bei allen publizierten Daten fällt mir in der Regel immer wieder folgende Gleichung auf: Je kleiner und je methodisch schlechter die Studie, desto eher die Tendenz hin

> Trotz über zweihundertjährigem Bestehen und Hunderten von hochwertigen klinischen Studien konnte bis heute kein Nachweis für die pharmakologische Wirksamkeit homöopathischer Arzneimittel erbracht werden, die über den Placebo-Effekt hinausgehen würde.

zu positiven Effekten der eingesetzten Homöopathika. Je größer und methodisch besser die Studien, desto unwahrscheinlicher, dass sich substanzspezifische Wirkungen der Homöopathie nachweisen lassen. Alle größeren Studien deuten demzufolge darauf hin, dass die Homöopathie als Behandlungsform über die Zuwendung deutliche klinische Effekte hat, dass es dann aber letztlich egal ist, ob ein spezifisches Homöopathikum oder wirkstofffreie Zuckerkügelchen verabreicht werden.

Homöopathie bei Kindern

Da der Einsatz von homöopathischen Mitteln gerade in der Kinderheilkunde oft beschworen wird, haben mein Team und ich uns ebenfalls wissenschaftlich mit dem Thema »Homöopathie und Kinder« auseinandergesetzt und uns die Frage gestellt: Wirkt Homöopathie bei Kindern? Anhand der vorhandenen Studienlage wollten wir das untersuchen. Meine Doktorandin, zeitgleich noch Stipendiatin der Karl und Veronika Carstens-Stiftung, die seit vielen Jahren ganz intensiv die Homöopathieforschung unterstützt, hat nach randomisierten kontrollierten klinischen Studien zum Einsatz von Homöopathika bei Kindern gesucht. Die Suche erfolgte nach wissenschaftlich höchst anerkannten Regeln. Unter Zuhilfenahme verschiedenster Datenbanken und Referenzlisten wurden alle relevanten Originalarbeiten und Übersichtsarbeiten nochmals überprüft. Zudem wurden die Autoren der Arbeiten, die Hersteller homöopathischer Arzneimittel und ausgewiesene Experten auf dem Gebiet der Homöopathie kontaktiert und nach weiteren publizierten und unpublizierten Studien befragt. Es gab bei der Suche auch keinerlei Einschränkungen in Bezug auf die Sprache. Quer über alle Datenbanken und in einem Zeitraum von mehreren Jahrzehnten, zurück bis ins Jahr 1966, wurden 352 potentiell relevante Studien gefunden. Nach genauerer Überprüfung blieben lediglich 28 wirklich randomisierte kontrollierte klinische Studien übrig. Alle anderen Studien waren entweder gar keine Studien, nicht randomisiert oder kontrolliert oder gar nicht bei Kindern durchgeführt worden. Es gab zahlreiche Doppelpublikationen, und die allergrößte Anzahl der gefundenen Arbeiten waren Einzelfallberichte oder winzig kleine Fallserien. Von den 28 Studien mussten drei zudem noch ausgeschlossen werden, da keine wissenschaftlichen Kriterien die Zufallszuteilung zur echten oder zur Placebogruppe steuerten, so dass insgesamt nur noch 25 klinische Studien übrig blieben, die höheren wissenschaftlichen Kriterien standhielten. Und das in mehr als 50 Jahren weltweiter Forschung. Hinzu kam, dass von den 25 verbliebenen Studien lediglich sechs in Englisch und in entsprechend höherrangig gelisteten Zeitschriften publiziert waren, vier der sechs Studien auch noch von derselben Arbeitsgruppe. Die 25 in die Auswertung eingegangenen Studien bezogen sich auf insgesamt zehn verschiedene klinische Krankheitsbilder. Das Spektrum reichte vom Aufmerksamkeitsdefizit-Hyperaktivitätssyndrom (ADHS) über Adenoide (Vergrößerung der Rachenmandel) zu Durchfällen, Warzen, Atemwegsinfektionen, Mittelohrentzündung, Bindehautentzündung, postoperativer Unruhe, Gaumenmandelentzündung sowie Asthma. Die Behandlung war insgesamt außerordentlich heterogen durchgeführt worden, das heißt zum Teil auf der Basis klassischer Homöopathie, zum Teil auf der Basis klinischer Homöopathie, zum Teil mit homöopathischen

Komplexmitteln. Von den letztlich noch verbliebenen sechs Studien höherer methodischer Qualität zeigten vier Studien, dass die Homöopathie gegenüber der Placebobehandlung nicht überlegen ist. In nur zwei Studien zeigte sich eine statistisch signifikante Überlegenheit der Homöopathiegruppe gegenüber Placebo mit insgesamt lediglich 125 Studienteilnehmern.

Allen Kritikern, die jetzt laut aufschreien und sagen: »Ich hab's schon immer gewusst, Homöopathie wirkt bei Kindern nicht«, muss ich mit aller Deutlichkeit entgegenhalten: Genau das sagen unsere Daten nicht. Unsere Daten sagen, dass man über die Wirksamkeit von Homöopathika bei Kindern aus der vorliegenden extrem mauen Datenlage eigentlich überhaupt gar keine Aussage ableiten darf und somit auch nicht die Aussage, »Homöopathie wirkt gerade bei Kindern besonders gut«, denn auch dafür finden sich anhand unserer Untersuchungen nun mal keine Daten. Während in der Welt der Erwachsenenmedizin spätestens nach diversen Metaanalysen klar ist, dass die Homöopathika gegenüber Placebo keinen Vorteil besitzen, gilt für die Kindermedizin der Leitsatz: »Wir wissen, dass wir nichts wissen.«

Die Mythen der Homöopathie

Wie kann es sein, dass eine Heilmethode in der Gesellschaft so großes Ansehen besitzt, die nachweislich, zumindest bei Erwachsenen, wirkungslos ist? Vielleicht liegt es an den Mythen, die sich um die Homöopathie spinnen und die ich im Folgenden entzaubern möchte.

Mythos 1: Homöopathie ist ein Naturheilverfahren
Darüber haben wir schon gesprochen: Nein, die Homöopathie gehört nicht zur Naturheilkunde oder zu den Naturheilverfahren, auch wenn zum Teil oder größtenteils natürliche Stoffe die Basis der Urtinkturen bilden, die dann zu homöopathischen Arzneimitteln weiterverarbeitet werden. Die Naturheilkunde, auch als ärztliche Zusatzbezeichnung, beschäftigt sich mit ganz anderen Themen (mehr dazu im Kapitel Pflanzenheilkunde / Phytotherapie). Und die Homöopathie ist hier explizit kein Bestandteil.

Mythos 2: Die Homöopathie ist eine ganzheitliche Heilmethode
Ein weiterer Mythos ist die Idee, dass die Homöopathie eine ganzheitliche Form der Behandlung sei. Ich finde die Vorstellung ja auch charmant, dass insbesondere bei hochkomplexen Erkrankungen oder multiplen Problemen und Beschwerden – angefangen von eingewachsenen Fußnägeln, weiter zu den Gefäßverengungen der Halsschlagader bis hin zum weißen Hautkrebs an der Nase – ein einziges, auf den Patienten abgestimmtes, hochverdünntes beziehungsweise hochpotenziertes Arzneimittel hilfreich sein soll. Das widerspricht aber ganz massiv der Komplexität eines Individuums. Krankheiten haben Ursachen, und wenn jemand eine massive bakterielle Infektion hat, dann braucht er ein Antibiotikum oder bei einer Krebserkrankung eine Chemotherapie.

Sind streng schulmedizinisch ausgerichtete Ärzte schlecht, wenn sie verschiedenen Erkrankungen mit verschiedenen Behandlungsansätzen begegnen? Ist das nicht die eigentliche Ganzheitlichkeit? Ich glaube durchaus zu verstehen, worum es in dem Begriff Ganzheitlichkeit geht. Es beinhaltet eben mehr als die körperlichen Beschwerden und Probleme eines Patienten, und genau hier fühlen sich Menschen beim Homöopathen viel besser abgeholt, weil Dinge erfragt und berücksichtigt werden, die in der normalen Schulmedizin zugegebenermaßen oft sträflich vernachlässigt werden. Aber solche Lücken werden zunehmend gefüllt. So sprechen wir in der Schmerzmedizin zum Beispiel von einem biopsychosozialen Schmerzmodell, und in der Palliativmedizin gehen wir noch einen Schritt weiter. Dort gibt es ein biopsychosoziales und spirituelles Modell des ganzheitlichen Leides. Hier werden wirklich alle Ebenen eines Menschen in den Blick genommen, aber das ist natürlich weder in der normalen Hausarztpraxis umzusetzen noch in jedem Fall wirklich notwendig. Manchmal braucht es bei der akuten Mittelohrentzündung eben tatsächlich einfach nur das Antibiotikum plus abschwellende Nasentropfen plus ein Schmerzmittel.

Mythos 3: Die Erstverschlimmerung belegt die Wirkung einer homöopathischen Therapie
Zum einen kann man sich die Erstverschlimmerung als Nocebo der Homöopathie vorstellen. Wenn der Patient mit einer möglichen Erstverschlimmerung rechnet, ist es gar nicht so unwahrscheinlich, dass er die auch bekommt. Genauso wie er die Nebenwirkungen bei normalen wirkstoffhaltigen Arzneimitteln gerne in alphabetischer Reihenfolge des Beipackzettels bekommt. Dadurch, dass Homöopathika sehr oft zum Beispiel bei grippalen Infekten oder anderen Infektionskrankheiten eingesetzt werden, ist der Spielraum für Interpretation natürlich entsprechend groß. Nehmen Sie einen normalen grippalen Infekt. Wenn Sie in der Frühphase homöopathische Globuli einnehmen, wird es Ihnen daraufhin natürlich erst mal etwas schlechter gehen, weil

der Infekt ja noch nicht so richtig in vollem Gang ist. Das heißt, Sie glauben, die heißersehnte Erstverschlimmerung zu haben. Und wie wohltuend es dann ist, wenn sich wenige Tage später das Befinden wirklich bessert. Wie wir alle wissen, dauert eine einfache Erkältung mit und ohne Arzt oder mit und ohne Medikamente zwischen drei und sieben Tagen. Wenn man erst an Tag drei oder vier homöopathische Globuli im Rahmen einer Erkältung einnimmt und die Symptome bessern sich, kann das natürlich auch wieder als Beleg für die Effektivität der Methode gedeutet werden, denn die Erstverschlimmerung muss ja nicht eintreten. Sollten die Symptome auch nach mehreren Tagen weder besser noch schlechter werden, steigt man einfach auf andere Globuli um. Dann war die Wahl des Mittels einfach nicht korrekt. Wenn nach dem Wechsel auf ein anderes Präparat dann die Symptome besser werden, wie nach einigen Tagen bei jeder Erkältungserkrankung zu erwarten, dann waren es in diesem Fall selbstverständlich die neu verordneten Globuli. Sie sehen, Sie können es drehen und wenden, wie Sie wollen, Sie landen immer bei einer Effektivität der Methode – wenn Sie daran glauben wollen.

Mythos 4: Es gibt ein »Wassergedächtnis«
Der renommierte Medizinprofessor Edzard Ernst, der sich jahrzehntelang mit alternativen Behandlungsmethoden wissenschaftlich auseinandergesetzt hat, bringt es auf den Punkt: »Die Prinzipien der Homöopathie sind biologisch in höchstem Maße unplausibel. Wie ein Arzneimittel wirken soll, das so hoch verdünnt ist, dass kein einziges Wirkstoffmolekül mehr darin enthalten ist, lässt sich mit den fundamentalen Erkenntnissen der Wissenschaft und den Naturgesetzen nicht in Einklang bringen.«

Wenn Wasser, wie die Homöopathen behaupten, wirklich eine Art Gedächtnis hat, dann müssten die Lehrbücher der Physik neu geschrieben werden. Und das ist in allerhöchstem Maße unwahrscheinlich. Wenn jemand wirklich zeigt, wie die Homöopathie wirkt, dann hat er nicht nur einen Nobelpreis in der Tasche, sondern gleich mehrere. Das Ganze wird dadurch noch gestützt, dass es mehrere sehr hoch dotierte Preise gibt, die für diejenigen ausgelobt wurden, denen es gelingt, das Wirkprinzip der Homöopathie zu beweisen. Ich selbst bin bei meinen Recherchen noch ein bisschen tiefer eingestiegen und habe mich – auch angeregt durch zahllose Beiträge, die ich zu dem Thema gelesen habe – auf die Substanzen gestürzt, die als Homöopathika käuflich zu erwerben sind. Und spätestens jetzt war für mich der Zeitpunkt gekommen, mehr als nur mit ungläubigem Staunen zu reagieren.

Schnallen Sie sich an und genießen Sie einen kleinen Ausflug in die faszinierend-skurrile Welt der homöopathischen Arzneimittel. Vielleicht noch eine kleine Randbemerkung vorab: Vegetarier aufgemerkt, hier finden sich relativ viele Stolpersticke; und den Veganern muss ich klipp und klar sagen, dass die Homöopathie mit Sicherheit nicht euer Verfahren ist, schon weil beim Potenzieren der Glaskolben mit der Flüssigkeit ja gegen eine Lederoberfläche geschlagen wird.

Bei Tausenden von homöopathischen Arzneimitteln ist die Vielfalt natürlich entsprechend groß, deswegen versuche ich mich von A bis Z durchzuhangeln. Die Auswahl ist entsprechend subjektiv. Der geneigte Leser möge es mir nachsehen.

Fangen wir bei A an. Hier gibt es sowohl Asbest als auch die Amsel, aber eben auch Ayers Rock, das australische

Felsmassiv. Wenn wir nun zu B weiterrutschen, findet man tatsächlich die Berliner Mauer (murus berliniensis) als homöopathisches Arzneimittel. Dieses soll unter anderem vor Abschottung und Ausgrenzung bewahren. Bei B finden wir unter anderem die Bachstelze und auch den Badeschwamm. Ich erspare Ihnen einige Buchstaben. Ich mache mal weiter bei E. Hier findet sich das Ei als Ganzes, als Eidotter, Eiklar, Eihaut und Eischalenkalk. Ebenso gibt es Eierstöcke, sowohl vom Menschen als auch vom Rind. Unter dem Buchstaben H finden wir unter anderem die Hummel, den Hummer, aber auch Hühnerdarm sowie die Halswirbelsäulenbandscheibe vom Rind sowie den Hoden und Hodenextrakt. Weiter geht es mit Q. Hier finden sich sowohl die Qualle als auch Quark, aber auch Quecksilber. Auffällig viele Vogelarten finden sich unter den homöopathischen Arzneimitteln. Vom Kolibri über die Schleiereule bis hin zum amerikanischen Wappentier, dem Weißkopfseeadler. Auch der Uhu wird hier erwähnt, allerdings in zwei Varianten. Entweder als Ganzes oder als Bürzeldrüsensekret. Unter dem Buchstaben S werde ich auch noch mal in vielerlei Hinsicht fündig. Dort steht unter anderem Schießpulver, Schweinegalle, Schweineschmalz, aber auch der Schweinebandwurm.

Verlassen wir das Alphabet und kommen zu bestimmten Säugetieren. Hier finde ich sowohl das Faultier als auch den Waschbären und die Wanderratte, aber auch – und an dieser Stelle werde ich zum ersten Mal ernsthaft hellhörig – den Eisbären. Und der gehört zumindest nach meinen vorliegenden Informationen zu den gefährdeten Tierarten. Als ich dann auch noch über den Koala stolpere, steigt meine Entrüstung kurz ins Unendliche, bis ich mich nach genauerer Information wieder einfange. Es handelt sich hierbei nur um das Brustduftdrüsensekret des männlichen Koalabären. Gott sei Dank! Allerdings bleibt die Frage unbeantwortet, wie das Sekret gewonnen wird.

Auch andere vom Aussterben bedrohte Tierarten finde ich, allerdings auch hier nicht die ganzen Tiere. So gibt es den Urin vom Königstiger und auch der vom Elefanten – sowohl indisch als auch afrikanisch – ist als Homöopathikum erhältlich; allerdings nur in Form von Milch. Trotz intensiver Recherche war es mir jedoch nicht möglich herauszufinden, warum manche Tiere komplett verwendet werden, von anderen wiederum nur Milch oder Pipi zum Einsatz kommen. Auffällig oft wird Blut als homöopathisches Arzneimittel verwendet. Sowohl Rattenblut als auch Menstruationsblut vom Menschen kommen hier zum Einsatz. Und es wird noch kurioser. Bei genauerer Suche finden sich auch so wunderbare Substanzen wie TNT. Ganz genau, wir reden hier von Sprengstoff. Wer weiß, vielleicht ist das ja das 1a-Homöopathikum für Choleriker?

Andere Homöopathika stimmen mich deutlich nachdenklicher, wie z. B. menschlicher Brustkrebs und menschlicher Darmkrebs. Also zum einen wissen wir, dass es von diesen Krebsarten ziemlich viele Unterarten gibt. Und was ist mit Lungenkrebs oder Blasenkrebs oder all den anderen Krebsarten? Es bleibt ein Rätsel. Im Zuge der Reaktorkatastrophe von Tschernobyl sind auch neue Homöopathika dazugekommen, unter anderem Uran, aber auch Plutonium. Wie da eine Arzneimittelprüfung ausgesehen hat, vermag ich mir nicht wirklich vorzustellen. Eigentlich möchte ich jetzt gerne mit dem Buchstaben Z wie Zement abschließen, allerdings will ich Ihnen das letzte Homöopathikum auf meiner Liste nicht vorenthalten. Ich präsentiere das Excrementum caninum – auf Neudeutsch Hundescheiße. Noch Fragen?

Das mag jetzt wie ein Panoptikum des Wunderlichen und Abstrusen klingen, wirklich erschütternd wird es bei einem Fall, den ich selbst erlebt habe und der mich auch heute noch nachhaltig beschäftigt. So präsentierte mir die Familie eines vierjährigen Patienten mit Hirntumor ein homöopathisches Präparat, das sie von einem Heilpraktiker erhalten hatten und das den Tumor wirkungsvoll bekämpfen sollte. Man muss voranschicken, dass alle schulmedizinischen Versuche, diesen bösartigen Tumor unter Kontrolle zu bekommen, kläglich gescheitert waren. Was ich aber auch heute noch als außerordentlich geschmacklos dabei empfinde: Es handelte sich um das Arzneimittel Cerebrum suis totalis, ganzes Schweinehirn. Die Eltern des Kindes waren strenggläubige Muslime.

Mythos 5: Die Homöopathie ist nebenwirkungsfrei
In den USA will die Arzneimittelbehörde jetzt verstärkt gegen gefährliche Homöopathika vorgehen. Noch vor wenigen Jahren ein Nischenmarkt, werden mit Homöopathika mittlerweile mehrere Milliarden US-Dollar pro Jahr verdient. Die US-Arzneimittelbehörde warnt unter anderem vor deren Einsatz, wenn dadurch nachweislich wirksame notwendige Therapien ernster Erkrankungen hinausgezögert oder vollständig verhindert werden. Hier wird mit Sorge betrachtet, dass der rasante Aufstieg der Homöopathika in einer massiven Breite beworben würde, angefangen bei harmlosen Erkältungskrankheiten bis hin zur Ersatztherapie bei Krebs. Die amerikanische Arzneimittelbehörde, die es als ihre Aufgabe ansieht, die Öffentlichkeit vor Produkten zu schützen, die möglicherweise keinen Nutzen bringen und potentiell schädlich sein können, stuft insbesondere Produkte als gefährlich ein, die entweder gespritzt werden,

deren Einsatz sich speziell an Kinder oder ältere Menschen richtet oder die als Arznei gegen ernsthafte Erkrankungen vermarktet werden.

Sehr bedenklich stimmt eine aktuelle Serie von Zwischenfällen in den USA durch homöopathische Arzneimittel, die für die Zahnung von Kleinkindern vermarktet wurden. Der Inhaltsstoff war hier die schwarze Tollkirsche, bekannt auch unter dem Namen Belladonna oder Atropin. Es werden insgesamt über 400 Fälle von zum Teil gravierenden Nebenwirkungen berichtet mit Krämpfen, Zittern, Fieber, Kurzatmigkeit und absoluter Lethargie. Weitere Folgen sind Sehstörungen, Herzrasen sowie hohes Fieber. In noch höheren Dosen kann es zum Koma und anschließenden Tod durch Atemstillstand kommen. Noch dramatischer ist der Tod von insgesamt zehn Kleinkindern, der mit dem Einsatz dieser homöopathischen Zahnungsmedikamente in Verbindung gebracht wird. Im Gegensatz zu den USA wird in Deutschland jedoch überprüft, ob die Arzneimittel wirklich so stark verdünnt sind, dass ihnen zumindest hinsichtlich der Inhaltsstoffe eine Unbedenklichkeit bescheinigt werden kann.

Mythos 6: Die Homöopathie behandelt die Ursache, die Schulmedizin versucht nur die Symptome zu glätten
Mit schulmedizinischen Maßnahmen, wie zum Beispiel Impfungen, lassen sich heute Krankheiten verhindern, die man selbst seinem ärgsten Feind nicht wünscht. Ich persönlich empfinde es als segensreich zu wissen, dass das Risiko für meine Mädchen, sich einen Gebärmutterhalskrebs einzufangen, mit der Impfung gegen bestimmte auslösende Viren dramatisch gesunken ist. Und jeder, der ein-

mal einen Masernkranken gesehen hat und vielleicht auch noch berücksichtigt, dass es weiterhin die Kinderkrankheit ist, die weltweit die meisten Todesopfer unter Kindern fordert, dem sollte klar sein, dass hier sehr wohl die Ursachen bekämpft werden (dazu später mehr). Gleiches gilt natürlich für eine moderne Tumortherapie und viele andere gravierende Erkrankungen. Die sind allesamt ursächlich mit Homöopathie überhaupt nicht zu behandeln.

Mythos 7: Selbst wenn Globuli nur eine Placebowirkung haben, dann schaden sie wenigstens nicht

Ich sehe auch diese Aussage als relativ kritisch an, denn es gibt durchaus Homöopathen, die auch bei gravierenden Erkrankungen wie Krebs, Diabetes oder Asthma versuchen, das Ganze homöopathisch anzugehen, und somit tatsächlich den Patienten gefährden. Außerdem finde ich es höchst problematisch, dass Menschen in der Tat glauben, jede kleinere gesundheitliche Störung sei ohne den Einsatz von Globuli nicht vernünftig beherrschbar. Damit ergibt sich eine gewisse Medikamentenabhängigkeit, und dementsprechend groß ist die Verzweiflung, wenn die kleine Lisa beim Inlineskaten hinplumpst und die Mutter die Arnica-Globuli zu Hause vergessen hat.

Mythos 8: Die Homöopathie stellt den guten Gegenpol zur ansonsten profitgetriebenen Pharmaindustrie dar

Hierbei sollte man auch nicht vergessen, dass Homöopathika von Pharmaunternehmen produziert werden, die damit ihr Geld – und zwar einen Haufen Geld – verdienen. Dabei liegen die Entwicklungskosten bei null Euro. Sie müssen einfach nur ein neues Arzneimittel »erfinden«. Die Zulassungskosten sind ebenfalls überschaubar. Das Risiko, dass sie das

Medikament nicht zugelassen bekommen, geht stramm gegen null, während sehr viele Pharmafirmen zum Teil für mehrere hundert Millionen Euro Medikamente entwickeln, die danach niemals Marktreife erlangen. Das heißt, hier sind zum Teil ganz andere Risiken für die Pharmafirmen im Spiel. Und wie schon beschrieben, werden alleine in Deutschland viele hundert Millionen Euro pro Jahr mit Homöopathika umgesetzt. Man kann damit sehr viel schneller und einfacher Geld verdienen als mit anderen Arzneimitteln.

Mythos 9: Die Homöopathie ist eine günstige Behandlungsmethode
Mitnichten. Eine homöopathische Therapie ist auf Dauer teurer als eine klassische schulmedizinische Therapie. Denn die Arztkosten liegen viel höher, zum Teil über 100 Euro für eine homöopathische Erstanamnese, während der normale Kassenarzt zwischen 30 und 50 Euro für das gesamte Quartal für die Behandlung eines Patienten bekommt. Auch sind homöopathische Arzneimittel im Mittel rund 40 Prozent teurer als der durchschnittliche Preis von allopathischen Arzneimitteln, das heißt schulmedizinischer Therapie. Hier liegt das Verhältnis bei circa sieben zu zehn Euro pro Packung. Die Herstellung homöopathischer Arzneimittel ist natürlich unschlagbar billig. So könnte man bedingt durch die möglichen Verdünnungen aus einer einzigen Entenleber homöopathische Arzneimittel im Wert von mehreren Millionen Euro herstellen.

Mythos 10: Die Wissenschaft ist einfach noch nicht so weit, den Effekt der Homöopathie erklären zu können
Ein Stück weit ist das auch richtig. Selbst hochrangige Wissenschaftler haben sich die Zähne daran ausgebissen,

die mögliche Wirksamkeit der Homöopathie in irgendeiner Form wissenschaftlich zu erklären. Angefangen von der Möglichkeit eines sogenannten Wassergedächtnisses bis hin zu anderen, zum Teil relativ abstrusen Theorien. Trotzdem finde ich es bemerkenswert, dass mehr als 200 Jahre nach der Begründung dieser Therapieform es immer noch nicht geglückt ist, überhaupt eine Wirksamkeit zu belegen, geschweige denn zu erklären, wie Homöopathie überhaupt wirkt. Das Gegenteil ist der Fall. Ich habe Ihnen aufgezeigt, dass wir im Bereich der Erwachsenenmedizin genügend gut gemachte Studien haben, die die fehlende Effektivität nicht der Homöopathie, aber der homöopathischen Arzneimittel glaubhaft belegen. Bei Kindern wissen wir mehr oder minder gar nichts.

Ich möchte mich hiermit bei all meinen Leserinnen und Lesern entschuldigen, sollte ich sie in ihrer persönlichen Einstellung verletzt haben, aber meine langjährige, intensive und auch wissenschaftliche Auseinandersetzung lässt mir persönlich keine andere Wahl: Die Homöopathie ist eine vollkommen überschätzte und nachweislich wirkungslose Therapieform. Persönliche Erfahrung reicht als Wirksamkeitsbeleg eben nicht aus. Von Ärzten angewandt, von Apotheken gut verkauft und von hochrangigen Schirmherren aus der Politik auf Homöopathie-Kongressen geadelt, wird vielen Menschen suggeriert, dass es sich bei der Homöopathie um eine wirklich wirksame und seriöse Therapieform handelt, und das ist der eigentliche Skandal.

Die Ärztin Natalie Grams, einst selbst Homöopathin, mittlerweile engagierte Gegnerin, hat dazu gesagt: »Die Homöopathie ist nur besonders geschickt darin, bestimmte Mechanismen zu benutzen. Sie verabreicht einerseits wirkstofflose Tablettchen, und sie verbindet dies oft mit einem Ritual an Zuwendung, Empathie und der Kraft guter Erfahrungen. Die Globuli tragen somit die Bedeutung: *Ich lasse dir Hilfe zuteilwerden, und zwar ohne dass dies unbedingt in Worte gefasst wird.*«

ANTHROPOSOPHISCHE MEDIZIN

*Man wird immer finden,
dass diejenigen, die wirklich wissen,
die bescheidensten Menschen sind.*

RUDOLF STEINER

Die anthroposophische Medizin geht zurück auf Rudolf Steiner (1861–1925), der sie Anfang des 20. Jahrhunderts gemeinsam mit der Ärztin Ita Wegmann (1876–1943) entwickelte. Grundlage ist die von Rudolf Steiner vorgestellte Anthroposophie, was übersetzt »Menschenweisheit« bedeutet und unterschiedlichste Lebensbereiche wie Pädagogik (Waldorfschulen), Architektur, Landwirtschaft und Religion beeinflusste.

In der anthroposophischen Medizin beschreibt Rudolf Steiner vier sogenannte Wesensglieder des Menschen: den physischen Leib als äußerlich sichtbaren Körper, den Ätherleib, der die Lebenskräfte eines Menschen symbolisiert, den Astralleib, der für die Seele steht, und die Ich-Organisation als Ausdruck der geistigen Fähigkeiten. In der anthroposophischen Vorstellung ist das harmonische Zusammenspiel dieser Wesensglieder von entscheidender Bedeutung für die Gesundheit des Menschen. Erkrankungen werden als eine Störung der Wechselwirkungen unter den Wesensgliedern interpretiert. Eine Therapie zielt darauf ab, diese wieder zu harmonisieren. Hier wird versucht, durch tierische, pflanzliche oder mineralische Substanzen und auch durch den

Einsatz von Metallen, meist in homöopathischer Verdünnung verabreicht, Einfluss zu nehmen.

Auch wenn die Anthroposophie Anleihen aus der Homöopathie nimmt, gibt es hinsichtlich der angewandten Arzneimittel deutliche Unterschiede. So werden in der Homöopathie in aller Regel Stoffe verwendet, die ähnliche Krankheitssymptome hervorrufen, wohingegen die anthroposophische Medizin auf Wirkstoffe zurückgreift, die einen andersartigen Bezug zur Erkrankung haben. Die Misteltherapie wird beispielsweise bei Krebserkrankungen eingesetzt, da es sich bei der Mistel um eine Schmarotzerpflanze handelt, die sich in den eigentlichen Wirtsbaum hineinbohrt, sich von diesem ernährt und – vergleichbar mit einem Tumor – in ihn hineinverästelt und sich damit ein Stück weit wie ein Krebsgeschwür verhält.

In der Anthroposophie gibt es zusätzlich nichtmedikamentöse Therapieverfahren, wie die Heileurythmie, rhythmische Massagen, Kunsttherapie und andere kreative Verfahren. Wesentliches Ziel aller Behandlungen ist nicht nur das »Reparieren« einer Erkrankung oder die Linderung von Symptomen, sondern in besonderem Maße auch die Aktivierung der Selbstheilungskräfte. So haben zum Beispiel Anthroposophen in Teilen sehr eigene Vorstellungen, was Kinderkrankheiten und Impfungen anbelangt oder wie man mit Fieber umzugehen hat.

In Deutschland arbeiten zurzeit einige 1000 anthroposophisch orientierte Ärzte. Anthroposophische Medizin findet sich jedoch nicht nur im deutschsprachigen Raum, sondern auch in vielen anderen Ländern, schwerpunktmäßig jedoch vor allem in Europa.

Seit 1978 hat die anthroposophische Medizin in Deutschland den rechtlichen Status einer besonderen Therapierichtung. Damit gilt für anthroposophische Arzneimittel genauso wie für Phytopharmaka und Homöopathika, dass ein Wirksamkeitsnachweis für die eingesetzten Arzneimittel in der sonst üblichen Form nicht zwingend erforderlich ist.

Auch wenn sich der Krankheitsbegriff in der Anthroposophie durchaus von dem der konventionellen Schulmedizin unterscheidet, wird, wenn man sich etwas genauer mit der anthroposophischen Medizin beschäftigt, deutlich, dass sie ganz klar auf der naturwissenschaftlichen, konventionellen Medizin und all ihren Methoden fußt, quasi darauf aufsetzt und damit von der Grundausrichtung eher eine ergänzende oder integrativ arbeitende Fachdisziplin darstellt. Nur in wenigen Anteilen werden alternative Ansätze, das heißt Ansätze, die ein Stück weit dem normalen schulmedizinischen Weg entgegenstehen, angewandt.

> Ein wesentlicher Bestandteil der anthroposophischen Medizin ist ein ganzheitliches Natur- und Menschenverständnis sowie die geisteswissenschaftlichen Erkenntnisse über das Wesen des Menschen.

Es gibt einige anthroposophisch ausgerichtete Kliniken in Deutschland, und alle betreiben wie jedes andere Krankenhaus auch operative Therapien, Intensivmedizin und verabreichen Antibiotika bei bakteriellen Infekten. Darüber hinaus wird jedoch versucht, den Menschen in seiner Gesamtpersönlichkeit mit all seinen Besonderheiten zu erfassen. Dazu gehören in der anthroposophischen Betrachtung zum Beispiel die Sprache, aber auch der Körperbau, die Art und Weise, wie sich jemand bewegt, wie sein Händedruck ist, was er über Wärme- und Kälteempfindlichkeit berichtet, über sein Schlafverhalten oder wie sein Atemmuster aussieht. Auch hier finden wir wieder deutliche Parallelen zur homöopathischen Erstanamnese.

Anthroposophische Ärzte verstehen sich als Partner des Patienten, der ihn auf seinem individuellen Krankheitsweg begleitet, und eben weniger als jemand, der die Krankheit von außen als Profi beheben muss. So fragen sich anthroposophisch tätige Ärzte nicht nur, um welche Erkrankung es sich handelt und wie man ihr begegnen kann, sondern auch, welche Auswirkungen eine bestimmte Behandlung auf den Patienten und auf seine Lebensplanung hat. Dies wiederum führt zu der handlungsleitenden Frage: »Was leite ich (als Arzt) aus dieser Summe der gewonnenen Erkenntnisse für die Therapie ab?« Daher gehört zur anthroposophischen Medizin neben ausführlichen Diagnosegesprächen als wesentlicher Bestandteil auch die Biographiearbeit mit dem Patienten. Und hier sind wir wieder im Bereich des Therapeuten – oder eben auch des Placeboeffektes. Wenn Menschen ein höheres Maß an Zuwendung, Interesse und auch Zeit vom Arzt geschenkt bekommen, ist es gut nachvollziehbar, dass sich diese Form des Kümmerns positiv auf den Krankheitsverlauf und auf die Einstellung hinsichtlich notwendiger Therapien auswirken kann.

Zur anthroposophischen Medizin gehören neben den in der konventionellen Schulmedizin angebotenen Therapien:

- Arzneimittel, die aus der Natur gewonnen werden, speziell aufbereitet (zum Beispiel auch potenziert werden) und für die innerliche und äußerliche Anwendung genutzt werden

- Körpertherapien, wie zum Beispiel rhythmische Massagen oder spezielle Einreibungen
- Bewegungstherapien, wie zum Beispiel die Heileurythmie
- künstlerische Therapien wie das Plastizieren, Malen oder die Musiktherapie
- psychotherapeutische und die auf die Biographie bezogene Arbeit mit dem Patienten

Ein nicht uninteressanter Ansatz in der anthroposophischen Medizin ist, dass man den Patienten dazu befähigen will, ein höheres Maß an Eigenregulation zu erreichen. Auch hier noch mal der Hinweis auf Placebo- oder Noceboeffekte in der Medizin: Die Aktivierung von Selbstheilungskräften oder die Mobilisation von innerlichen Ressourcen oder eben auch das Ausbremsen ebenjener durch schlechte Gespräche und Hinweise auf mögliche Nebenwirkungen hat einen unglaublichen Einfluss auf Krankheitsverläufe. Ich versuche, Ihnen das anhand eines kleinen Beispiels zu verdeutlichen. Wenn bei einem Patienten ein erhöhter Blutdruck festgestellt wird, dann wird ihn der klassisch schulmedizinisch ausgerichtete Mediziner in aller Regel mit Medikamenten einstellen, während man in der anthroposophischen Medizin eher versuchen wird, stärkeren Einfluss auf die eigenregulatorischen Möglich-

> In der anthroposophischen Medizin ist jeder Mensch einzigartig – auch in seinem Kranksein. Deshalb kennt die anthroposophische Medizin keine Standardbehandlung, sondern bezieht die momentane Lebenssituation und die charakteristischen Eigenheiten eines jeden Patienten mit in die Behandlung ein.

keiten eines Patienten zu lenken und damit unter Umständen die Medikamente zu vermeiden.

Ich möchte mich auf den folgenden Seiten stellvertretend mit drei Aspekten der anthroposophischen Medizin auseinandersetzen: mit der Misteltherapie, dem Umgang mit Fiebererkrankungen und der anthroposophischen Einstellung in Bezug auf die Sinnhaftigkeit von Impfungen.

Misteltherapie gegen Krebs?

Die Nutzung der Mistel als Heilpflanze ist keine Erfindung von Rudolf Steiner. Die keltischen Druiden schrieben der Pflanze mystisch-magische Kräfte zu und setzten sie zur Steigerung der Fruchtbarkeit und bei Epilepsie ein. Dort jedoch weniger in Form einer innerlichen Anwendung, sondern den kranken Menschen wurde vielmehr geraten, stets einen Mistelzweig in der Hand zu halten. Begründet wurde das damit, dass noch nie ein Mensch jemals beobachtet hätte, wie ein Mistelzweig von einem Baum gefallen sei, und so hatte man eben auch die Vorstellung, dass der Epilepsiekranke, solange er diesen Mistelzweig in den Händen hält, auch nicht zu Boden stürzen, das heißt keinen epileptischen Anfall bekommen würde.

Rudolf Steiner hatte vor rund 100 Jahren auch eher aus geisteswissenschaftlich-philosophischen Überlegungen heraus die Idee, den Parasit Mistel in Analogie zum Parasit Krebserkrankung gegen ebenjene einzusetzen. Wie damals schon, bestehen auch heute noch viele Mistelpräparate gegen Krebs aus aufbereitetem Mistelpresssaft. Zum Teil unterscheiden die Anbieter noch, auf welchen Baumarten die verwendeten Misteln gewachsen sind. Es gibt Hersteller, die nach den hauptwirksamen Inhaltsstoffen normieren, unter anderem nach den Mistellektinen, die in der Lage sind, unser Immunsystem zu beeinflussen. Aber nicht alle Hersteller machen das. Andere wirksame Inhaltsstoffe der Mistel sind die Viscotoxine, die, wie der Name schon sagt, als Zellgift wirken.

Misteltherapie wird in aller Regel intrakutan oder subkutan gespritzt, das heißt entweder als Quaddel in die Haut oder ins Unterhautfettgewebe wie zum Beispiel bei einer Anti-Thrombose-Spritze. An der lokalen Einstichstelle kommt es dann zu einer Hautrötung und Schwellung. Die Größe der Rötung und Schwellung wird dann auch genutzt, um die individuell zu bestimmende Dosiskonzentration des verabreichten Mistelextraktes zu steuern, da jeder Mensch unterschiedlich darauf reagiert. An Risiken kann es zu allergischen Reaktionen oder stärkeren Entzündungsreaktionen des Gewebes kommen, manche Patienten entwickeln auch Fieber auf die Gabe des Mistelpräparates.

Die Misteltherapie ist eines der in Deutschland bei Krebsbehandlungen bekanntesten, am häufigsten angewendeten komplementären Verfahren zur Verbesserung der Lebensqualität und Verminderung der systemtherapeutisch bedingten Nebenwirkungen. Insbesondere Brustkrebspatientinnen fragen oft nach dieser ergänzenden Behandlungsmöglichkeit.

Da der Ursprung dieser Behandlung aus der anthroposophischen Medizin und nicht aus der Pflanzenheilkunde oder der klassischen Schulmedizin kommt, sind die meisten Mistelpräparate auch nicht aufgrund moderner klinischer Arzneimittelprüfungen zugelassen, sondern im Rahmen der Ausnahmeregelung für die Anthroposophie.

Im Jahr 2006 wurde ein wissenschaftlicher Fachbericht veröffentlicht, der sich mit zwei wesentlichen Fragestellungen beschäftigt hat: »Reichen die bisher vorliegenden Daten aus Studien über die Mistel aus, um sagen zu können, dass eine Begleittherapie mit der Mistel Nebenwirkungen einer Chemotherapie mildert oder die Lebensqualität der Betroffenen steigert?« Die zweite wesentliche Fragestellung war: »Gibt es Daten, die eine Antitumorwirkung der Mistel stützen und sie sich damit positiv auf das Überleben von Krebspatienten auswirkt?« Die Schlussfolgerung dieses Berichtes war, dass die Datenlage für eine Beurteilung der Mistel weiterhin unzureichend ist. Insbesondere die Methodik der durchgeführten Studien wurde zum Teil deutlich kritisiert. Allerdings fanden sich auch Hinweise für eine Verbesserung der Lebensqualität bei den Anwendern.

> Trotz der Beliebtheit gehört die Misteltherapie weiter zu den umstrittenen Therapien. Bis heute gibt es keine sicheren Beweise für die Wirksamkeit gegen Tumorerkrankungen. Einige gut gemachte neuere Studien deuten jedoch an, dass mit Hilfe einer Misteltherapie die Lebensqualität Betroffener verbessert werden könnte.

In den letzten Jahren sind zahlreiche weitere Studien dazugekommen. Durchaus auch neuere, bei denen sich mindestens Hinweise auf verbesserte Überlebenschancen unter Misteltherapie bei bestimmten Krebserkrankungen zeigten. Andererseits gibt es einige im Jahr 2016 erschienene Leitlinien zu verschiedenen Krebsarten, unter anderem Lymphknotenkrebs, Darmkrebs, Lungenkrebs, Brustkrebs, schwarzem Hautkrebs, Magenkrebs sowie Nierenkrebs und Gebärmutterhalskrebs, die teilweise sehr deutliche Kritik an der Misteltherapie enthalten. In einigen dieser Leitlinien wird sogar ganz klar davon abgeraten, mit Mistelpräparaten zu behandeln. Dadurch, dass die in dem Extrakt vorhandenen Mistellektine durchaus auch bestimmte Auswirkungen auf Reaktionen unseres Immunsystems haben können, gibt es bei bestimmten Krebserkrankungen, insbesondere Lymphknoten- oder Blutkrebs, aber auch beim schwarzen Hautkrebs, eindeutige Warnungen vor einer Misteltherapie, da durch die immunmodellierende Wirkung eine Krebserkrankung auch angeheizt werden kann. Und wie das bei vielen pflanzenbasierten Arzneimitteln der Fall ist, so ist auch die Mistel eine durchaus potente und damit auch nicht ganz ungiftige Pflanze. So weiß man, dass die intravenöse Verabreichung von Mistelextrakten ähnliche Nebenwirkungen wie eine Chemotherapie haben kann und dass das direkte Hineinspritzen von Mistelextrakten bei einem Tumor zwar zu einem Tumorzellenuntergang führen kann, jedoch auch zu deutlichen Begleitreaktionen im umliegenden gesunden Gewebe.

Trotz weiterhin unklarer Datenlage bezahlen mittlerweile viele Krankenkassen eine Misteltherapie, die als »besondere Therapierichtung« in Deutschland angewendet werden kann.

In anderen Ländern, zum Beispiel in den USA, besitzen Mistelpräparate dagegen keinerlei Zulassungsstatus, außer sie werden in klinischen Studien angewandt. Die Begründung dafür lautet, dass es bis dato keine sicheren Belege gibt, dass Mistelextrakte bei Krebserkrankungen tatsächlich hilfreich sind.

Leider ist es wie so oft in der Medizin, wenn keine klaren oder eindeutigen Daten über etwas vorliegen: Es bekämpfen sich die Befürworter und die Gegner einer Methode zum Teil bis aufs Messer und oft sehr polemisch. So gab beispielsweise Professor Edzard Ernst, einer der profiliertesten Wissenschaftler, der sich jahrzehntelang mit komplementären und alternativen Behandlungsmethoden auseinandergesetzt hat, den pointierten Ratschlag, die Mistel doch lieber als Weihnachtsdekoration zu verwenden denn als Antikrebsmedikament.

Wir wollten uns möglichst unvoreingenommen ein Bild von der Therapie machen und haben an unserem Universitätsklinikum vor einigen Jahren ebenfalls kurzzeitig an einer anthroposophischen Begleittherapie-Studie bei an Krebs erkrankten Kindern und Jugendlichen teilgenommen. Hier sollte parallel zu einer schulmedizinischen Behandlung (Chemotherapie, Bestrahlung, Operation) eine anthroposophische Begleittherapie bei den Kindern durchgeführt werden. Zum einen mit potenzierten Arzneimitteln in Form von Globuli, aber auch mit in die Haut oder unter die Haut verabreichten Mistelspritzen. Wir haben uns jedoch relativ schnell wieder aus dieser Studie zurückgezogen, obwohl ich sie grundsätzlich für wichtig und interessant gehalten habe. Für uns war insbesondere ein für die Kinder mehrmaliger zusätzlicher Piks mit den entsprechenden Schmerzen und dem Juckreiz an der Einstichstelle bei einer ohnehin traumatischen Krebstherapie nicht wirklich gut vermittelbar, so dass ich gerade die Misteltherapie bei Kindern mit einer Krebserkrankung aus diesem Aspekt eher kritisch sehe.

Fieber zur Stärkung der Persönlichkeit

Jeder von uns, der schon mal so richtig hohes Fieber hatte, weiß, wie mies und elend man sich dabei fühlt. Und jeder, der schon mal ein wie ein Hochofen glühendes, vor sich hin wimmerndes kleines Kind im Arm gehalten hat, weiß, dass auch Kinder sich nicht wirklich prima damit fühlen. In der anthroposophischen Medizin wird das Fieber allerdings als Reaktion des Körpers verstanden, bei der eine Abwehrantwort gegen Viren und Bakterien in vollem Gange ist. Anthroposophisch ausgerichtete Ärzte sehen demnach eine Fieberreaktion als eine positive und begrüßenswerte Reaktion des Immunsystems im Rahmen der Infektantwort, in die man nach Möglichkeit so wenig wie möglich eingreifen sollte.

Es ist richtig, dass bestimmte körpereigene Abwehrprozesse gegen Krankheitserreger bei höherer Körperkerntemperatur besser funktionieren, ansonsten hätte sich die Natur so eine Reaktion wie Fieber ja sicherlich nicht ausgedacht. Aber ich frage mich, muss man es jemanden, vor allem wenn er noch sehr klein ist, so schwer machen? Für mich ist es jedenfalls eine Freude zu sehen, wie viel besser es meinen eigenen erkrankten Kindern kurz nach der Verabreichung eines fiebersenkenden Medikamentes geht. Zudem sind mir auch keinerlei wissenschaftliche Studien bekannt, die belegen, dass sich durch fiebersenkende Maßnahmen die Erkrankungsdauer oder Erkrankungsschwere eindeutig nachteilig entwickeln.

Besonders schwer tue ich mich in diesem Zusammenhang mit den zum Teil aus anthroposophischer Sicht geäußerten Vorstellungen, dass sich das Durchmachen einer Erkrankung persönlichkeitsbildend für das Kind auswirken soll. Zwar habe auch ich die Erfahrung gemacht, dass

Kinder nach einer überstandenen Krebserkrankung zum Teil sehr stark daran gereift sind, und trotzdem wünsche ich natürlich niemandem zur Persönlichkeitsentwicklung eine Krebserkrankung.

Ein weiteres Problem stellen Kinder mit Fieberkrämpfen dar. Und diese sind bei Kindern gar nicht so selten, deshalb sollten schnelle Temperaturanstiege oder ein schneller Temperaturabfall vermieden werden, weil das eben die Auslöser von Fieberkrämpfen sind. Mir ist schon bewusst, dass Fieberkrämpfe zwar etwas für die Eltern unheimlich Erschreckendes sind, vor allem beim ersten Fieberkrampf, aber dass die grundsätzliche Prognose von Fieberkrämpfen gut ist. Trotzdem bin ich ein Freund konsequenter Temperatursenkung, gerade bei Kindern, die zu Krämpfen neigen. Prinzipiell gut finde ich den Hinweis vieler anthroposophisch ausgerichteter Ärzte, dass die meisten fieberhaften Erkrankungen auf Viren zurückgehen und sich daher antibiotische Therapien nicht wirklich aufdrängen. So ist der rationalere Einsatz von Antibiotika bei anthroposophisch ausgerichteten Ärzten eher zu finden als bei klassisch schulmedizinisch tätigen Kollegen, was sich wiederum positiv auf die mögliche Resistenzlage von Bakterien und damit die Wirksamkeit von Reserveantibiotika auswirkt.

Umgang mit Impfungen

Auch hier habe ich meine Schwierigkeiten mit der Einstellung vieler anthroposophisch ausgerichteter Ärzte, dass wirklich jede Krankheit, auf die gesamte Biographie eines Menschen, auch eines Kindes, bezogen, eine sinnhafte Wirkung haben kann und quasi katalytisch für einen nächsten Entwicklungsschritt wirkt. Zwar stellen sich die anthroposophischen Ärzte nicht grundsätzlich gegen Impfungen, plädieren aber dafür, dass die Impfentscheidung im Hinblick auch auf die individuelle familiäre Situation getroffen werden sollte, was sehr viel Spielraum für Interpretationen lässt.

Meine Einstellung zum Impfen dagegen ist eindeutig: Meine Kinder sind gegen alles, aber auch wirklich alles, was irgendwo sinnvoll und machbar ist, geimpft (hier können Sie sich als Eltern mit gutem Gewissen an die Empfehlungen der Ständigen Impfkommission (STIKO) halten), denn Erkrankungen wie die Masern, die so harmlos klingen, können aber schlicht und ergreifend lebensgefährlich sein. So gibt es in Deutschland jedes Jahr unnötige Todesfälle durch Masern – Tendenz steigend –, verursacht in erster Linie von nichtgeimpften oder unzureichend geimpften Kindern. Eltern, die sich gegen das Impfen wehren, müssen sich auch ihrer gesamtgesellschaftlichen Verantwortung bewusst sein. Es ist eines, zu entscheiden, dass man sich selbst oder seine Kinder nicht impfen lässt, es sollte einem aber immer bewusst sein, dass man für ganz viele andere Menschen ebenfalls eine Entscheidung trifft. Ich spreche von einer steigenden Anzahl immungeschwächter Menschen, zum Beispiel Patienten im Rahmen einer Krebserkrankung, die eine Chemotherapie machen und die man nicht impfen kann, weil das Immunsystem entweder gar nicht auf die Impfung anspricht, da man es immer wieder mit Chemotherapie niederknüppeln muss, oder weil eine Impfung mit Lebendimpfstoffen für einen immungeschwächten Menschen viel zu gefährlich ist. Oder Menschen, die eine Organtransplantation hinter sich haben oder an einer Autoimmunerkrankung leiden. Oder einfach nur ältere, insgesamt geschwächte Menschen.

Alle sie sind am Ende die Leidtragenden, wenn Ungeimpfte ihre Erkrankung ausbrüten, die der Persönlichkeitsentwicklung dienen soll, denn bei vielen sogenannten Kinderkrankheiten, auch bei Masern, ist der Virenträger selbst schon ansteckend, noch bevor die Erkrankung bei ihm spürbar wird. Und das bedeutet klipp und klar, dass er damit ein Hochrisiko für immungeschwächte Menschen darstellt beziehungsweise eine tickende tödliche Zeitbombe ist. Einmal im Supermarkt, im Café oder in der S-Bahn angehustet – und schon kann's das gewesen sein mit dem Leben auf diesem schönen Planeten.

In meiner beruflichen Laufbahn als Kinderarzt habe ich schon mehrere Kinder mit Masern gesehen und auch versorgt, und man muss wirklich sehr deutlich und sehr klar sagen, dass es immer noch die tödlichste aller klassischen Kinderkrankheiten ist. Gerade in der Dritten Welt sterben auch heute noch viel zu viele Kinder hundeelendig an dieser Erkrankung beziehungsweise ersticken

Wer einmal gesehen hat, wie eine Masern-Späterkrankung verläuft, kann über Impfgegner nur den Kopf schütteln.

im Rahmen einer Masern-Lungenentzündung. Ich habe einmal ein 14-jähriges Mädchen nach einer Masern-Späterkrankung in den Tod begleiten müssen. Es gibt nämlich die sogenannte SSPE – Subakut Sklerosierende Pan-Enzephalitis –, das ist eine solche Masern-Späterkrankung, die immer tödlich verläuft. Das heißt, die Kinder haben häufig im Kindes- oder Jugendlichenalter einen normalen, zum Teil auch höchst unspektakulären Verlauf einer Masernerkrankung. Die Viren überwintern aber im zentralen Nervensystem, und circa zehn Jahre nach der eigentlichen Erkrankung kommt es zu einem voranschreitenden Hirnabbau, der in etwa mit dem Verlauf einer BSE-Erkrankung (Sie erinnern sich daran, der sogenannte Rinderwahnsinn) vergleichbar ist. Vorher kerngesunde Kinder verlieren ihre Fähigkeiten wieder, verlernen das Laufen, Sitzen, das Sprechen und verbringen dann zum Teil noch mehrere Jahre damit, von heftigsten Krampfanfällen geschüttelt, durch schwerste Muskelverkrampfungen gepeinigt, vor sich hin zu vegetieren, bis sie schlussendlich sterben.

PFLANZENHEILKUNDE / PHYTOTHERAPIE

Jede Krankheit ist heilbar – aber nicht jeder Patient.

HILDEGARD VON BINGEN

Neben der Homöopathie und der anthroposophischen Medizin ist seit 1978 in Deutschland auch die Pflanzenheilkunde als »besondere Therapieform« eine anerkannte Behandlungsmethode.

Die meisten Menschen assoziieren pflanzlich mit natürlich und daher unbedenklich, nach dem Motto: »Was aus der Natur kommt, kann ja nur gut sein.« Ich möchte zu Beginn nur ganz zart darauf hinweisen, dass einige der giftigsten Arzneimittel, die wir in der Medizin einsetzen, zum Beispiel auch als Chemotherapeutika oder in ganz, ganz niedrigen Dosierungen als herzkräftigende Medikamente, pflanzenbasiert sind und dass mitnichten allgemein davon ausgegangen werden darf, dass pflanzliche Medizin in jedem Fall immer die harmlosere Alternative zu schulmedizinischen Medikamenten darstellt. Insbesondere muss man bei Menschen mit angeschlagenen Organsystemen, wie zum Beispiel der Leber oder Niere, oder bei Menschen, die zeitgleich mehrere Medikamente einnehmen, fürchterlich aufpassen, denn es gibt durchaus ein erhebliches Wechselwirkungspotential von pflanzenbasierten Medikamenten mit verschiedensten anderen Arzneimitteln.

So kann Johanniskraut, das gerne zur Stimmungsaufhellung gegen depressive Verstimmungen eingenommen wird, die Wirkstoffspiegel von immunsystemunterdrückenden Medikamenten deutlich verändern, so dass zum Beispiel Menschen nach einer Organtransplantation von Abstoßungsreaktionen bedroht sind. Ebenso kann der Genuss von Grapefruitsaft die Wirkeigenschaften vieler Medikamente ganz erheblich abmildern bis hin zur vollständigen Wirkungslosigkeit. Es gibt eine Reihe von Heilpflanzen, die in den Hormonhaushalt eingreifen und unter Umständen durch eine Wirkabschwächung der Pille zu einer ungewollten Schwangerschaft führen können. Oder Heilpflanzen, die in Zusammenhang mit einer Chemotherapie bei Krebserkrankung zu schweren Zwischenfällen führen können bis hin zum Leber- und auch Nierenversagen.

Insbesondere bei einer chemotherapeutischen Behandlung ist dringend notwendig, den behandelnden Onkologen darüber zu informieren, dass noch eine begleitende pflanzenbasierte Therapie angedacht ist.

Grundsätzlich gehört die Pflanzenheilkunde zu den ältesten medizinischen Therapien überhaupt und beschäftigt sich mit der Behandlung von Krankheiten oder Befindlichkeitsstörungen durch Pflanzen, Pflanzenteile oder deren Zubereitung zu Tees, Tinkturen und Umschlägen. Vielfach werden aufbereitete Pflanzenteile aber auch vorbeugend angewandt und ebenso beworben, zum Beispiel als immunstimulierende Therapiemöglichkeiten, um in der kalten Jahreszeit Erkältungskrankheiten vorzubeugen.

Heilpflanzen gibt es faktisch in allen uns bekannten Kulturen. So finden sich Hinweise auf den Einsatz von Heilpflanzen bei Hippokrates oder bei Hildegard von Bingen in der Klostermedizin, in der ayurvedischen Medizin Indiens und auch in der Traditionellen Chinesischen Medizin, dort sogar als Hauptsäule der Behandlung.

Wichtig ist im Bereich der Pflanzenmedizin die Abgrenzung der Phytotherapie mit wirksamen Pflanzenbestandteilen zu der Homöopathie oder auch zur anthroposophischen Medizin, wo im Wesentlichen hoch verdünnte potenzierte Substanzen zur Anwendung kommen und von einer Wirkung auf der Basis anderer Prinzipien jenseits der Wirkstoffe ausgegangen wird. Daher ist die Pflanzenheilkunde auch Teil der naturheilkundlichen Weiterbildung von Ärzten, wohingegen die anthroposophische Medizin und auch die Homöopathie nicht Bestandteil der Naturheilverfahren im ärztlichen Bereich sind.

Welche Krankheiten werden mit pflanzenheilkundlichen Methoden behandelt?

Bei Erkältungen, Magen-Darmproblemen, oberflächlichen Verletzungen oder Hauterkrankungen greift man gerne zu pflanzenbasierten Medikamenten. Auch gibt es Anwendungsgebiete im Bereich von Herz-Kreislauf-Erkrankungen, Leber- oder Gallenproblematik, gynäkologischen Krankheitsbildern bis hin zur Wechseljahressymptomatik, aber auch die Blasenentzündung gehört dazu. Für eine Reihe von psychosomatischen Beschwerden bis hin zur mittelschweren Depression werden ebenfalls pflanzenbasierte Medikamente empfohlen, ebenso bei Unruhe und Schlafstörungen – Stichwort Baldrian. Und natürlich zur Stärkung des Immunsystems oder zur Unterstützung bei Infektionskrankheiten.

Die Anwendungsmöglichkeiten sind je nach verwendeter Pflanze sehr vielfältig, und so kommen unter anderem Tees, Tropfen, Salben, Umschläge, Bäder, Inhalationslösungen oder Tabletten zum Einsatz. Pflanzenheilkunde wird neben der Selbstanwendung oft von Heilpraktikern, Allgemeinmedizinern oder speziell weitergebildeten Ärzten mit Zusatzbezeichnung »Naturheilverfahren« angeboten. Diese ärztliche Zusatzbezeichnung kann man in 160 Ausbildungsstunden plus weiteren 80 Stunden strukturierter Fallseminare erwerben. Die Pflanzenheilkunde ist hier ein durchaus relevanter Anteil der Weiterbildung.

Es gibt eine riesige Fülle pflanzenheilkundlicher Präparate, sowohl Einzelsubstanz- als auch Kombinationspräparate. Insgesamt weit mehr als 1000. Prinzipiell müssen die Krankenkassen für diese pflanzenbasierten Arzneimittel nur in Ausnahmefällen bezahlen. Beispiele dafür sind Johanniskrautpräparate gegen mittelschwere Depressionen oder auch Präparate mit Ginkgo zur Behandlung der Demenz beziehungsweise die schon bei der anthroposophischen Medizin erwähnten Mistelpräparate in palliativer Therapiesituation. Aber dem Trend und den Nachfragen der Kunden folgend, bieten immer mehr Krankenkassen auch Wahltarife an, die pflanzenbasierte Medizin enthalten. Manche Krankenkassen werben auch recht aggressiv dafür, dass sie diese besonders sanfte Form der Medizin für ihre Kunden ins Portfolio übernommen haben. Im Rahmen des allgemeinen Wettbewerbs kann man damit wunderbar neue Kunden gewinnen.

Ich bin kein ausgebildeter naturheilkundlich arbeitender Arzt und habe somit keine fundierten Kenntnisse in der Anwendung von Heilpflanzen, möchte Ihnen aber zum Abschluss des Kapitels noch einige häufig angewandte

Heilpflanzen und ihr mögliches Wirkspektrum vorstellen. Wenn Sie mich jetzt fragen: »Warum ausgerechnet diese 20 Pflanzen?« Nun, zum einen, weil das sehr häufig angewandte Heilpflanzen sind, zum anderen, weil Sie diese pflanzlichen Arzneimittel zum großen Teil freiverkäuflich in den Regalen von Apotheken und Supermärkten finden und es dabei um einen stetig wachsenden Markt geht – insbesondere im Bereich der klassischen Selbstbehandlung.

Aloe Vera
Das Gel oder Harz der Wüstenlilie wird im Wesentlichen äußerlich angewandt, als frisches Gel oder in diversen Cremes. Aloe Vera wirkt befeuchtend, entzündungshemmend, bei innerlicher Anwendung auch abführend. Es wird sehr oft bei entzündlichen Hauterkrankungen eingesetzt, aber auch bei Neurodermitis, Schuppenflechte, Reizdarmsyndrom oder Verstopfung. Ich habe die kühlende und schmerz- und entzündungslindernde Wirkung von Aloe Vera schon bei krebskranken Kindern nach einer Chemotherapie mit massivsten Entzündungen im Bereich der Mundschleimhaut erlebt.

Baldrian
Bei Baldrian handelt es sich um eine mehrjährige Pflanze mit Wuchshöhen von bis zu einem Meter. Baldrian wirkt beruhigend, entspannend und schlafanstoßend sowie angstlösend.

Beifuß
Beifuß gehört in die Gattung der Korbblütler. Mal abgesehen von der Eigenschaft als Heilpflanze, sind die Beifuß-

pollen ein äußerst häufiger und mächtig unbeliebter Auslöser von Heuschnupfen. Beifuß kann bis zu zwei Meter groß werden. Ihm wird eine verdauungsfördernde Wirkung zugeschrieben, er wirkt anregend auf die Bildung von Magensaft und Gallenflüssigkeit. Zudem soll Beifuß Menstruationsbeschwerden und Bauchkrämpfe aller Art lindern. Eine besondere Unterart, der einjährige asiatische Beifuß, wird schon seit Jahrtausenden in der Traditionellen Chinesischen Medizin für die Wärmebehandlung an Akupunkturpunkten im Rahmen der Moxibustion eingesetzt. Diese sogenannten Moxa-Zigarren, die angezündet werden und dann ihre Wärme an bestimmte Akupunkturpunkte abgeben, sind aus gepresstem, getrocknetem chinesischem Beifuß.

Brennnessel
Die Brennnessel als Pflanze muss man eigentlich nicht mehr vorstellen, da sich sicherlich jeder schon mal an ihr »verbrannt« hat. Sie wird bei Haut-, Muskel- und Gelenkproblemen angewandt und soll darüber hinaus dazu beitragen, dass sich Harnsäurekristalle nicht in den Gelenken ablagern, das heißt der Gicht entgegenwirken. In jahrhundertealten Kräuterbüchern wird insbesondere die harntreibende Wirkung der Pflanze hervorgehoben. Darüber hinaus ist die Brennnessel eine recht brauchbare pflanzliche Eisenquelle.

Fenchel
Der Fenchel gehört zur Familie der Doldenblütler. Es handelt sich um eine zweijährige krautartig wachsende Pflanze, die Wuchshöhen von bis zu 200 Zentimeter erreicht und anisähnlich riecht. Dem Fenchel wird eine entspannende,

krampflösende und schleimlösende Wirkung zugeschrieben. So sind Anwendungsgebiete Husten, Asthma, aber auch Verdauungsprobleme wie Blähungen oder Dreimonatskoliken bei Säuglingen. Zudem wird er zur Anregung der Milchbildung eingesetzt.

Ginkgo
Ginkgo ist ein unglaublich robuster und resistenter Baum aus Ostasien. Ende des Zweiten Weltkrieges, als 1945 von den Amerikanern über Hiroshima eine Atombombe abgeworfen wurde, wurden alle Pflanzen in der Nähe des Abwurfortes zerstört. Lediglich ein Ginkgo, der sich einen Kilometer vom Epizentrum entfernt befand und der neben einem Tempel stand, überlebte den Angriff und wuchs normal weiter. Die Tempelanlage selbst wurde völlig zerstört. Der Baum steht heute noch dort, und man hat den Tempelneubau um ihn herum gestaltet. Ginkgo soll bei Gedächtnisverlust, Alzheimer, Demenz, Konzentrationsstörungen und Schwindel sowie bei Tinnitus helfen. Ebenso wird ihm eine Wirksamkeit bei Durchblutungsstörungen in Händen und Füßen durch verbesserte Fließeigenschaften des Blutes zugeschrieben.

Ingwer
Ingwerwurzeln werden vielfältige Heilkräfte in Bezug auf das Verdauungssystem, den Stoffwechsel, das Nerven- und Immunsystem zugeschrieben. Die sicherlich herausstechende Wirkung ist jedoch die übelkeitslindernde Wirkung von Ingwer sowohl bei Reise- oder Seekrankheit als auch im Rahmen einer Chemotherapie. Bei schwangerschaftsbedingter Übelkeit sollte man jedoch aufpassen, da der Ingwer zum Teil wehenauslösend wirken kann. Außerdem wird

Ingwer sehr häufig im Rahmen von Erkältungskrankheiten angewandt, da er wärmende Eigenschaften hat.

Johanniskraut

Johanniskraut als Heilpflanze ist schon seit Jahrtausenden bekannt. Die Hauptanwendung von Johanniskraut ist bei depressiven Verstimmungen oder nervöser Unruhe. Es wird aber auch beim Reizdarmsyndrom, bei Hauterkrankungen und Verspannungen eingesetzt. Die Wirksamkeit der Behandlung von Depressionen ist jedoch umstritten. Durchaus können bei der Einnahme von Johanniskraut auch Nebenwirkungen auftreten wie eine erhöhte Empfindlichkeit gegenüber UV-Licht, da ein in der Pflanze enthaltener Stoff, das Hypericin, diese Empfindlichkeit deutlich erhöht und daher die Sonnenbrandneigung steigert. Auch ist von einer Anwendung in der Schwangerschaft abzuraten. Wie bereits in den alten biblischen Schriften beschrieben, wurde es damals als Abtreibungsmittel eingesetzt.

Kamille

Die Kamille gehört zur Gattung der Korbblütler. Eine einjährige krautige Pflanze mit einer Wuchshöhe bis 50 Zentimeter. Alle Pflanzenteile haben einen intensiven charakteristischen Geruch. Die Anwendungsgebiete der Kamille sind unglaublich vielfältig, es ist quasi eine Art Allzweckwaffe. So gilt sie als entzündungshemmend, antibakteriell, krampflösend und schmerzlindernd. Sie wird eingesetzt bei Verdauungsbeschwerden, Menstruationsbeschwerden und Allergien. Kurz zusammengefasst: Sie wirkt quasi auf den gesamten Bauch- und Beckenraum wohltuend sowie entzündungs- und bakterienhemmend.

Lavendel
Die ätherischen Öle im Lavendel wirken entspannend, so werden zum Beispiel Lavendelkissen auch schon bei kleineren Kindern zur ein- und durchschlaffördernden Wirkung ins Bett gelegt. Darüber hinaus werden dem Lavendel entzündungs- und infektionslindernde Eigenschaften zugeschrieben. Daher finden sich häufig Lavendelzusätze in Hautpflegecremes gegen Entzündungen, zum Beispiel bei der Neurodermitis.

Löwenzahn
Löwenzahn gehört zur Gattung der Korbblütler. Diejenigen, die ihn schon mal als Salat gegessen haben, wissen, dass im Löwenzahn ein beträchtliches Maß an Bitterstoffen enthalten ist. Löwenzahn findet Anwendung bei Bluthochdruck, als Schleimlöser bei Husten, bei Verstopfung und Gallenproblemen. Es gibt Hinweise darauf, dass Löwenzahn leberschützende Eigenschaften hat, ebenso bekannt ist eine harntreibende Wirkung. Auch wird er häufig bei Gallenerkrankungen mit Steinbildung eingesetzt.

Mariendistel
Diese ein- bis zweijährige Pflanze mit einer Wuchshöhe von bis zu 1,50 Meter wird insbesondere wegen ihrer leberschützenden und leberentgiftenden Funktion geschätzt. Durch das in der Mariendistel enthaltene Silymarin soll zudem der Gallenfluss angeregt werden. Auch wird es gegen Leberverfettung angewandt und soll nicht nur die Entgiftungsfunktion der Leber unterstützen, sondern auch die Regeneration von Leberzellen fördern.

Melisse

Die Melisse gehört zur Gattung der Lippenblütler. Die Melisse wird im Wesentlichen gegen Nervosität angewandt. Zudem wird Melissenöl lokal bei Lippenherpes eingesetzt. Neben den bekannten Wirkungen bei Unruhe wirkt sie auch ausgleichend auf das Verdauungssystem.

Pfefferminze

Die Pfefferminze gehört zur Gattung der Lippenblütler und zeichnet sich durch einen hohen Gehalt an ätherischen Ölen, unter anderem Menthol, aus. Ihr werden antibakterielle, entzündungshemmende, galletreibende, krampflösende sowie das Gemüt beruhigende Wirkungen zugeschrieben. Für Patienten mit Kopfschmerzen gibt es auch kleine Minzroller für die Schläfe, der kühlende Effekt wird von vielen Patienten mit Spannungskopfschmerz als wohltuend empfunden. Sehr häufig wird ätherisches Minzöl, insbesondere im Rahmen von Erkältungskrankheiten, äußerlich angewandt.

Ringelblume

Die Ringelblume gehört zur Gattung der Korbblütler. Sie ist eine Gartenblume mit leuchtend gelben oder orangefarbenen Blüten. Die Ringelblume wird vor allem bei Hauterkrankungen angewandt, aber wie viele andere Pflanzen auch bei Verdauungsbeschwerden. Ringelblumensalbe wird zum Beispiel bei Entzündungen im Windelbereich bei Säuglingen und Kleinkindern eingesetzt.

Salbei

Salbei gehört zur Gattung der Lippenblütler. Es ist eine stark duftende Pflanze mit graugrünen Blättern. Anwendungsgebiete sind Halsschmerzen, aber auch alle Arten von Entzündungen im Mund-Rachen-Raum. Salbei gibt es als Tee, Tinktur oder Bonbons. Äußerlich angewandt, zum Beispiel als Waschung mit kaltem Salbeitee, soll es die Schweißneigung hemmen.

Schafgarbe
Die Schafgarbe gehört zur Familie der Korbblütler. Es werden ihr blutreinigende, blutstillende, entzündungshemmende, krampflösende und blutgefäßwirksame Eigenschaften nachgesagt. Zudem soll sich die Schafgarbe hormonell ausgleichend auswirken. So wird die Schafgarbe sehr häufig bei Herz-Kreislauf-Schwäche, Krampfadern und Stauungen im Bereich der Beine eingesetzt. Äußerlich angewandt, soll Schafgarbe entzündungshemmend und blutstillend wirken.

Spitzwegerich
Spitzwegerich gehört zur Familie der Wegerich-Gewächse. Sein Name leitet sich aus dem Althochdeutschen ab, aus den Begriffen wega = Weg und rih = König. Dem Spitzwegerich wird eine antibakterielle, schleimlösende, hustenlindernde Wirkung zugesprochen. Bei Husten wird oft Tee oder auch Sirup eingesetzt. Spitzwegerich in der äußerlichen Anwendung soll dazu dienen, entzündliche Vorgänge in der Haut zu behandeln.

Teufelskralle
Die Teufelskralle gehört zu den Glockenblumengewächsen. Die Pflanze wird bei Rheuma- oder Arthrose-Beschwerden zur Schmerzlinderung und Abschwellung eingesetzt und um Entzündungsprozesse zu hemmen. Darüber hinaus

sollen durch die in der Teufelskralle enthaltenen Bitterstoffe die Magensäuresekretion und der Gallenfluss angeregt werden.

Thymian
Thymian gehört ebenfalls zur Pflanzenfamilie der Lippenblütler und stellt ein bekanntes mediterranes Küchengewürz dar. Ihm wird eine desinfizierende Wirkung zugesprochen, so dass er gegen verschiedene Infektionen eingesetzt wird. Außerdem soll Thymian entzündungshemmend, entkrampfend und schmerzstillend wirken.

TIERGESTÜTZTE THERAPIE

Der Hund ist der sechste Sinn des Menschen.
CHRISTIAN FRIEDRICH HEBBEL

Die vierjährige Sarah musste wegen einer akuten Blinddarmentzündung notfallmäßig operiert werden. Ihr Krankenhausaufenthalt ist somit naturgemäß mit Angst, Stress und Schmerzen verbunden. Doch schon am ersten Tag nach der Operation bekommt Sarah Besuch von Dr. Fussel, einem unserer Therapiebegleithunde. Sofort vergisst die Kleine für einen Moment ihre eigentlich unschöne Situation und kann sich auf die Begegnung mit dem Tier einlassen. Die Angst und auch die Schmerzen sind in kürzester Zeit deutlich reduziert. Da Sarah an einer Studie zur tiergestützten Therapie mit Therapiebegleithunden und deren Wirkung auf Angst, Stress und Schmerzen bei Kindern nach Operationen teilgenommen hat, konnten wir diese Effekte, übrigens wie bei fast allen Studienteilnehmern, anhand verschiedener psychologischer Tests und Veränderungen von Puls, Blutdruck und Speichelstresshormonen nachweisen.

Im Bereich der Schmerztherapie als auch in der Palliativmedizin arbeiten wir seit Dezember 2010 mit Begleithunden. Ein schmerzlindernder Effekt tritt bereits ein, wenn ein Tier nur anwesend ist oder gestreichelt wird. Unsere speziell ausgebildeten Hunde können aber nicht nur das

Wohlbefinden steigern, gemeinsam mit ihren Therapeuten helfen sie, Entwicklungsprozesse anzuregen und zu unterstützen. Gerade das macht sie im Einsatz mit Kindern besonders wertvoll.

Seit mehreren Jahren untersuchen wir am Universitätsklinikum des Saarlandes in Homburg die Effekte tiergestützter Therapie auf Lebensqualität, Angst, Stress und Schmerzen bei Patienten mit unterschiedlichsten Erkrankungen und in unterschiedlichstem Lebensalter. Dass der Umgang mit Tieren positive Auswirkungen auf Körper und Seele des Menschen hat, ist mittlerweile durch viele Studien wissenschaftlich belegt.

Doch auch Demenzkranke oder auch psychiatrisch erkrankte Menschen zeigen eindeutig positive Effekte im Kontakt mit Tieren, allein das Halten einer Katze wirkt sich nachweislich blutdrucksenkend auf den Halter aus, und das ungefähr im Bereich der Effekte, die man mit einem Blutdruckmedikament erzielen kann. Leider lassen sich diese Effekte durch mehrere Tiere nicht unbedingt vervielfachen, so dass ich trotz vier Katzen, denen ich zu Hause täglich die Dosen mit Futter öffnen darf, immer noch meine Blutdruckmedikamente einnehmen muss. Ohne die Katzen aber ganz sicher in einer höheren Dosierung.

Tiere im Krankenhaus

Als wir anfingen, mit Hunden im Krankenhaus zu arbeiten, gab es natürlich Bedenken hinsichtlich der Hygiene, doch die konnten wir mittels einschlägiger Literatur problemlos ausräumen. Seit dieser Zeit hat die Basishygieneordnung unseres Universitätsklinikums sogar ein eigenes Kapitel

»Tiere im Krankenhaus«. Selbstverständlich und eigentlich nicht erwähnenswert, werden unsere Tiere regelmäßig tierärztlich untersucht, geimpft und entwurmt. Ich mache mir deshalb deutlich mehr Sorgen um die Hunde bezüglich der Keime, die im Krankenhaus unterwegs sind, als um die »hygienische Bedrohung«, die die Tiere für die Patienten darstellen.

Bei der Arbeit mit Tieren muss man grundsätzlich zwischen zwei Dingen unterscheiden: Das eine ist die tiergestützte Aktivität, das andere die tiergestützte Therapie. Bei der tiergestützten Aktivität brauchen weder Hund noch Mensch eine spezielle Ausbildung, wie zum Beispiel die pensionierte Lehrerin, die zweimal in der Woche mit ihrem außerordentlich ruhigen und lieben Labrador Menschen im Altenheim besucht, um ihnen eine Freude zu machen. Bei der tiergestützten Therapie sind die Anforderungen sowohl an den Menschen als auch an das Tier sehr viel höher. Zu den Standards eines Therapiebegleithunde-Teams gehören für den Hundeführer unter anderem eine medizinische und/oder pädagogische/therapeutische Ausbildung, eine Zusatzausbildung zum Therapiebegleithundeführer, kontinuierliche fachspezifische Weiterbildungen, Gewährleistung der festgelegten Hygienekriterien und die Dokumentation der Behandlungen sowie der therapeutischen Effekte. Der Hund muss ein menschenfreundliches und ausgeglichenes Wesen besitzen, über eine ausgeprägte Charakterfestigkeit verfügen sowie Offenheit und Freude im Umgang mit Menschen zeigen. Eine gute Sozialisation und regelmäßiges Training gehören ebenso dazu wie die schon erwähnten nach schriftlichem Standard festgelegten tiermedizinischen Untersuchungen, Impfungen und Entwurmungen.

Hunde als Therapeuten

Wie genau arbeiten wir nun mit unseren Hunden? Der Hund ist nicht nur sprichwörtlich der beste Freund des Menschen, er besitzt aus vielerlei Gründen eine positive Wirkung auf unsere Patienten. Hunde haben bezüglich der Kontaktaufnahme und der Zuwendung einen extrem hohen Aufforderungscharakter. Einen gutgelaunten schwanzwedelnden Hund, der einen immer wieder auffordernd anstupst, kann man schlecht ignorieren. Darüber hinaus wirken Hunde auch in komplexen therapeutischen Situationen integrierend, das heißt, sie lockern eine Gesamtsituation deutlich auf. Ist bei einem schwierigen Gespräch zum Beispiel ein Hund anwesend, verbessert sich nachweislich die Befindlichkeit aller Beteiligten, sowohl des Patienten als auch der Angehörigen, aber auch die der Ärzte und des Pflegepersonals. Dies kann man insbesondere bei angstbesetzten Situationen nutzen und den Hund als Brückenbauer oder Vermittler einsetzen. Vorurteilsfrei und ohne zu werten, geht der Hund auf jeden Menschen zu. Im Gegensatz zum Menschen ist es ihm völlig egal, ob ein Patient durch seine Krankheit übelst entstellt ist, zum Beispiel, weil er eine riesengroße Verletzung im Gesicht oder eine übelriechende und keimbesiedelte Wunde hat. Die so betroffenen Menschen haben extrem feine Antennen und merken sofort, wenn sich jemand von ihrem Anblick abgestoßen fühlt – und versucht er es noch so sehr, sich zusammenzureißen –, das Gesicht verzieht oder zurückzuckt, wenn er ein Zimmer betritt. Der Hund wird sich jedoch un-

> Die Rückmeldung des Hundes erfolgt ohne jede Wertung oder Erwartungshaltung.

gebremst diesen Patienten annähern, um sie schwanzwedelnd willkommen zu heißen. Vielleicht denken Sie jetzt: »Aber Hunde riechen doch so gut. Das muss ihnen doch auch unangenehm sein.« Es stimmt, Hunde haben eine sehr feine Nase. Nur die Geschmäcker sind eben verschieden. Wenn man sich mal überlegt, in was sich Hunde gelegentlich mit Genuss wälzen, so sollte jedem klar sein, dass das, was für uns übelriechend ist, für den Hund mitnichten so sein muss.

So hilft er, von der Erkrankung abzulenken, und vermittelt besonders beim Kontaktliegen, das heißt, wenn der Hund ins Bett des Patienten darf, ein Gefühl von Nähe, Wärme und Geborgenheit. Dadurch, dass die Gefühlsskala eines Hundes der des Menschen sehr ähnlich ist, werden Furcht, Langeweile, Aufmerksamkeit oder Freude beim Tier durch den Menschen gut verstanden. Einem in der Armbeuge sitzenden Meerschweinchen kann man Freude wesentlich schlechter ansehen als einem schwanzwedelnden Hund. Dadurch wird die Kommunikation ohne Worte sehr erleichtert.

Unsere Therapiebegleithunde sind alle auf Ruf- und Sichtzeichen trainiert, so dass auch Menschen, die sich nicht mehr verbal äußern können (wir arbeiten zum Beispiel mit vielen Patienten, die einen dauerhaften Luftröhrenschnitt haben und deswegen nicht mehr sprechen können), mittels Sichtzeichen mit dem Hund kommunizieren. Das ist für diese Patienten ein wahnsinnig tolles Erfolgserlebnis, bei dem sie noch mal Selbstwirksamkeit erfahren.

Die tiergestützte Therapie konzentriert sich maßgeblich auf die folgenden drei Bereiche: den emotionalen, den körperbezogenen und den kognitiven Bereich.

1. Der emotionale Bereich
Hier geht es darum, das seelische Wohlbefinden des Patienten zu verbessern und Ängste sowie Anspannungen zu lindern. Die Anwesenheit des Hundes schafft eine entspannte und beruhigende Atmosphäre. Es können auch Geschwisterkinder oder weitere Familienangehörige mit in die Therapie einbezogen werden. Im Krankenhaus Erlebtes kann mit dem Hund nachgespielt werden, zum Beispiel kann man ihn mit einem Stethoskop abhören und dabei die Herztöne nachvollziehen. Und natürlich lässt sich dem Hund auch prima ein Verband an der Pfote anlegen.

Bei Lydia wird im Alter von sechs Jahren eine besonders aggressive Form von Muskelkrebs festgestellt. Trotz zahlreicher Chemotherapien ist die Erkrankung nicht unter Kontrolle zu bekommen. Absiedlungen des Tumors sind bereits in Richtung Rückenmark gewachsen, und eine beginnende Querschnittslähmung kündigt sich an. Während eines stationären Krankenhausaufenthaltes wünscht sich Lydia sehnsüchtig Kontakt zu Dr. Fussel. Nach einer ersten unglaublich berührenden Therapiesitzung äußert sie dann ihren größten Wunsch: Sie möchte gerne einen eigenen Welpen bekommen. Es ist kurz vor Weihnachten, Lydia ist absoluter Walt-Disney-Fan, und natürlich schlägt ihr Herz dementsprechend für Dalmatinerwelpen. Um ehrlich zu sein, haben wir alle ein bisschen Bauchweh deswegen, denn uns ist klar, dass die kleine Lydia vermutlich nur noch wenige Monate, eventuell nur noch ein paar Wochen zu leben haben wird. Und natürlich machen wir uns als Therapeuten auch Gedanken darüber, was dann mit dem kleinen Hund passiert. Aber okay, sei's drum, sagen wir uns, jetzt geht es erst mal um unsere Patientin. Lydia bekommt ihren Welpen.

Wenige Wochen später geht es Lydia immer schlechter, und sie wird durch unser Kinderpalliativteam zu Hause betreut. Mittlerweile hat sie eine Schmerzpumpe, schläft die meiste Zeit und ist nur noch selten richtig ansprechbar. Als es ihr immer schlechter geht, fährt ein ärztlicher Kollege mit zur Familie nach Hause. Lydia liegt im Wohnzimmer auf der Couch, links von ihr die Mutter, rechts von ihr der Vater, der Kollege sitzt mit ein wenig Abstand auch auf der Couch, der Dalmatinerwelpe auf seinem Schoß. Lydia atmet seit einiger Zeit nur noch unregelmäßig und ganz, ganz flach. Plötzlich fängt der kleine Welpe an zu winseln, springt vom Stuhl und verzieht sich in die hinterste Zimmerecke. Der Kollege fühlt daraufhin den Puls, und tatsächlich, Lydia ist verstorben. Und wer hat's als Erster bemerkt und gespürt: der kleine Hund.

Das ist jetzt mittlerweile etliche Jahre her, und die Sorgen, die wir uns um den Welpen gemacht haben, was aus ihm denn werden mag nach Lydias Tod, waren absolut unbegründet, denn wir bekommen noch heute einmal im Jahr, immer zur Weihnachtszeit, von den Eltern eine Karte zugeschickt, mit der sie sich herzlich für die Versorgung von Lydia und den Kontakt mit Dr. Fussel bedanken. Sie berichten uns, wie es dem Dalmatiner geht und welchen absolut herausragenden Platz er auch weiterhin in dieser Familie hat.

2. Der körperliche Bereich
Hier kann ein Hund helfen, die individuell für einen Patienten noch mögliche Aktivierung der Grob- und Feinmotorik zu unterstützen, zum Beispiel wenn Patienten mit Lähmungen oder anderweitigen Ausfallerscheinungen zu kämpfen haben. Das Tier gibt eine Motivationshilfe zur Bewegung

und kann wunderbar dazu benutzt werden, auch krankengymnastische, ergotherapeutische oder logopädische Einheiten zu unterstützen.

Wir haben einen Patienten betreut, der im Rahmen einer fortgeschrittenen Krebserkrankung auch Hirnmetastasen entwickelte, die eine leichte halbseitige Lähmung des Armes mit sich brachten. Dieser Patient sollte nun mit seinem teilgelähmten Arm immer wieder bestimmte krankengymnastische Übungen durchführen, zum Beispiel mit der betroffenen Hand einen kleinen Igelball kneten. Den Krankengymnasten sagte er jedes Mal nach zehn bis 20 Sekunden, dass er nicht mehr könne, dass ihn das zu sehr anstrengen würde. Wenige Tage später lag er dann in seinem Bett, Dr. Fussel neben ihm, und nach einer guten Viertelstunde sagte seine Frau zu ihm: »Herbert, merkst du eigentlich, dass du die Übungen machst, die du gar nicht kannst?« Was war geschehen? Herbert hatte seit einer guten Viertelstunde ununterbrochen mit seiner gelähmten Hand den Hund gekrault und damit unbewusst das Igelball-Training erfolgreich durchgezogen.

Auch die Geschichte von Finn ist berührend. Finn, ein 17-jähriger mehrfach schwerstbehinderter Junge mit ausgeprägten Muskelverkrampfungen, den wir zu Hause versorgten, bekam dort erstmals Besuch von Dr. Fussel. Die Eltern hatten uns im Vorfeld berichtet, dass Finn schon seit mehreren Wochen keine gezielten, gerichteten Bewegungen mehr machen konnte, dass er weder gelächelt noch gelacht habe, sondern nur noch einen deutlich verkrampften Gesichtsausdruck zeigte. Dr. Fussel wurde vorsichtig zu ihm gelassen, und dann passierte ein kleines Wunder: Finn begann ganz klar und eindeutig, mit seinen massiv verkrampften spastischen Händen Dr. Fussel zu streicheln, und ein breites Lächeln huschte über sein Gesicht. Was für ein unglaublich schöner Moment für uns alle.

Wir haben Finn bis zum Schluss zu Hause betreut und während dieser Zeit immer wieder unsere Therapiebegleithunde vorbeigeschickt. Nach eineinhalb Jahren verstarb Finn dann im Rahmen einer schweren Lungenentzündung. Ein Jahr nach seinem Tod wurden wir von der Familie zur Gedächtnisfeier eingeladen, natürlich mit Hund. Was passierte? Dr. Fussel, der zu diesem Zeitpunkt schon 15 Monate nicht mehr in diesem Haus gewesen war, düste durch die Wohnungstür und suchte sofort das ehemalige Zimmer von Finn auf, aber da war kein Finn mehr. Das Zimmer war komplett umgestaltet. Dr. Fussel lief etwas irritiert durch das Haus, bis Finns Mama dann irgendwann sagte: »Okay, dann besuchen wir ihn eben.« Aus dem Besuch wurde ein Spaziergang zum nahegelegenen Friedhof. Kaum war Dr. Fussel dort angekommen – und Dr. Fussel ist normalerweise ein Hund, der ganz akkurat auch ohne Leine bei Fuß läuft –, düste er los wie eine Rakete. Wir natürlich alle hinterher. Nach drei Biegungen sehen wir ihn plötzlich mitten auf einem Grab liegen – auf Finns Grab. Was für ein Gänsehautmoment! Und falls Sie jetzt denken, dass hier übersinnliche Kräfte mitgespielt haben oder der Leichnam vielleicht nicht tief genug verbuddelt worden war, das ist natürlich Quatsch. Dr. Fussel hat ganz einfach die Geruchsspur der Eltern aufgenommen, die Finn regelmäßig an seinem Grab besuchten. Trotzdem hat uns dieser Moment alle tief bewegt.

Der körperliche Bereich ist besonders in Form des Kontaktliegens eine sehr intensive Form der Therapie, bei der der Patient das Fell, die Wärme, die Atembewegung, auch den Herzschlag wahrnehmen kann, zudem noch den Geruch des Tieres. So strömen viele Sinneseindrücke gleichzeitig auf den Patienten ein und bieten einen sehr starken therapeutischen Impuls.

Wir haben einen gut 50-jährigen Patienten über einen Zeitraum von zwei Jahren über mehrere Klinikaufenthalte mit unserem Therapiebegleithundeteam betreut. Er litt an metastasiertem Schilddrüsenkrebs, hatte ganz viele Knochenmetastasen und musste deswegen immer wieder ins Krankenhaus und dort bestrahlt und operiert werden. Bei diesen Aufenthalten wurden wir dann immer zugeschaltet und so auch der Kontakt zu unseren Hunden ermöglicht. Für den Patienten, der wenig Sozialkontakte hatte und ein schlechtes Verhältnis zu seiner Familie, waren die Kontakte mit Dr. Fussel das absolute Wochenhighlight, auf das er sich wie wild freute. Er war aufgrund von Wirbelkörpermetastasen auf ein Korsett angewiesen, und immer, wenn er wusste, dass Dr. Fussel kommt, hat er sich extra aus dem Bett herausmobilisieren lassen und das Korsett angezwickt, damit er wenigstens im Sitzen ein bisschen mit Dr. Fussel spielen konnte.

Wir hatten seit mehreren Monaten schon nichts mehr von ihm gehört, da kam plötzlich ein Anruf aus unserer Notaufnahme. Der Patient sei in einem extrem schlechten Zustand, hieß es, aber er hätte dem Notarzt, der ihn eingeliefert hatte, noch klar und deutlich geäußert, dass es sein Wunsch wäre, noch ein letztes Mal Dr. Fussel zu sehen. Die andere, weniger schöne Information war, dass die Familie des Patienten, die mittlerweile auch informiert worden war, sich dazu entschlossen hatte, nicht mehr ins Krankenhaus zu kommen, da sie ihn so in Erinnerung behalten wollten, wie sie ihn früher gekannt haben. Uns war also klar: Entweder wir kriegen das mit Dr. Fussel irgendwie organisiert, oder der Patient stirbt alleine. Organisatorisch war das gar nicht so einfach, denn zum einen dürfen in die Notaufnahme keine Hunde. Da gilt – wie auch für Intensivstationen – ein striktes Verbot, was auch nachvollziehbar und sinnvoll ist, da jede Menge Patienten an lebenswichtigen Schläuchen hängen und es höchst unschön wäre, wenn ein gutgelaunter Hund versehentlich einen Beatmungsschlauch herauswedelt. Das zweite Problem war, dass wir zu jenem Zeitpunkt nur eine Therapiebegleithundeführerin hatten, die auch noch hochschwanger war. Trotzdem haben wir es möglich gemacht.

Ich habe mit dem Team der Notaufnahme gesprochen, dass der Patient bitte ein Einzelzimmer bekommt. Gott sei Dank ist die Notaufnahme in unserem Krankenhaus ebenerdig, so dass es möglich war, unseren Hund von außen durch das Fenster in das Patientenzimmer zu wuchten, was ich höchstselbst übernommen habe. Dann gab es diesen wirklich unglaublichen Augenblick: Der Patient hat zwar nicht mehr sichtbar reagieren können, aber wir konnten am Monitor ganz genau beobachten, wie durch den Kontakt mit dem Hund sein Blutdruck nach unten ging und wie sich auch die Pulsfrequenz verlangsamt hat. Der eigentliche Gänsehautmoment kam aber erst vier Stunden später. Wir bekamen den Anruf aus der Notaufnahme, der Patient sei verstorben. Kurz vor seinem Tod muss er noch mal zu sich gekommen sein, um aus seinem Nachtschränkchen neben dem Bett seinen Geldbeutel herauszuholen, in dem ein Foto von ihm und Dr. Fussel von einem der früheren Aufenthalte steckte. Als die Schwestern ihn tot in seinem Bett gefunden haben, hielt er genau dieses Foto mit beiden Händen fest umklammert.

3. Der kognitive Bereich

Wir kommen zum letzten Bereich, dem sogenannten kognitiven Bereich, bei dem wir versuchen, die Gehirn- und Gedächtnisleistung unserer Patienten noch ein bisschen aufzumöbeln. Hier kann man wunderbar insbesondere bei Kindern spielerisch die Konzentration, Merkfähigkeit und Reaktionsfähigkeit schulen. So kann ein Kind zum Beispiel Anweisungen geben, wo im Raum verschiedene Leckerlis für den Hund versteckt werden sollen. Anschließend wird der Hund vom Kind losgeschickt, um die Leckerlis anhand der entsprechenden Kommandos zu finden. Das fördert zum einen die Sprechbereitschaft und weckt die Spielfreude des Patienten ebenso wie zum Beispiel Hunde-Memory. Unsere Therapiebegleithunde können aber auch auf Stühlen sitzen und Würfel- und Steckspiele mit dem Patienten durchführen – das sieht grandios aus: zwei auf Stühlen sitzende zockende Hunde an einem Tisch.

Wie läuft eine Therapiesitzung genau ab?

Eine Therapiesitzung gliedert sich meistens in vier Phasen. In aller Regel beginnt sie mit einer kurzen Einstiegsphase zum gegenseitigen Kennenlernen, gefolgt von einer Beobachtungsphase, bei der der Hund am Platz liegt und sich Patient und Tier mit einer gewissen Distanz aneinander gewöhnen können. Dann schließt sich die eigentliche Kontaktphase an; sie gestaltet sich entweder völlig frei oder wird durch den Therapeuten gelenkt. Auf jeden Fall ist der Therapeut immer dabei, denn Hund und Tiertherapeut bilden eine stets untrennbare Einheit. Die Therapie richtet sich sowohl von ihren Inhalten als auch in ihrer Dauer nach der aktuellen körperlichen und psychischen Verfassung des Patienten sowie nach seinen Wünschen und Möglichkeiten. Das bedeutet, dass aktivere, mutigere Kinder dem Hund zum Beispiel selbst Kommandos geben können, während bei anderen der Therapiebegleithundeführer den Ablauf der Therapiesitzung weitestgehend vorgibt. Zuletzt folgt die Ausstiegsphase aus der Therapieeinheit. Oft wird hier ein kleines Ritual durchgeführt, bei dem der Patient dem Hund noch mal ein Leckerli geben darf. Mit einem Kunststückchen, zum Beispiel Pfötchen geben, oder einem lauten freudigen Bellen, verabschiedet sich das Tier vom Patienten.

Wie kann man die tiergestützte Therapie einsetzen?

Wenn die Hunde geimpft, regelmäßig ärztlich untersucht und entwurmt sind, dann gibt es für die Patienten kein erhöhtes Infektionsrisiko. Daher können wir an unserem Universitätsklinikum in mehr als 25 verschiedenen Abteilungen auf über 50 verschiedenen Stationen unsere Tiere zum Einsatz bringen. Besonders in einem doch weitestgehend fremdbestimmten Erkrankungs- und Behandlungszusammenhang, bei dem gerade Kinder wieder und wieder einen völligen Kontrollverlust und sehr, sehr unschöne Momente erleben, ist es ganz wichtig und auch eine positive Erfahrung, dass die Patienten bei allen Einschränkungen in der Lage sind, Selbstwirksamkeit und auch Kontrolle zu erfahren. So kann beispielsweise auch ein Kind, das im Rollstuhl sitzt, einem Hund Anweisungen geben, die dieser dann freudig umsetzt.

Wichtig ist die Arbeit mit festen Therapiebegleithundeteams. Die starke Bindung zwischen Therapeut und Hund hilft auch dem Hund, in dieser doch anstrengenden Arbeitssituation gut zu funktionieren. Für den Hund ist die eigentliche Situation neu. Im Krankenhaus gibt es vielfältige Ablenkungsmöglichkeiten und ungewohnte Gerüche. Der Tiertherapeut muss auf Zeichen der Überforderung achten und für genügend Ausgleich und Auslauf sorgen, auch zwischen den Therapieeinheiten. Besuchsdauer und Anzahl der Patienten muss man an die Möglichkeiten des Hundes anpassen. Der Therapeut hat damit ein hohes Maß an Verantwortung, sowohl in der therapeutischen Situation als auch für den Hund, denn er muss ihn auch vor Übergriffen schützen, zum Beispiel wenn ein Kind freudig quietschend immer wieder an seinem Fell reißt oder wenn er vor der eigentlichen Sitzung bereits von anderen Mitpatienten und/oder auch vom Personal wild durchgeknuddelt wurde.

Die von uns eingesetzten Hunde sind äußerst charakterfest und für diese Aufgabe speziell ausgebildet. Sie sind unter anderem auch darauf trainiert, im Rahmen des Kontaktliegens ruhig liegen zu bleiben, nicht in Panik zu geraten oder instinktiv zuzuschnappen, sollte zum Beispiel ein Kind mit Epilepsie einen akuten Krampfanfall erleiden und plötzlich laut schreiend zucken. Dies muss natürlich immer wieder mit dem Hund intensiv geübt werden, und so ist eine halbe bis eine Stunde Training jeden Tag eine Mindestvoraussetzung für die Arbeit in diesem hochsensiblen Feld.

In unseren Studien konnten wir bei den Patienten, die diese Form der Therapie erhalten, verglichen mit Patienten, die diese zum Beispiel aufgrund einer Allergie oder Angst vor Hunden nicht erfahren können oder möchten, sowohl bei erwachsenen Patienten als auch bei Kindern sehr eindrücklich nachweisen, dass sich die Lebensqualität bei sterbenskranken Patienten nach dem Kontakt mit dem Hund erheblich verbessert und dass bei Kindern die Angst vor Schmerzen und überhaupt die Angst vor einer Krankenhausbehandlung zurückgeht. Zudem wirkt sich dieses Therapieverfahren in beeindruckendem Maße schmerzlindernd aus.

Ein ganz wesentlicher Effekt dieser besonderen Therapie ist auch, dass man gerade im Umfeld eines Krankenhauses nicht unbedingt mit angenehmen Momenten rechnet. Man wartet auf die nächste Spritze, den schmerzhaften Verbandswechsel, auf eine unter Umständen unverständliche Visite in bestem Medizinerdeutsch oder andere Momente, die einem die Laune verderben. Da ist doch gerade ein solcher Kontakt eine ebenso ungewohnte wie hochwillkommene Abwechslung. Von daher muss man auch sagen, dass es gar nicht unbedingt notwendig ist, dass man zweimal am Tag bei den Patienten mit dem Hund vorbeikommt. Gerade bei Patienten, die manchmal wochenlang im Krankenhaus liegen müssen, ist es so, dass sie durchaus eine ganze Woche von einem Hundebesuch zehren und sich nach einer solchen Einheit schon wieder auf die nächste Sitzung in einer Woche freuen und darauf hinfiebern.

> Die Schmerzwerte sind nach Tierkontakt zum Teil stärker gesunken als nach der Gabe stärkstwirksamer Medikamente, wie beispielsweise Morphin. Die Pulsfrequenz konnte reduziert werden, und wir konnten das Ganze auch mit erniedrigten Stresshormonleveln nach Tierkontakt untermauern.

Warum Hunde?

Warum arbeiten wir im Krankenhaus mit Hunden und nicht mit Meerschweinchen, Kaninchen oder Katzen? Die Antwort ist relativ einfach: Wir Menschen verstehen in der Regel die Körpersprache eines Hundes deutlich besser als die eines Meerschweinchens und Kaninchens, die in der Regel auch nicht wirklich gut auf Kommandos reagieren. Zumal es manchmal extrem lästig sein kann, den ausgebüxten Hoppelhasen wieder einzufangen. Und Katzen? Katzen machen ohnehin, was sie wollen. Das finde ich als absoluter Katzenfan natürlich phantastisch, aber für den therapeutischen Einsatz sind sie nicht ideal, weil nicht wirklich gut steuerbar. Kann man prinzipiell auch noch mit anderen Tieren arbeiten? Lamas und Alpacas eignen sich in der tiergestützten Therapie. Man kann Pferde einsetzen, zum Beispiel im Rahmen einer Reittherapie (therapeutisches Reiten). Wahrscheinlich haben Sie auch schon von einer Delphin-Therapie gehört, die zum Teil zumindest anekdotisch ganz faszinierende Effekte bewirken soll, auch wenn die wissenschaftlichen Belege dürftig sind und diese Form der Therapie in der Regel auch unglaublich teuer ist.

Es gibt jede Menge Tiere, die für den therapeutischen Einsatz geeignet sind – auch außerhalb der Krankenhausmauern. Einer der absoluten Stars aus der medizinischen Tierszene hört auf den schönen Namen Oscar und ist ein Pflegeheimkater aus England, der es wirklich zu beachtlicher Berühmtheit gebracht hat. Was ich jetzt schreibe, klingt im ersten Moment vielleicht etwas makaber, aber Oscar kann mit sehr hoher Präzision das baldige Ableben von Menschen vorhersagen. So ist es aufgefallen, dass in dem Pflegeheim, in dem Oscar lebt, sehr oft Bewohner innerhalb kurzer Zeit gestorben sind, nachdem der Kater in ihrem Zimmer aufs Bett gesprungen ist. Ich möchte hier klar betonen: Das waren keine gelähmten Patienten, bei denen sich Oscar aufs Gesicht gelegt hat. Nicht Oscar war die Todesursache, sondern Oscar hat den herannahenden Tod dieser Bewohner wohl gespürt und dann ihre Nähe gesucht. Diese berührende Geschichte wurde, nachdem Oscar bereits mehr als 40 korrekte Voraussagen getroffen hatte, in einer der renommiertesten Fachzeitschriften überhaupt, im *New England Journal of Medicine*, veröffentlicht und einige Zeit später, nachdem er bereits über 80 korrekte Vorhersagen getroffen hatte, in einem Buch festgehalten. Natürlich sind die Angestellten dieser Einrichtung sehr schnell dazu übergegangen, Angehörige zu informieren, sobald Oscar sich auf dem Bett eines Bewohners breitgemacht hatte. Auch wir können mit unseren Therapiebegleithunden über ähnliche Erfahrungen berichten. Von unseren aktuell vier im Einsatz befindlichen Hunden scheint insbesondere Dr. Fussel eine ganz besonders feine Antenne zu haben. So ist es uns mehr als einmal passiert, dass wir das Gefühl hatten, dass Dr. Fussel irgendwie komisch reagiert. Im Gegensatz zu Oscar versucht sich Dr. Fussel eher aus der unmittelbaren Umgebung eines sterbenden Patienten zu entfernen. Er will dann nicht mehr ins Bett springen, um sich streicheln zu lassen, sondern meidet diese Nähe eher. Das Frappierende daran ist, dass wir schon mehrmals in der Situation waren, keinen medizinischen Anhalt dafür zu haben, dass ein Patient zeitnah verstirbt. Weder Blutwerte noch irgendwelche anderen Hinweise ließen uns dies vermuten, und trotzdem sind die Menschen, bei denen Dr. Fussel so reagiert hat, in der Regel in den nächsten 24 Stunden gestorben.

Gesteigerte Lebensqualität

Zusammenfassend kann man sagen, dass tiergestützte Therapie mit unseren Begleithunden ein ergänzendes Behandlungsverfahren ist, das in höchstem Maße auf Lebensqualität abzielt, insbesondere bei Menschen mit stark einschränkenden leidvollen Symptomen. Kinder profitieren sehr von dieser im Krankenhaus noch ungewöhnlichen Therapie. Durch unsere Arbeit konnten wir immerhin erreichen, dass schon mehrere andere Kliniken, darunter zwei Universitätskrankenhäuser, ebenfalls tiergestützte Therapie in ihr Behandlungsangebot mit aufgenommen haben, und weitere Interessenten klopfen bei uns an und möchten von uns lernen. Aus unserer Sicht wäre es mehr als wünschenswert, diese auch wissenschaftlich nachgewiesen effektive Therapieform noch mehr Menschen mit verschiedenen Erkrankungen zugänglich zu machen.

Zum Schluss möchte ich Ihnen gerne noch von Dr. Fussels allerersten Patientin erzählen. Clara war im Alter von 15 Jahren an einem sehr seltenen Tumor erkrankt und bekam sehr viel Chemotherapie. Trotz aller erdenklichen Versuche, die Erkrankung in den Griff zu bekommen, war kurz vor ihrem 18. Geburtstag klar, dass sie an dieser Tumorerkrankung sterben wird.

Wir haben Clara zu Hause mit unserem ambulanten Kinderpalliativteam versorgt. Sie war zu diesem Zeitpunkt fast bis auf die Knochen abgemagert, extrem schwach, schwerst depressiv und hatte eigentlich an gar nichts mehr Freude. Sie hat sich lediglich noch von der Couch auf ihren Toilettenstuhl mobilisiert und war nur noch wenige Stunden am Tag überhaupt wach. Bei einem der zahlreichen Hausbesuche fragte ich sie: »Clara, können wir dir denn mit irgendwas eine Freude machen? Wie wär's, wenn Dr. Fussel einmal zu dir kommt?« Plötzlich huschte ein klitzekleines Lächeln über das Gesicht des Mädchens. Natürlich haben wir das Vorhaben dann sofort in die Tat umgesetzt, Dr. Fussel besuchte Clara zu Hause, und sie blühte wieder auf. Schnell wurde klar, dass sie nicht nur mit unserem Therapiehund auf der Couch kuscheln, sondern mit ihm auch raus an die frische Luft gehen wollte. Um das zu erreichen, trainierte das schwerkranke Mädchen jeden Tag. Zuerst schaffte Clara es nur einige wenige Runden um den Couchtisch, doch von Mal zu Mal wurde sie fitter. Und was soll ich sagen? Bei weiter voranschreitender Krebserkrankung hat sie es tatsächlich geschafft, erst im Rollstuhl und später auch selbständig, noch einige Schritte mit unserem Dr. Fussel spazieren zu gehen. Aber es kommt noch besser: Durch ihre gesteigerte Kondition konnte sie sich ihren letzten großen Wunsch, nämlich noch einmal ins Kino zu gehen, erfüllen.

Wenige Wochen danach ist Clara gestorben, aber die Bilder von ihr und Dr. Fussel sind so unglaublich berührend, dass sie mich und auch unsere gesamte Abteilung bis heute begleiten. So hängt ein großes Poster im DIN-A0-Format von Clara und Dr. Fussel, auf dem sie trotz ihrer schweren Erkrankung mit einem wunderschönen strahlenden Lächeln zu sehen ist, am Eingang zu unserer Abteilung – als Erinnerung und als Motivation zugleich.

MUSIKTHERAPIE

Wo die Sprache aufhört, fängt die Musik an.
E. T. A. HOFFMANN

Christian M., ein junger Mann von Anfang 40, lag mit einer metastasierten Tumorerkrankung bei uns auf der Palliativstation. Auf meine Frage, ob er Lust habe, mich zu einer Vorlesung an die Uni zu begleiten, überlegte er nicht lange und sagte direkt zu. Die Vorlesung fand wenige Wochen bevor ich als DJ bei der jährlich an der Universität veranstalteten *Night of the Profs* auflegen durfte statt, und ich wollte die ersten Minuten nutzen, um die Studenten zu dieser Party einzuladen. Praktischerweise darf man sich als DJ seine Playlist selbst zusammenstellen, und so hatte ich mich mächtig darüber gefreut, fast eine ganze Stunde tanzbaren Heavy Metal spielen zu dürfen. Da mein Team und ich uns auch fernab der Erkrankungen für unsere Patienten interessieren, wusste ich natürlich, dass Christian M. ebenfalls ein großer Heavy-Metal-Fan war, und zum Dank, dass er mit mir in die Vorlesung kam, durfte er sich ein Lied aussuchen, das wir dann als Intro für die Studenten spielen wollten. Etwas verdutzt war ich allerdings schon, als er mir mit einem breiten Grinsen sein Lieblingslied nannte: »*See you in heaven or hell*«. Auf meine Bemerkung, dass das ein durchaus spezieller Songtitel für einen palliativ erkrankten

Menschen sei, antwortete er kurz und trocken: »Macht nix, ist schon seit Jahren mein Lieblingslied, und außerdem passt das doch. Es weiß ja nun wirklich keiner, was danach kommt.«

Der Tag der Vorlesung war gekommen. Ich stellte den 150 anwesenden Studenten meinen Patienten vor, ein Bär von einem Kerl, der durch die Erkrankung allerdings schon ziemlich geschwächt und an einen Rollstuhl gebunden war. Er saß in der Vorlesung und genoss es sichtlich, dass sein Lied in voller Lautstärke gespielt wurde. Und siehe da, einige und gar nicht wenige Medizinstudenten begannen, im Takt des Schlagzeuges mitzuwippen und sich von der nicht zu übersehenden Begeisterung des Patienten anstecken zu lassen. Nachdem das Lied zu Ende war, fragte er in die Runde: »Und, weiß irgendjemand von euch, von welcher Band das ist?« Tatsächlich gingen fünf Hände nach oben. Mein Patient hat sich dermaßen darüber gefreut, dass er mir nach der Vorlesung sagte, nach diesem schönen Erlebnis nun endgültig keine Sorgen mehr um Deutschlands zukünftige Ärzte zu haben. Wenige Wochen später verstarb Christian M. ziemlich plötzlich im Rahmen einer Blutvergiftung. Ich bin mir ganz sicher, dass dieser voller Energie steckende Patient und seine Begeisterungsfähigkeit für seine Musik und sein sehr baldiger Tod diesen Medizinstudenten nachhaltig im Gedächtnis bleiben wird. Hier hat ein Lied eine besondere Atmosphäre zwischen Patient und den Studenten geschaffen.

Schon von jeher dient Musik der Verständigung zwischen Menschen und transportiert Gefühle, Bilder und Stimmungen. Musik kann Kulturen verbinden und Identität schaffen. Man kann Musik und Klang therapeutisch einsetzen, um zu lindern und zu heilen, wie wir es seit vielen hundert Jahren auch in anderen Kulturen, zum Beispiel bei den Medizinmännern der Indianer oder bei Voodoo-Priestern, kennen. Wir finden Musik in allen Kulturen und erleben sie auch als integralen Bestandteil in der Praxis der Weltreligionen. Die Verbundenheit zu einer bestimmten Musikrichtung oder die Auswahl eines Songtitels im Alltag ist von vielen Faktoren abhängig. Sie ist u. a. stark von der familiären Sozialisation geprägt. Wenn Sie zum Beispiel Ihre gesamte Kindheit hindurch Volksmusik hören (müssen), dann gibt es eigentlich nur zwei Möglichkeiten: Entweder Sie lernen, damit zu leben und sie vielleicht in irgendeiner Form zu lieben, oder Sie gehen mit allem, was Sie haben, in die Opposition (und werden Heavy-Metal-Fan).

Die Musiktherapie wird nach einer Definition folgendermaßen beschrieben: Es ist der gezielte Einsatz von Musik im Rahmen der therapeutischen Beziehung zur Wiederherstellung, Erhaltung und Förderung seelischer, körperlicher und geistiger Gesundheit. Eine andere, sehr knackige, aber schöne Definition lautet: Alles, was guttut und Musik verwendet, heißt Musiktherapie. Musik begleitet uns durch das ganze Leben in unterschiedlichen Formen, und immer löst sie in uns in irgendeiner Form Emotionen aus. Ich zum Beispiel entspanne mich ganz vorzüglich bei möglichst lautem und möglichst heftigem Heavy-Metal-Geschrei, während hingegen einige meiner Familienmitglieder mir sehr glaubhaft versichern, dass sie dieser Lärm einfach nur wahnsinnig aggressiv mache und ich dieses gruselige Geschrei gefälligst im Auto hören möge, wo es sonst keiner mitkriegt.

Wir erleben auch immer wieder Konditionierungsphänomene. Das heißt, wir verbinden einen bestimmten Musiktitel mit einem ganz konkreten Erlebnis, sei es der erste Kuss, die Beerdigung eines geliebten Menschen oder der Gewinn einer Sportmeisterschaft. In meinem Buch »Schmerz Los Werden« habe ich diese Konditionierungsphänomene ausführlich beschrieben. Da gab es zum Beispiel ein Frühgeborenes, das bei jeder Blutentnahme im Inkubator über eine Spieluhr ein bestimmtes Wiegenlied vorgespielt bekam und auch viele Jahre später beim Klang dieses Wiegenliedes immer noch in massive Panik verfallen ist. Wir müssen uns darüber im Klaren sein, dass Musik in der Lage ist, starke Gefühle auszulösen, und dass es eben auch in der besonderen Verantwortung von Musiktherapeuten liegt, entsprechend bewusst und verantwortungsvoll mit diesem mächtigen »Instrument« umzugehen.

Grundsätzlich lassen sich in der Musiktherapie zwei Grundrichtungen unterscheiden: Auf der einen Seite steht die rezeptive Musiktherapie und auf der anderen die aktive Musiktherapie.

Die rezeptive Musiktherapie

Bei der rezeptiven Musiktherapie steht das aktive Zuhören im Vordergrund. Dem Patienten werden durch den Therapeuten verschiedene Klangerlebnisse angeboten. Entweder wird ihm etwas direkt mit einem Instrument vorgespielt, es wird mit der Stimme gearbeitet oder im Beisein des Therapeuten Musik vom Band vorgespielt.

Auf unserer Station hatten wir die über neunzigjährige Patientin Rosa S., Liebhaberin klassischer Musik, die unserer Musiktherapeutin gleich zu Beginn ihres Kennenlernens von ihrer Vorliebe für Schubert erzählte. Also spielte ihr unsere Musiktherapeutin spontan »Freude schöner Götterfunken« auf dem Akkordeon vor, was für große Freude sorgte. Bei der folgenden Begegnung brachte sie Text und Noten mit, und die beiden sangen zusammen einen Kanon. Auch wenn die Stimme der Patientin brüchig und sie selbst durch Schmerzen angegriffen und durch die Erkrankung geschwächt war, so tat ihr diese Musiktherapiestunde sehr gut. Bei der dritten Begegnung brachte unsere Musiktherapeutin dann eine CD von Schubert mit, die sogar vom Lieblingssänger unserer Patientin eingesungen worden war. Die beiden hörten sich Schuberts Winterreise an, einen Liederzyklus, bei dem es auch ganz stark um Gefühle wie Trauer und ums Abschiednehmen geht. Nachdem sie gemeinsam das letzte Lied angehört hatten, bedankte sich Rosa S. sehr herzlich mit den Worten: »Jetzt habe ich für eine Weile meine Schmerzen gar nicht mehr gespürt.« Drei Tage danach verstarb sie.

Bei der rezeptiven Musiktherapie geht es um sehr intensive Sinneserfahrungen. So haben wir in unserer Abteilung zum Beispiel eine Klangwiege. Das ist ein Instrument, in das sich Patienten hineinlegen können, während von außen die Saiten gespielt werden. Oder nehmen Sie die Klangschalen, die auf einen Patienten gestellt werden können, so dass dieser ein Stück weit als Resonanzkörper fungiert, was die Intensität einer solchen therapeutischen Sitzung noch verstärkt. Es gibt unendlich viele Möglichkeiten. Musik ist Ausdruck emotionaler Lebendigkeit. Musik ist schlicht und ergreifend mit dem Gefühl von »Leben« verbunden. Wir können mit Musik Emotionen wecken, Nähe herstellen und zur Kreativität anregen. Gerade bei der aktiven Musiktherapie, bei der der Patient entweder selbst singt, ein Musikinstrument spielt oder sogar komponiert, kann ein hohes Maß an Selbstwirksamkeit und Selbstbestimmung nochmals erfahrbar gemacht werden, selbst für schwerstkranke Patienten.

Eine weitere Möglichkeit musiktherapeutischer Begleitung sind sogenannte Klangreisen, bei denen sich der Patient mit Hilfe von Musik an einen anderen Ort träumen darf – weg vom Schmerz, weg von den belastenden Beschwerden und der oftmals unangenehmen Krankenhaussituation. Und sei es nur für ein paar Minuten.

Aktive Musiktherapie

Bei der aktiven Musiktherapie wählt der Patient aus einer Vielzahl von angebotenen Musikinstrumenten etwas aus. Hierbei sind keine spezifischen musikalischen Vorkenntnisse erforderlich, oftmals sind es einfache Schlag- oder Zupfinstrumente, die nach kurzer Anleitung auch intuitiv bespielt werden können. Dem Patienten wird damit die Möglichkeit gegeben, seine Emotionen nonverbal auszudrücken. So kann beispielsweise Frust und Ärger der letzten Wochen und Monate aktiv rausgetrommelt werden.

Obwohl es zahllose Studien zur Indikation und Wirksamkeit von Musiktherapie in der Medizin gibt, zum Beispiel bei Atemnot, Übelkeit, Schwäche, Schmerzen, Juckreiz, Autonomieverlust, Trauer, Gedankenkreisen, Unruhe, sozialer Rückzugstendenz und Ängsten, ist die Musiktherapie in Deutschland im Wesentlichen im psychiatrischen oder psychosomatischen Bereich bekannt. Seit einigen Jahren ist sie sogar eine von den Krankenkassen akzeptierte Leistung im Rahmen der Palliativversorgung. Allerdings empfinde ich die immer mal wieder vonseiten der Krankenkasse geäußerten Vorschläge, den Therapeuten durch Musik vom Band zu ersetzen, mehr als fragwürdig. Die emotionale Zuwendung ist bei der Musiktherapie eine tragende Säule, die kein CD-Spieler ersetzen kann. Man erinnere sich hierbei an die Kaspar-Hauser-Versuche im Mittelalter, bei denen Babys zwar hinsichtlich ihrer körperlichen Bedürfnisse versorgt wurden, jedoch keine emotionale Zuwendung erhielten und schlussendlich an dieser fehlenden emotionalen Zuwendung auch verstarben. Da Ideen zu Einsparungen im Gesundheitswesen – »Tausche Musiktherapeut gegen CD-Player« – aber immer wieder geäußert werden, haben sie uns dann letztlich dazu motiviert, eine musiktherapeutische wissenschaftliche Studie im Bereich der Palliativmedizin durchzuführen, um ebendiese positiven Effekte für den Menschen nachzuweisen und damit auch zu verhindern, dass der Mensch langfristig durch eine Maschine ersetzt wird.

In unserer Studie untersuchten wir palliative Patienten auf ihre Befindlichkeit und Lebensqualität im Zusammenhang mit angeboteter Musiktherapie. Parallel dazu ließen wir eine Kontrollgruppe mitlaufen, der dieses therapeutische Angebot nicht zur Verfügung stand. Wir konnten nachweisen, dass sich in der Gruppe mit Musiktherapie die Befindlichkeit in puncto Stimmung, erhöhter Grad der Wachheit und weniger Unruhe signifikant im positiven Sinne von der Kontrollgruppe unterschied. Darüber hinaus konnten wir bei einem Test der Lebensqualität nach einer Woche feststellen, dass sich in der Gruppe mit Musiktherapie der Bereich des existentiellen Wohlbefindens ebenfalls signifikant gegenüber der Kontrollgruppe verbesserte.

Wir hatten zum Beispiel einen älteren Herrn auf Station, der sich in der Adventszeit mit einigen Mitpatienten und unserer Musiktherapeutin in unserem Wohnzimmer zum Liedersingen traf. Als ich zwei Tage später im Rahmen der Chefvisite zu ihm kam, berichtete er mir, dass zwar alles ganz wunderbar sei, was wir hier für ihn tun würden, seine Schmerzen wären gelindert, die Übelkeit und die Luftnot seien besser, und auch sonst sei er froh über alles Gute, was wir für ihn tun würden. Aber dieser Liedernachmittag, sagte er mit glänzenden Augen, sei mit nichts zu vergleichen gewesen. Dass er so etwas Erhebendes noch mal erleben durfte, wäre das größte von allen Geschenken im Rahmen unserer Versorgung.

Aktuell betreuen wir auf unserer Station einen Vollblutmusiker. Ein leidenschaftlicher Hobby-Gitarrist, der mir bei unserer ersten Begegnung unter Tränen berichtet, dass er sich aufgrund seines Hirntumors nicht mehr in der Lage fühle, die Gitarre zu spielen, obwohl ihm das so unendlich viel bedeute. Gemeinsam mit unserer Therapeutin gelingt es dann aber doch, dass er sich an einige Riffs seiner Lieblingslieder erinnert und es schafft, ein paar wunderbare Klänge über den Flur unserer Palliativstation zu zaubern. Zum Schluss sitzt der Patient weinend, aber glücklich auf seinem Bett und sagt: »Das hat so gutgetan! Danke, dass ich mich zumindest mal eine halbe Stunde heile fühlen durfte.«

Falls Sie immer noch nicht davon überzeugt sind, dass Musik aus der Welt der großen Gefühle nicht wegzudenken ist, möchte ich kurz über meine Erlebnisse bei Beerdigungen, insbesondere Beerdigungen von Kindern berichten. In aller Regel kommt der große Dammbruch für alle Anwesenden spätestens dann, wenn ein besonders berührendes Lied gespielt wird. Auch hier sind die Geschmäcker bekanntlich verschieden, und die Bandbreite von »Tears in Heaven« bis »Alles hat ein Ende, nur die Wurst hat zwei« zeigt, dass für jeden Geschmack und jede Persönlichkeit etwas dabei ist. Ein Lied, das mich persönlich besonders berührt, stammt von den Toten Hosen. Campino, der Sänger der Band, hat es für seine verstorbene Mutter geschrieben. Es heißt »Nur zu Besuch«. Ich möchte Sie einladen, sich für eine kleine Weile auf diesen Text einzulassen. Und ich bin mir sicher, der ein oder andere wird dieses Lied danach auch ganz oben im persönlichen Ranking der eigenen Beerdigungslieder einreihen.

Nur zu Besuch

Immer wenn ich dich besuch', fühl' ich mich grenzenlos
Alles andere ist von hier aus so weit weg
Ich mag die Ruhe hier, zwischen all den Bäumen
Als ob es den Frieden auf Erden wirklich gibt
Es ist ein schöner Weg, der unauffällig zu dir führt
Ja, ich habe ihn gern, weil er so hell und freundlich wirkt
Ich habe Blumen mit, weiß nicht, ob du sie magst
Damals hättest du dich wahrscheinlich sehr gefreut
Wenn sie dir nicht gefallen, stör dich nicht weiter dran
Sie werden ganz bestimmt bald wieder weggeräumt
Wie es mir geht, die Frage stellst du jedes Mal
Ich bin okay, will nicht, dass du dir Sorgen machst

Und so red ich mit dir wie immer
So als ob's wie früher wär
So als hätten wir jede Menge Zeit
Ich spür dich ganz nah hier bei mir

Kann deine Stimme im Wind hören
Und wenn es regnet, weiß ich, dass du manchmal weinst
Bis die Sonne scheint, bis sie wieder scheint

Ich soll dich grüßen von den andern
Sie denken alle noch ganz oft an dich
Und dein Garten, es geht ihm wirklich gut
Obwohl man merkt, dass du ihm doch sehr fehlst
Und es kommt immer noch Post, ganz fett adressiert an dich
Obwohl doch jeder weiß, dass du weggezogen bist

Und so red ich mit dir wie immer
Und ich verspreche dir
Wir haben irgendwann wieder jede Menge Zeit
Dann werden wir uns wiedersehen
Du kannst dich ja kümmern, wenn du willst
Dass die Sonne an diesem Tag auch auf mein Grab scheint
Dass die Sonne scheint, dass sie wieder scheint

KUNSTTHERAPIE

*Kunst gibt nicht das Sichtbare wieder,
sondern macht sichtbar.*

PAUL KLEE

Harald P. ist an einem bösartigen Kopf-Hals-Tumor erkrankt, der auch von seinem Kehlkopf Besitz ergriffen hat, so dass er durch einen von außen platzierten Schlauch in der Luftröhre atmen muss und ihm damit die Möglichkeit zu sprechen genommen ist. Es fällt ihm sehr schwer, sich anderweitig verständlich zu machen. Alle Versuche, Dinge und Anliegen, die ihm wichtig sind, aufzuschreiben, werden durch seine unleserliche Schrift noch zusätzlich erschwert. Also machen wir, was wir in solchen Fällen immer tun: entweder setzen wir unsere Therapiebegleithunde ein oder schicken die Musiktherapeutin oder Kunsttherapeutin in den Einsatz. In diesem Fall ist Letztere am Zug und beginnt, mit Harald P. zu arbeiten.

In den Bildern, die dabei entstehen, wird überdeutlich, welche Sorgen und Nöte Harald P. plagen. Mehr noch, es werden Wünsche und Bedürfnisse sichtbar, und je mehr Bilder im Krankenzimmer an der Wand hängen, desto leichter ist es für die Menschen, die dieses Zimmer betreten, die einzelnen Facetten von Harald P. zu erfassen, der eben so viel mehr ist als nur der Kopf-Hals-Tumor-Patient aus Zimmer 17, der nicht mehr sprechen kann. Über seine Bilder beginnt er mit uns zu kommunizieren, mit dem Resultat, dass wir ihn besser verstehen und er sich besser verstanden fühlt. Und so ist es im Verlauf für alle Beteiligten ein sehr befreiendes Gefühl mitzuerleben, wie Harald P. mit der Zeit immer zufriedener wirkt und schließlich auch friedlich und gut symptom-kontrolliert sterben kann, ohne dass zu viel Unausgesprochenes übrig geblieben ist.

Die Kunsttherapie als solche ist noch eine relativ junge Therapieform, entstanden Mitte des 20. Jahrhunderts. Im Rahmen dieser Therapie können Patienten, therapeutisch begleitet, ihrer Kreativität freien Lauf lassen, innere und äußere Bilder ausdrücken und dazu verschiedene Medien nutzen. So kann gemalt oder gezeichnet werden. Es können mit Ton kleine Skulpturen geschaffen werden.

In der Kunstgeschichte gab es immer wieder Künstler, die ihre eigenen inneren Bilder eindrücklich für andere sichtbar gemacht haben. Dazu gehört sicherlich »Der Schrei« von Edward Munch oder die Bilder von Frieda Kahlo, der mexikanischen Malerin, die in jungen Jahren einen schweren Busunfall hatte und seitdem von fürchterlichen Schmerzen geplagt war, die sie in eindrucksvoller Weise wieder und wieder in ihren Bildern verarbeitete.

Man kann mit Fotografie arbeiten, auch die neuen digitalen Medien kommen immer häufiger zum Einsatz, so dass bei uns mittlerweile gar nicht wenige Patienten – insbesondere die jüngeren – ihrer Kreativität auch mit Hilfe eines iPads Ausdruck verleihen.

In die Krankenversorgung hat die Kunsttherapie im Wesentlichen über psychiatrische und psychosomatische Therapiefelder Einzug gehalten. Im deutschsprachigen Raum ist das Auftreten kunsttherapeutischer Elemente ganz wesentlich mit der anthroposophischen Medizin verknüpft. So wurde von der anthroposophischen Ärztin Ita Wegmann das Malen und Plastizieren als Teil künstlerischer Therapie in die klinische Behandlung von Patienten integriert und ist noch heute elementarer Bestandteil anthroposophischer Medizin.

Über unterschiedliche künstlerische Techniken wie das Malen oder auch das Arbeiten mit Ton können in der Kunsttherapie auch von »Nichtkünstlern« innere Bilder oder auch seelische Zustände sichtbar gemacht werden. Unaussprechliches bekommt einen Ausdruck, Gefühle und Empfindungen spiegeln sich in Bildern wider und laden dazu ein, auch anhand des Bildes darüber zu sprechen und sich damit auseinanderzusetzen. Durch das Medium der Kunst kann es gelingen, dass sowohl die notwendige Nähe zur inneren Gefühlsverfassung vorhanden ist, als auch eine notwendige und durchaus heilsame Distanz, wenn ein Patient sich mit seiner zum Teil – insbesondere bei sterbenskranken Menschen – existentiellen Notlage noch nicht in dem Maß auseinandersetzen will oder kann. Gerade hochtraumatische Erlebnisse können anhand der geschaffenen Bilder oder kleinen Skulpturen auch ganz langsam und schrittweise behutsam miteinander bearbeitet werden. Und es gibt nicht wenige Patienten, denen das »Rausmalen«, das heißt das Freisetzen von Emotionen oder von Angstmachendem, einfach guttut, weil es oftmals mit einem Gefühl von Befreiung verbunden ist.

Ich kann mich noch gut an eine 16-jährige Patientin erinnern, die aufgrund unerträglicher Schmerzen zu uns auf die Station kam. Wirklich keine bislang angesetzte Therapie konnte ihr helfen. Direkt zu Beginn des stationären Aufenthaltes baten wir sie, ganz viele Comiczeichnungen anzufertigen und damit ihr Krankenzimmer zu dekorieren. Ich erlebte einen absoluten Gänsehaut-Moment, als ich mir das erste Mal etwas Zeit nahm, die vielen kleinen Zeichnungen näher zu betrachten. Selten hat mich so viel Wut, Verzweiflung, Hilflosigkeit und Ausgeliefertsein angeschrien wie auf diesen unzähligen kleinen Zeichnungen. Als kämen sie direkt aus der Hölle. Was diese junge Patientin mit ihren Bildern für uns visualisiert hat, hätte sie in dieser Intensität nie in Worte fassen können. Die Bilder boten einen guten Anknüpfungspunkt, uns dem eigentlichen Kern ihrer Schmerzproblematik zu nähern. So kam sehr schnell heraus, dass keine körperliche Ursache, sondern eine tiefe und in der frühen Kindheit verankerte Traumatisierung der Auslöser all ihrer Probleme war.

Wie wirkt die Kunsttherapie?

Das Einsetzen von Farben beim Malen oder das Hineingreifen in frischen Ton löst bei vielen Menschen etwas aus. Erlebnisse aus unterschiedlichen Lebensphasen können heraufbeschworen werden, und so kann es gelingen, auch damit verbundene schwerwiegende körperliche Symptome über das Medium Farbe auf Papier oder über das Medium Ton einfach »rauszusetzen« – das heißt, aus dem tiefsten Inneren heraus für andere sichtbar zu machen. Biographiearbeit und / oder Trauerarbeit kann hier ganz intensiv gestaltet werden, selbst wenn es nicht gelingt, zu diesem

Zeitpunkt darüber zu reden. Über den kreativen Prozess wird sie sichtbar und damit auf einer ganz anderen Ebene begreifbar. Oft hat man dann auch die Chance, zum Beispiel über das Bild, in ein tiefergehendes Gespräch einzusteigen.

In aller Regel wird bei bettlägerigen Patienten direkt im Krankenzimmer am und im Krankenbett mit dem kreativen Prozess begonnen. Dem Patienten wird eine Auswahl verschiedener Materialien angeboten. Gerade bei Menschen, die keinerlei künstlerische Vorkenntnisse haben, ist

Bei der Kunsttherapie und den Möglichkeiten, die sie bietet, ist jeder Mensch in der Lage, sich in irgendeiner Form künstlerisch auszudrücken.

am Anfang die Angst oder Hemmschwelle ziemlich groß. Es fallen Sätze wie: »In der Schule war ich immer schlecht in Kunst« oder »Im Malen war ich nie begabt« oder »Das habe ich noch nie probiert«. Und natürlich schlummert nicht in jedem Menschen ein kleiner Rembrandt oder Leonardo da Vinci, aber wie schon Josef Beuys so schön sagte: »Jeder Mensch ein Künstler.« Und jeder Mensch ist in der Lage, über das Medium der Kunst seinen Gefühlen Ausdruck zu verleihen. Oftmals gelingt ein erleichterter Einstieg zum Beispiel darüber, dass man den Patienten auffordert, wenn er Rechtshänder ist, ein Bild mit der linken Hand zu malen. Bei sehr geschwächten Patienten kann der Kunsttherapeut auch beim Malen helfen oder ein Bild für den Patienten nach seinen Wünschen und Vorstellungen entwerfen oder versuchen, ein Bild zu gestalten, das zur aktuellen Situation des Patienten passt.

Was sind die wesentlichen Elemente der Kunsttherapie?

Da ist zum einen das Gefühl, begleitet zu werden. Es ist jemand da, es nimmt sich jemand für mich Zeit. Über die entstehenden Bilder gibt es für die Patienten die Möglichkeit, aus ihrem Leben zu erzählen, einzelne besondere Erlebnisse herauszugreifen und sie mit jemandem zu teilen. Vielleicht entsteht ein Landschaftsbild aus der Erinnerung an einen ganz besonderen Urlaub, über den man dann ins Gespräch kommen kann. Dadurch, dass man über ein sonst im Alltag nicht vorkommendes Medium miteinander in Kontakt tritt, kann eine ganz intensive Beziehungsebene entstehen und beim Patienten das Gefühl von Geborgenheit schaffen.

Die Kunsttherapie kann darüber hinaus zur Lösung eines Problems beitragen, das vor allem sterbenskranke Menschen sehr beschäftigt: »Wird man sich an mich erinnern?« – so lautet eine der quälendsten Fragen, die sich viele sterbenskranke Menschen kurz vor ihrem Tod stellen. Auch aus diesem Aspekt heraus ist die Kunsttherapie so wichtig, denn es werden Bilder gemalt, die auch später bei den Hinterbliebenen die Erinnerung an diesen Menschen wachhalten werden. Für den Patienten ist aber noch ein weiteres Kernelement von entscheidender Bedeutung – das Gefühl, gesehen zu werden.

Wolfgang H. ist Mitte 60, als bei ihm ein bösartiger Hirntumor festgestellt wird. Während der Operation kommt es zu Komplikationen. Als er wieder aufwacht, muss er feststellen, dass seine rechte Körperhälfte komplett gelähmt ist. Für ihn als Rechtshänder natürlich eine absolute Katastrophe. Zudem leidet er unter massivsten Wortfindungsstörungen, und so kann er sich weder über die Sprache noch handschriftlich seiner Familie mitteilen. Wolfgang H. hat zwei kleine Enkelkinder, die ihn regelmäßig im Krankenhaus und später auch zu Hause besuchen. Eines Tages sitzt er mit Tränen in den Augen vor uns und deutet an, dass er solche Angst davor hat, bei seinen Enkelchen in Vergessenheit zu geraten. Auch wolle er ihnen so nicht in Erinnerung bleiben, als gebrechliches und gelähmtes bettlägeriges Häufchen Elend.

Gemeinsam überlegen wir, wie es gelingen kann, eine positive Erinnerung an den Opa zu schaffen, und schnell ist der Entschluss gefasst: Er möchte für jedes seiner Enkelkinder noch ein Bild malen. Mittlerweile hat er seine linke Hand ganz gut trainiert, und unter Anleitung unserer Kunsttherapeutin gelingt es ihm, für die Enkelkinder zwei wunderschöne Bilder zu gestalten. Als bleibende Erinnerung an den Opa. Der gesamte Entstehungsprozess hat für Wolfgang H. etwas unglaublich Heilsames. Denn auch er kann wieder erkennen, dass jenseits dieses entkräfteten schwerkranken, gelähmten Mannes ein großer Teil seiner inneren Kraft und Stärke und seiner Persönlichkeit in den Bildern wiederzufinden ist.

Wo findet Kunsttherapie statt?

Kunsttherapie finden wir mittlerweile in Krankenhäusern, Schulen, Einrichtungen der Behindertenhilfe, in Altenheimen, Rehakliniken und in vielen weiteren Bereichen. Es gibt durchaus Länder, die uns, was die Verankerung von Kunsttherapie im Gesundheitssektor anbelangt, Lichtjahre voraus sind. So wurde in England der festgeschriebene Beruf des Kunsttherapeuten mit staatlicher Anerkennung bereits vor über 20 Jahren installiert. Aus diesem Grund sind auf der Insel auch gut die Hälfte bis zwei Drittel aller Kunsttherapeuten im Gesundheitsbereich tätig. In Deutschland gibt es diese gesetzlichen Verankerungen in diesem Sinne nicht, und trotzdem werden Kunsttherapeuten zunehmend im Bereich der Psychiatrie, Psychosomatik, der Neurologie, der Altersmedizin, der Kinderheilkunde und bei krebskranken Menschen eingesetzt. Seit einigen Jahren wird die Kunsttherapie auch im Rahmen der palliativmedizinischen Komplexbehandlung bei lebensbegrenzend erkrankten Menschen als anrechenbare Leistung gewertet und tatsächlich auch entsprechend von den Krankenkassen vergütet.

Gibt es wissenschaftliche Studien zur Kunsttherapie?

Immer, wenn ein Therapieverfahren im medizinischen Behandlungskontext auftaucht, fragt man sich natürlich, ob jemand die Effekte auch im Rahmen von Studien untersucht hat. Und es ist sicherlich unbestritten schwierig, kunsttherapeutische Wirksamkeit, die ja im Rahmen von kreativen Prozessen entsteht, mit den üblichen Mitteln der evidenzbasierten Medizin zu beurteilen, denn es wird jedem klar sein, dass doppelblind randomisierte placebokontrollierte Studien in diesem speziellen Feld so nicht möglich sind. Dennoch gibt es eine Reihe von qualitativen Studien, die positive Effekte der Kunsttherapie bei Menschen mit akuten und chronischen Schmerzen belegen und dass bei bestimmten psychosomatischen und psychischen Krankheitsbildern eine Symptomverbesserung eintritt. Durch die anthroposophische Kunsttherapie lassen sich sowohl die körperlichen Beschwerden mildern als auch die Lebensqualität verbessern bei zeitgleicher Reduktion der Behandlungskosten. Aktuell führen wir an der Universitätsklinik des Saarlandes eine eigene Studie im Bereich der Palliativmedizin durch, bei der wir die Wirksamkeit von Kunsttherapie auf die Befindlichkeit und die empfundene Lebensqualität von Palliativpatienten überprüfen wollen. Im Rahmen dieser Studie wird sich unsere Kunsttherapeutin zum Doktor der theoretischen Medizin promovieren.

Bislang können wir sagen, dass sich gerade bei unseren sterbenskranken Patienten sich die Möglichkeit der kunsttherapeutischen Begleitung nutzen lässt, um tiefere Gespräche mit ihnen anzuregen oder ihre aktuellen Stimmungen sichtbar zu machen. Besonders beeindruckt mich die Beobachtung, dass viele unserer Patienten in ihren Bildern schon ihren nahenden Tod zum Ausdruck bringen. So erlebten wir schon, dass Patienten in einem Bild eine bestimmte Anzahl von Sternen oder Blumen gezeichnet haben, die – wie wir im Nachhinein feststellten – den in nicht allzu ferner Zukunft liegenden Todestag vorausgesagt hat.

Kunsttherapie als Kraftquelle

Es geht in der Kunsttherapie darum, für Patienten und auch für deren Angehörige Kraftquellen zu finden. Doch die Bilder und kleinen Skulpturen, die dabei entstehen, sind nicht nur für die direkt Betroffenen wertvoll und bedeutsam, sondern auch für uns Begleiter.

Eine junge Frau mit einer sehr kurzen Krankengeschichte wurde bei uns auf Station aufgenommen. Seit rund zwei Wochen hatte sie immer mal wieder Bauchweh, war dann beim Arzt gewesen, der im Ultraschall eine Engstelle im Bereich des Darmes entdeckte. Da sie als Jugendliche eine Blinddarmoperation hatte, dachte man zuerst an alte Vernarbungen. Es folgte eine Bauchspiegelung, bei der dann völlig unerwartet ein absoluter Horrorbefund erhoben werden musste: Der gesamte Bauchraum war voller Tumore. So landete die junge Frau dann auf unserer Palliativstation, und ich musste den drei minderjährigen Kindern mitteilen, dass es sich bei der Erkrankung ihrer Mama nicht um eine harmlose Kleinigkeit handelt und dass sie aller Voraussicht nach sehr bald an dieser nicht mehr behandelbaren Krebserkrankung sterben werde. Wir führten viele intensive Gespräche mit der Patientin, ihrem Ehemann und den Kindern. Auch hier war unsere Kunsttherapeutin frühzeitig mit an Bord und arbeitete nicht nur mit der Patientin, sondern ließ ihr Leinwand und Farben da, damit sie auch in den Abendstunden immer ein bisschen für sich kreativ sein konnte. Am Tag nachdem wir die Patientin mit einer Schmerzpumpe und Unterstützung durch ein häusliches Palliativteam nach Hause entlassen konnten, stand in unserem Stationszimmer ein von ihr gemaltes Bild mit einer wunderschönen Frühlingsblumenwiese; ein Bild voller Kraft und Lebensfreude, mit dem sie sich bei uns für die Versorgung bedanken wollte. Beim Betrachten dieses Bildes war jedem von uns klar: Trotz der eigentlich fürchterlichen Gesamtsituation – um diese Patientin und um diese tolle

Familie müssen wir uns keine Sorgen machen. Da ist so viel Liebe, so viel positive Energie und Unterstützung vorhanden, sie werden das schaffen.

HYPNOSE –
DIE KRAFT DER SELBSTHEILUNG

*Therapeutische Trance ist fokussierte
Aufmerksamkeit, die auf bestmögliche Weise so
gesteuert wird, dass der Patient seine Ziele erreicht.*

MILTON H. ERICKSON

Meinen ersten persönlichen Kontakt mit Hypnose hatte ich während meiner schmerztherapeutischen Weiterbildung. Der Schmerzpsychologe der Klinik lud mich zu einer kleinen Entspannungshypnose ein, der ich zwar zustimmte, dabei aber durchaus ein komisches Gefühl hatte. Ist es sinnvoll, innerlich angespannt in eine Entspannungshypnose zu gehen? Funktioniert das bei mir überhaupt? Und wenn ja, mache ich mich vielleicht zum Deppen, hüpfe gackernd wie ein Huhn über den Flur, wache auf und kann mich an nichts mehr erinnern? Ich hatte wohl genau jene vorurteilbehafteten Vorstellungen, die viele Menschen beim Thema Hypnose in sich tragen.

Aber: Meine erste Entspannungshypnose war phantastisch. Binnen weniger Minuten befand ich mich gedanklich an einem traumhaft schönen Ort, von dem ich kurze Zeit später tiefenentspannt und mit frischen Kräften ausgestattet, sehr viel leistungsfähiger zurückgekehrt bin. Wie ein kleiner Urlaub für Körper und Geist. Einige Tage später war ich dann schon mutiger und fragte den Psychologen und

Hypnotherapeuten: »Ich habe wahnsinnige Höhenangst, ich schaffe maximal zwei Stufen auf einer Leiter, dann wird's mir schwindlig. Wenn ich an einem Balkongeländer stehe, habe ich das Gefühl, mich zieht's nach unten und ich muss gleich springen. Es ist einfach nur furchtbar, und ich weiß nicht, woher das kommt und was ich dagegen tun kann.« Der Therapeut schlug daraufhin eine kurze Trance-Induktion vor, bei der es uns tatsächlich glückte, in nur einer Sitzung an ein traumatisches Erlebnis aus meiner Kindheit heranzukommen, das tief im Unbewussten schlummerte. Es war der Sturz eines Freundes, mit dem ich auf einer benachbarten Baustelle gespielt hatte. Natürlich war das Betreten des Rohbaus verboten. Natürlich haben wir uns nicht daran gehalten. Unsere Abenteuerlust war einfach zu groß. Leider passierte dann etwas ganz Fürchterliches: Mein Kumpel stürzte durch das noch nicht gesicherte Treppenhaus, an dem sich noch kein Geländer befand, ein komplettes Stockwerk in die Tiefe. Wie durch ein Wunder blieb er zwar völlig unverletzt, aber das Bild, dass sich mir einprägte, war, wie mein Freund regungslos am Boden lag und ich mir dabei absolut sicher war, dass er nicht mehr lebte.

In der hypnotherapeutischen Sitzung sah ich dieses Bild noch einmal ganz deutlich vor mir. Ich hatte dieses Kindheitserlebnis vollständig aus meiner Erinnerung verdrängt und schon gar nicht in irgendeiner Form mit meiner Höhenangst in Verbindung gebracht. Aber da war er, der Schlüssel zu meinem Trauma. In zwei weiteren Sitzungen gelang es dann nachhaltig, das damalige Erlebnis im Unbewussten umzudeuten und eine neue Interpretation des Erlebten zu verankern.

Seither bin ich von meiner Höhenangst befreit und ein überzeugter Verfechter dieses Verfahrens geworden. Ich habe mittlerweile fünf Wochenendkurse in medizinischer Hypnose belegt, allerdings ist das Erlernen der Hypnose durchaus anspruchsvoll und zeitintensiv, mit vielen Kursstunden, Training und Supervision verknüpft, so dass ich es angesichts meines doch eher vollen Terminkalenders immer noch nicht geschafft habe, meine Hypnoseausbildung vollständig abzuschließen. Das Themenfeld Hypnose fasziniert mich aber sehr, und ich werde es definitiv auch in meinem klinischen Alltag zukünftig weiter ausbauen.

Es gibt so viele Einsatzmöglichkeiten für Hypnose, dass ich es mir als Profi auch gar nicht erlauben kann, dieses Thema zu vernachlässigen: die Behandlung unserer Patienten bei Atemnot, Übelkeit, Erbrechen, Appetitlosigkeit, Juckreiz, Schlafstörungen, Schmerzen und Ängsten.

Man kann damit Flugangst genauso behandeln wie eine Spinnenphobie. Man kann es zur Raucherentwöhnung nutzen und zur Unterstützung beim Abnehmen.

Was ist eigentlich Hypnose?

Der Begriff Hypnose steht sowohl für einen veränderten Bewusstseinszustand, der Trance, als auch für das Verfahren, eine solche Trance einzuleiten und mit dem Patienten in diesem Zustand zu arbeiten. Während eines solchen Trancezustandes können sowohl körperliche Phänomene wie Puls, Blutdruck, Stresshormonlevel, bestimmte Denkmuster, aber auch Gefühle und das Verhalten von Menschen beeinflusst werden. Der hypnotische Zustand kann entweder durch einen Therapeuten induziert werden oder im Rahmen von Selbsthypnosetechniken eigenständig angestoßen werden.

»Hypnose ist die Kunst, jemanden mit Hilfe der Vorstellungskraft in eine alternative Wirklichkeit zu führen und dort jene Erfahrungen machen zu lassen, die zur Bewältigung aktueller Probleme oder Symptome hilfreich sind«, sagt der Hypnotherapeut Burkhart Peter und verweist darauf, dass sich nicht alle Menschen gleichermaßen auf Hypnosetechniken einlassen können. Es gibt Menschen mit hoher, mittlerer oder niedriger Hypnotisierbarkeit. Da das in aller Regel keinem auf die Stirn geschrieben steht, muss man es im Zweifel einfach ausprobieren.

Die Erfahrung einer hypnotischen Trance ist zum einen dadurch gekennzeichnet, dass die Situation als absolut wirklich und real erlebt wird, und zum anderen, dass ein gewisses Maß an Unwillkürlichkeit einhergeht, da hier verschiedene Dinge wie von selbst geschehen. Dass sich der hypnotische Trancezustand von anderen Bewusstseinszuständen wie Wachsein, Schlaf, tiefe Entspannung oder auch Meditation unterscheidet, konnte schon lange zweifelsfrei mit Hilfe von Hirnstrommessungen belegt werden.

Im Rahmen der hypnotischen Trance erleben Menschen eine veränderte Zeitwahrnehmung, die Möglichkeit des Rückgriffs auf Erinnerungen oder Erlebnisse von früher und eine deutlich erhöhte Anfälligkeit für Suggestion von außen.

Die Vorstufe der heutigen Hypnose ist das Verfahren und die Therapie des sogenannten »animalischen Magnetismus« des Arztes Franz Anton Mesmer, in früherer Zeit auch als »Mesmerismus« bezeichnet. Der schottische Augenarzt James Braid entwickelte später eine physiologische Erklärung hypnotischer Phänomene, wobei durch die Konzentration auf einen einzigen Gedanken ein neurologisch bedingter Schlafzustand zu erreichen sei. Im weiteren Verlauf wurde die therapeutische Verwendung der Hypnose im Jahr 1892 von der *British Medical Association* empfohlen. Mittlerweile gibt es unzählige Studien, die die Effektivität oder den möglicherweise sinnvollen Einsatz der Hypnotherapie für verschiedene Krankheitsbilder und Störungen belegen. Neben den bereits genannten handelt es sich um Zwangsstörungen, Panikattacken, Bulimie, Anorexie, Tinnitus oder auch Migräne; diese Liste lässt sich noch beliebig erweitern. In Deutschland wurde die Hypnotherapie im Jahr 2006 als wissenschaftliche Psychotherapiemethode anerkannt.

Wie wirkt Hypnose?

Mit der Hypnose gelingt es uns, unsere Aufmerksamkeit ganz intensiv auf eine bestimmte Sache zu richten. Gleichzeitig können damit störende äußere Einflüsse oder auch uns blockierende innere Wahrnehmungen vollständig oder teilweise ausgeblendet werden, zum Beispiel auch Schmerzen. Eine hypnotisierte Person ist ganz von ihren inneren Bildern eingenommen, von Erinnerungen, von Vorstellungen körperlicher Heilungsprozesse oder möglicher veränderter Verhaltensweisen, zum Beispiel im Rahmen einer Raucherentwöhnung. Wenn man sich in hypnotischer Trance befindet, ist man in einem veränderten Bewusstseinszustand, in dem Alltagsdenken und die normale Körperwahrnehmung deutlich in den Hintergrund treten. Oft fallen damit auch Selbstzweifel weg. Sie wissen schon, die berühmte Stimme im Kopf, die fragt: »Kann ich das wirklich? Soll ich das ausprobieren? Kann das gutgehen?« Inhalte können damit zum Teil neu erlernt, zumindest aber neu verknüpft und damit anders bewertet werden. In der hypnotischen Trance können Erfahrungen einbezogen werden, die einem im normalen bewussten Denken gar nicht zugänglich sind, zum Beispiel unterdrückte Kindheitserinnerungen (siehe oben). Dadurch, dass man hier zum Teil lang Vergessenes wieder hervorholen kann, ergibt sich oftmals eine ganz neue Perspektive, die sich aktiv für die Problemlösung nutzen lässt. Zudem besteht auch eine größere Durchlässigkeit, was körperliche Vorgänge anbelangt, so dass es durchaus gelingen kann, über die bloße Vorstellung von bestimmten Vorgängen im Körper echte Reaktionen auszulösen, zum Beispiel im Sinne von Kreislaufveränderungen. In diesem sehr speziellen Trancezustand, in dem wir viel empfänglicher auch für neue und andere Botschaften sind, können emotionale Blockaden gelöst werden und körperliche Beschwerden nachhaltig in den Hintergrund treten, zum Beispiel bei Tinnitus.

Die Hypnose ist wissenschaftlich ein durchaus gut untersuchtes Phänomen. Zahllose hochrangige Studien belegen zum Beispiel, dass die Lebensqualität bei Schmerzpatienten, die sich einer Hypnotherapie unterziehen, stärker ansteigt als in Vergleichsgruppen, vor allem Ängste und Depressionen gehen zurück. Ebenso gibt es dokumentierte Erfolge beim Reizdarmsyndrom, bei der Raucherentwöhnung und der Unterstützung beim Methadonentzug.

Anwendungsgebiete der Hypnose

Man kann zwischen zwei Unterarten der Hypnose unterscheiden. Zum einen die medizinische Hypnose, die unter anderem der Linderung körperlicher Beschwerden dient oder auch der Reduktion von Angst während eines zahnärztlichen Eingriffs. Dann gibt es die Hypnotherapie. Hier handelt es sich im Wesentlichen um psychotherapeutische Interventionen in Trance, in der ein Zugang zu verschütteten Inhalten des Unbewussten erfolgen kann und eine Umdeutung traumatischer, belastender oder auch im Alltag störender Verhaltensmuster.

Die Hypnotherapie

Die Hypnotherapie beschäftigt sich mit der therapeutischen Nutzung von Trancephänomenen. Trancephänomene haben wir alle immer wieder. Das sind besondere Bewusstseinszustände, die sich irgendwo zwischen Wachsein und Schlaf bewegen. Während dieser Trancephasen gelingt es in besonderem Maße, uns auf Inhalte des Unbewussten zu konzentrieren und uns extrem fokussiert einer bestimmten Sache zuzuwenden und gleichzeitig alles andere um uns herum völlig auszublenden. Solche Trancezustände finden auch im Alltag statt. Denken Sie an ein in sein Spiel versunkenes Kind oder den Zustand, wenn Sie am Schreibtisch völlig in ihre Arbeit vertieft sind.

Diese Trancezustände, die sich mittels Hypnose herstellen lassen, können gezielt genutzt werden, um entweder einen Entspannungszustand herbeizuführen, Wohlbefinden zu verstärken oder eben auch ganz gezielt Beschwerden zu lindern. Trancephänomene werden in vielen therapeutischen Kontexten benutzt, zum Beispiel im Rahmen von musiktherapeutischen Interventionen, Traumreisen oder in Form von atemtherapeutischen Übungen.

Gerade für Menschen in einer existentiellen Notlage, die auch oft mit einer lebensbegrenzenden Erkrankung in Zusammenhang steht, kann in der Trance eine vertiefte Rückschau auf das eigene Leben erfolgen.

Medizinische Anwendung der Hypnose

Fernab von der Nutzung von Trancephänomenen als Zugang zu unserem Unbewussten und um tiefere Entspannungszustände zu erzeugen, gibt es auch seit vielen Jahren gut untersuchte medizinische Anwendungen der Hypnose. So nutzt die Narkoseärztin Marie-Elisabeth Faymonville seit über 25 Jahren verschiedene Hypnosetechniken, um Menschen lediglich in lokaler oder regionaler Betäubung auch durch große Operationen zu führen.

Patienten, bei denen aus verschiedenen Gründen keine Vollnarkose für eine Operation möglich ist, können mit Hilfe von Trance und lokalen oder regionalen Betäubungsverfahren im Zustand der Trance auf eine angenehme Reise geschickt werden. Im normalen Wachzustand ist im Wesentlichen der Temporallappen unseres Gehirns als ein Teil des autobiographischen Gedächtnisses aktiv. Im Rahmen von Hypnosephänomen wird das Sehzentrum unseres Gehirns aktiv, und man kann sich sehend auf eine Reise begeben und zum Beispiel einen früheren schönen Urlaub erneut durchleben, während man operiert wird.

Es ist nachweislich so, dass der Bedarf an angstlösenden und schmerzlindernden Medikamenten durch Hypnose gesenkt werden kann. Hochwirksam sind auch positive Wachsuggestionen im Sinne einer positiven hypnotischen

Gesprächsführung. Dies wird unter anderem bei Menschen genutzt, die bei vollem Bewusstsein am offenen Gehirn operiert werden müssen, zum Beispiel wenn ein Hirnstimulator implantiert wird oder wenn in der Nähe des Sprachzentrums operiert werden muss, wobei die Ansprechbarkeit des Patienten essentiell für das Gelingen der Operation ist.

Hier erfolgt lediglich eine lokale Schmerzausschaltung, da die Patienten dem Operateur während der gesamten Operation für neurologische Tests und Rückmeldungen zur Verfügung stehen müssen. In diesen Augenblicken ist die Anwendung von hypnotischen Techniken eine ganz wunderbare Methode, um für diese Menschen die Möglichkeit eines inneren Rückzugsortes zu schaffen, der damit ein ganz anderes Erleben ermöglicht, als sich die eigentlich sehr gruselige Grundsituation zu vergegenwärtigen, nämlich mit geöffneter Schädeldecke bei vollem Bewusstsein am Kopf operiert zu werden.

Als ebenso hocheffektiv haben sich andere Methoden gezeigt, die zum Beispiel bei Kindern angewandt werden. Viele Kinder haben wahnsinnige Angst davor, in eine Kernspintomographen-Röhre geschoben zu werden. Zum einen sieht das Gerät ziemlich angstmachend aus, zum anderen rumpelt es da drinnen ganz fürchterlich laut. Einige Hersteller haben sich deswegen Gedanken gemacht, und so gibt es mittlerweile Geräte, die kunterbunt angemalt sind und wie Piratenschiffe aussehen. Im Vorfeld bekommen die Kinder dann eine Geschichte erzählt, zum Beispiel, dass sie Teil einer berüchtigten Piratenbande seien, die von einem fremden Schiff angegriffen wird, und sie sich für eine gewisse Zeit mucksmäuschenstill im Schiffsbauch im Dunkeln verstecken müssen, während oben an Deck der Kampf tobt. Mit solchen Bildern im Kopf, wenn man Teil des großen Abenteuers ist, kann man auch als Kind diese halbe Stunde viel besser aushalten, als wenn man einfach nur kommentarlos in eine rumpelnde dunkle Röhre geschoben wird.

Es gibt noch weitere für den Patienten spektakuläre Anwendungsmöglichkeiten. Bei einer Magenspiegelung kann die Untersuchung unter Hypnose zum Teil komplett ohne Sedierung durchgeführt werden. Auch der dabei oft auftretende Würgereiz kann durch gezielt eingesetzte Hypnosetechniken unterdrückt werden. Oder nehmen Sie die Zahnmedizin. In Deutschland gibt es mehrere 1000 weitergebildete Zahnärzte, die diese Techniken bei ausgeprägter Zahnarztangst, der schon erwähnten Lokalanästhetika-Unverträglichkeit oder bei ausgeprägtem Würgereiz einsetzen. Mittlerweile gibt es sogar eine Reihe von guten Audiodateien, die es ermöglichen, durchaus auch über Kopfhörer eine Tranceinduktion in solchen immer wiederkehrenden Situationen zu ermöglichen. Grundsätzlich sind nach Studienlage Tranceinduktionen durch einen Menschen wesentlich effektiver als von Band, aber immerhin haben wir auch hier gewisse Effekte, und das mit minimalem Aufwand.

Durch die Hypnose werden Menschen in einen anderen Bewusstseinszustand versetzt, wodurch sie es schaffen, selbst zu stark belastenden körperlichen Phänomenen (wie Schmerzen) Abstand zu nehmen. So kann Hypnose dabei helfen, mit Erkrankungen besser klarzukommen. Insbesondere die Selbsthypnose gestattet es Menschen, ein Stück weit selbst zu bestimmen und zu entscheiden, wie stark sie von vorhandenen körperlichen Problemen belastet sein wollen. Mit dieser Technik gelingt es nicht wenigen Schmerzpatienten zu sagen: »Natürlich habe ich noch

Schmerzen, aber ich schaffe es immer wieder, sie zumindest zeitweise auszublenden und ihnen nicht mehr so viel Raum zu geben.«

Als ergänzendes Verfahren kann die Hypnotherapie gerade bei Patienten mit gravierenden Erkrankungen dazu beitragen, dass man die Nebenwirkungen einer Chemotherapie, zum Beispiel die Übelkeit, lindert, das Gefühl von Alleingelassen- und Ausgeliefertsein minimiert oder auch die Panik unter einem Bestrahlungsgerät reduziert. Zudem kann man die Hypnose dazu einsetzen, Menschen bei ihrer Krankheitsverarbeitung zu unterstützen. Im Rahmen einer Trance ist es möglich, innere Bilder entstehen zu lassen, die unmittelbar Auswirkungen auf körperliche Funktionen haben. So ist es möglich, unsere Durchblutung zu regulieren und viele andere Funktionskreise positiv zu beeinflussen, sei es die Verdauung oder auch eine gestörte Wundheilung.

In einer im Jahr 2016 im Deutschen Ärzteblatt erschienenen Übersichtsarbeit von Winfried Häuser und Kollegen steht folgende Schlussfolgerung: »Die Medizinische Hypnose ist eine wirksame und sichere komplementäre Methode bei medizinischen Eingriffen und Reizdarmbeschwerden. Wachsuggestionen können Bestandteil einer effektiven Kommunikation mit Patienten in klinischen Alltagssituationen sein.«

Hypnose bei Schmerzen

Die Hypnose gehört zu den ältesten Techniken der Schmerzbehandlung, wurde jedoch von den zunehmend aufkommenden chemischen Medikamenten zur Schmerzbekämpfung weitgehend verdrängt. Seit einigen Jahrzehnten erfährt sie aber eine zunehmende Renaissance, ist in vielen Studien nachweislich effektiv und wird daher vermehrt wieder eingesetzt.

Durch die Hypnose kann man dem Patienten im Rahmen einer Trance helfen, seine Schmerzen zurückzulassen, sich den Schmerz wie ein Kleidungsstück auszuziehen und ihn somit ablegen zu können. Über solche Techniken, die auch zunehmend in Selbsthypnose geübt werden, können Patienten es lernen, die Schmerzen auch dann jenseits der Trancezustände im Alltag so zu verändern, dass sie erträglich werden. Schmerzen werden zum Teil umgedeutet, oder im besten Fall findet sich im Rahmen einer hypnotherapeutischen Sitzung eine tieferliegende psychische Ursache, die den Schmerz bis dato deutlich negativ mitbeeinflusst hat. Wenn diese dann entsprechend therapeutisch angegangen und vielleicht sogar gelöst wird, kann es zur durchgreifenden Besserung der Schmerzen von Patienten kommen. Natürlich funktioniert diese besondere Methode zur Schmerzreduktion nicht bei allen Menschen und auch nicht bei allen Schmerzerkrankungen, aber für viele Patienten ist es eine leicht zu erlernende effektive und vor allem auch völlig nebenwirkungsfreie ergänzende Behandlungsmethode gegen ihre Beschwerden. Ich persönlich habe schon mehr als einen Patienten, an dem ich mir zum Teil über Wochen, Monate und manchmal Jahre die Zähne ausgebissen und mein gesamtes schmerzmedizinisches Wissen eingesetzt hatte, schlussendlich zum Hypnotherapeuten geschickt, und nicht wenige dieser Patienten kamen nach einiger Zeit freudestrahlend wieder zu mir und haben mir berichtet, dass sie endlich den Hebel gegen ihre Schmerzen gefunden hätten.

Wie läuft eine Sitzung ab?

In aller Regel dauert eine Sitzung zwischen 15 Minuten und einer Stunde, beginnt mit einem Vorgespräch und einer klaren Zielklärung: Worum soll es gehen, und was wird bearbeitet? Liegt der Fokus bei Ihnen auf der Entspannung, oder möchten Sie bestimmte belastende Probleme angehen?

In der eigentlichen Sitzung erfolgt dann eine Trance-Induktion, das heißt, Sie begeben sich in den Trancezustand, in dem Sie weder willenlos noch bewusstlos sind (ganz wichtig: Sie können die Sitzung jederzeit abbrechen, wenn es Ihnen unangenehm wird), in dem aber eine ganze Reihe interessanter Phänomene auftreten können: bestimmte Körperteile werden schwer oder fühlen sich warm an, auch eine Armlevitation wird dann möglich. In diesem Zustand spüren Sie, wie sich Ihr Arm wie von selbst anhebt und ganz leicht anfühlt.

Ich finde es jedes Mal aufs Neue faszinierend, wie lange selbst Menschen, die nur noch ganz wenig Kraft haben, so in der Lage sind, ihren Arm seitlich vom Körper im 90-Grad-Winkel anzuheben. Stehen Sie doch mal auf und machen Sie diese Übung ganz bewusst. Selbst wenn Sie halbwegs trainiert sind, werden Sie nach wenigen Minuten feststellen, wie Ihnen ziemlich zackig die Kraft ausgeht. In einer Trancesituation schaffen Sie das hingegen mühelos und völlig ohne Anstrengung. Wenn Sie das einmal erlebt haben, wird Ihnen schlagartig bewusst, welche ungeheuren Energiereserven in Ihnen schlummern, an die wir oft genug gar nicht herankommen. Sie sind da, aber uns fehlt der Schlüssel, um dieses Tor zu öffnen. Unter Hypnose ist das aber möglich. So ein Erlebnis kann eine ganz wunderbare Erfahrung sein.

Gerade im Rahmen einer Entspannungshypnose kann es sogar an einem so stressbesetzten Ort wie einem Krankenhaus dazu kommen, dass Patienten sich deutlich besser fühlen und sich Körperfunktionen wie Puls, Blutdruck oder die Atemfrequenz normalisieren und dass belastende körperliche Symptome wie Schmerzen oder Übelkeit für eine gewisse Zeit regelrecht ausgeblendet werden können.

Am Ende einer Hypnosesitzung werden Sie aus der Trance herausgeführt. Dies kann auf unterschiedliche Arten passieren: durch ein vorher vereinbartes Signalwort oder durch eine vorher vereinbarte Berührung, zum Beispiel an der Schulter.

Wer darf eigentlich Hypnosen durchführen?

In Deutschland darf jede Person Hypnosen durchführen, wenn sie nicht der Heilkunde dienen. Für die Behandlung von Erkrankungen muss man in Deutschland Arzt, Psychotherapeut oder Heilpraktiker sein. In anderen Ländern sind die Voraussetzungen deutlich strenger. Dort darf Hypnose oftmals nur von Ärzten oder Psychologen angewandt werden, die darin auch wirklich ausgebildet sind.

Es ist wichtig zu wissen, sowohl für den Patienten als auch den Therapeuten, dass die Hypnose ein Verfahren ist, das nur von ausgebildeten Spezialisten

> Verantwortungsvoll betriebene Hypnose stellt ein Angebot an den Patienten dar und ist kein Aufstülpen eines Verhaltensmusters durch den Therapeuten, sondern eine lösungsorientierte Methode, die die Möglichkeiten und Ressourcen des Patienten absolut in den Mittelpunkt stellt.

angewandt werden sollte, die sich nicht nur der Vorteile, sondern auch der Risiken bewusst sind. Während einer Trance lassen sich nämlich nicht nur positive und somit heilbringende, sondern eben auch negative Botschaften beim Patienten platzieren.

Hypnotherapeutische Interventionen erfordern deshalb ein hohes Maß an Verantwortungsbewusstsein, denn bei bestimmten hochsuggestiblen Menschen ist es durchaus möglich, auch Geschehnisse im Unbewussten einzupflanzen, die so nie stattgefunden haben, von denen diese aber hinterher absolut überzeugt sind, dass sie genau so passiert sind. Dazu gleich mehr, wenn ich über das Thema Showhypnose spreche.

Die Macht der Sprache

Der eigentliche Kern einer jeden hypnotherapeutischen Ausbildung ist es, ein Bewusstsein für die Macht der Sprache zu entwickeln und eine hohe Sensibilität im Umgang mit Patienten. Genau das macht Hypnose zu einer achtsamen, wertschätzenden und außerordentlich ressourcenorientierten Methode.

Menschen in Trance nehmen Dinge wörtlich, und so können wohlgewählte Worte eine sehr heilsame Wirkung entfalten, während hingegen unbedachte Sätze gerade bei Menschen in Trance massivste, auch nachhaltige Probleme mit sich führen können, da Aussagen, die einen Patienten in Trance erreichen, sehr tief im Unbewussten abgespeichert werden und eine ganz erhebliche Bedeutungstiefe für ihn erlangen können.

Es gibt aber auch hochproblematische Trancezustände,

die wir in der Medizin immer wieder erleben, die nicht im Rahmen einer medizinischen Hypnose ausgelöst werden. So versetzen wir Patienten durch jedwede gravierende Mitteilung (z. B. »Sie haben Krebs im Endstadium!«) in einen Zustand der sogenannten Schock-Trance, in der sie sich wie in einem Tunnel befinden und alle folgenden Worte vollständig ausblenden. Es gibt dieses Phänomen, dass sie als Arzt ein langes und intensives Gespräch mit dem Patienten führen, dieser sich im Nachgang aber an fast nichts mehr erinnern kann. Genauso kann es passieren, dass man in Trancezuständen in einer Art Endlosschleife gefangen ist, in der man dann an gar nichts anderes mehr denken kann als die frisch mitgeteilte Krebsdiagnose.

Die Kenntnis von Hypnose und Trancephänomenen ist für Ärzte auch ohne Hypnoseausbildung im Umgang mit Patienten enorm wichtig, in meinen Augen sogar essentiell, da hier in besonderem Maße die Achtsamkeit in Bezug auf die Sprache im Blick sein sollte.

Auch diese Phänomene kann man sich in medizinischen Notfallsituationen zunutze machen. So kann schon bei einem stark blutenden Unfallverletzten der Satz »Sie werden nicht verbluten!« dazu führen, dass sich die Gefäße zusammenziehen und die Blutung deutlich weniger wird!

In der 2016 erschienenen Arbeit im »Ärzteblatt« von Winfried Häuser und Kollegen finden sich zudem wunderbare Beispiele für den sinnvollen Einsatz von hypnotherapeutischen Elementen in der Gesprächsführung, zum Beispiel vor einem geplanten Eingriff. So sind positive Aussagen viel wirksamer als Verneinungen. Die Aussage »Es wird alles gutgehen« ist der Aussage »Sie brauchen keine Angst zu haben« deutlich vorzuziehen. Denn gerade in einer sehr angespannten Situation wird vermutlich das einzige Wort, das der Patient wirklich wahrnimmt, »Angst« sein. Ebenso hilfreich sind bestimmte Sicherheitsversprechen. Der Satz »Wir passen auf Sie auf, bis Sie die Operation gut überstanden haben« wird den Patienten positiv beeinflussen. Auch kann man damit notwendige medizinische Maßnahmen, wie eine Überwachung, wesentlich besser erklären: »Wir legen Ihnen jetzt eine Blutdruckmanschette und eine Sauerstoffsättigungsmessung an, damit wir während der Operation gut auf Sie aufpassen können.«

Das gleiche Prinzip gilt für Informationen über geplante Abläufe: »Nach der Operation können Sie sich in Ruhe im Aufwachraum ausschlafen, und wenn Sie sich wohl fühlen, kommen Sie auf Ihr Zimmer zurück.« Ebenso hilfreich und wirksam ist es, den Patienten in seiner Autonomie zu bestärken: »Sie können uns helfen, die Sicherheit der Narkose zu erhöhen, indem Sie zwölf Stunden vor der Operation nichts mehr essen.« Wenn man diese Grundregeln der hypnotischen Kommunikation als Arzt beachtet, werden die Patienten in aller Regel mit einem sehr viel sichereren und besseren Gefühl in eine medizinische Maßnahme hineingehen.

Selbsthypnosetechniken

In bestimmten Extremsituationen ist es uns möglich, die Trancephänomene für uns selbst nutzbar zu machen, entweder um zu überleben oder uns vor größeren Gefahren zu schützen. Menschen, die nach einem Unfall schwerverletzt eingeklemmt in ihrem Auto auf Rettung warten, werden Ihnen trotz zahlloser, hochschmerzhafter Verletzungen glaubhaft versichern, dass sie keine Schmerzen spüren. Auch aus Kriegsberichten oder von Katastrophensituationen kennen wir das Phänomen, dass jemand schwer verwundet wird, diese Verletzung aber erst Stunden später bemerkt. Natürlich sind hier auch körpereigene Endorphinausschüttungen beteiligt, die sich schmerzlindernd auswirken, aber der wesentliche Anteil kommt in diesen Fällen wirklich über Trancephänomene zustande, die helfen, diese fürchterliche und nicht aushaltbare Situation auszublenden.

Dieses Ausblenden oder Umleiten einer Schmerzwahrnehmung lässt sich mittels Selbsthypnosetechniken nach nur wenigen Sitzungen erlernen. Was ich dabei ganz wichtig finde, ist, dass Sie als Patient damit auch von einer gewissen Therapeutenabhängigkeit wegkommen. Wie oft höre ich: »Nur dieser eine Arzt kann mir helfen. Jetzt habe ich schon wieder einen Hexenschuss! Was mach ich nur, wenn der ausgerechnet heute im Urlaub ist oder keinen Termin mehr für mich hat?« Gerade bei der Selbsthypnose geht es um Selbstwirksamkeit, das heißt, ein Verfahren an der Hand zu haben, mit dem ich mir jederzeit und überall selbst helfen kann.

Showhypnose

Die medizinische Hypnose und die Hypnotherapie muss man ganz klar von der Bühnen- oder Showhypnose unterscheiden. Hier werden hypnotische Phänomene zur Belustigung oder Unterhaltung vor Publikum demonstriert. Das Vorgehen ist in aller Regel autoritär und manipulativ und trägt unter anderem zum schlechten Ruf der Hypnose bei.

Eine Showhypnose ist in der Regel nichts weiter als ein

sehr gut gemachter und unterhaltsam präsentierter Hypnotisierbarkeitstest. Nach einer kleinen Tranceinduktion testet der Hypnotiseur mit kleinen motorischen Tests, zum Beispiel dem Steifwerden der Muskulatur, die Hypnotisierbarkeit der Teilnehmer. Was dann folgen kann, ist ein Test mit veränderter Sinneswahrnehmung. Eine saure Zitrone wird plötzlich als süße Orange geschmeckt. Bei den dann folgenden kognitiven Aufgaben, bei denen beispielsweise der eigene Name kurzzeitig vergessen wird, sind meistens nur noch einige wenige – vielleicht zehn Prozent aller Menschen – mit dabei. Das sind die hochgradig Hypnotisierbaren, und genau diese werden dann aus der Masse herausgepickt, um mit ihnen spektakuläre Phänomene zu demonstrieren. Dadurch, dass es sich um Entertainment handelt, das Ganze also unterhaltsam sein muss, werden diese Menschen dann auch wirklich zum Teil massiv vorgeführt. Diese Show, die mit den Hochhypnotisierbaren auf der Bühne vor Publikum durchgezogen wird, ist meines Erachtens in Ordnung, solange sich die Betreffenden freiwillig und ohne Gruppenzwang dazu bereit erklären. Es sollte ihnen außerdem vorher absolut klar sein, dass ihre spezielle Hypnotisierbarkeit nun zur Unterhaltung aller eingesetzt wird. Es wird aber dann problematisch, wenn zum einen die Grenze des guten Geschmacks überschritten wird und sich diese Menschen nach der Show für das, was sie da aufgeführt haben, schämen müssen oder wenn diese Tranceinduktion bei Menschen durchgeführt wird, die sich aktuell in einer labilen psychischen Situation befinden. Dann kann man mittels Showhypnose auch echte Schäden anrichten, und ich bezweifle stark, dass jeder einzelne Besucher eines solches Events im Vorfeld ausführlich und eingehend über die möglichen Konsequenzen informiert und aufgeklärt wird.

Oft wird hier auch das Gefühl vermittelt, dass der Hypnotiseur Macht über die Teilnehmer hätte. Das ist völlig falsch. Er nutzt lediglich geschickt die paar Prozent hochhypnotisierbarer Menschen für seine Zwecke aus. Bei der therapeutischen Hypnose wird die Hypnotisierbarkeit eines Patienten zu seinen Gunsten beziehungsweise zu seiner Behandlung eingesetzt. Hier können Patienten lernen, zum Teil ungeahnte Ressourcen zu aktivieren, störende Symptome in den Griff zu bekommen oder stark einschränkende Probleme, wie zum Beispiel Flugangst oder eine Spinnenphobie, in den Griff zu bekommen. Oder Höhenangst.

Als Beweis, mich vollkommen von der Höhenangst befreit zu haben, stürzte ich mich bei den Victoria Falls am Sambesi-Fluss von der damals höchsten Bungee-Brücke der Welt. Das war keineswegs geplant, aber als ich im Rahmen einer Famulatur – das ist ein Praktikum, das jeder Mediziner während seiner Ausbildung als Arzt machen muss – an diesem wunderschönen Ort zwischen Simbabwe und Sambia war, ergriff ich spontan die Chance, um den ultimativen Selbsttest anzutreten. Und seit diesem Tag ist das Thema Höhenangst für mich erledigt.

BELIEBTES, SKURRILES UND SPEKTAKULÄRES

Zwei Dinge sind unendlich, das Universum und die menschliche Dummheit, aber bei dem Universum bin ich mir noch nicht ganz sicher.

ALBERT EINSTEIN

Das letzte Kapitel ist ein buntes Sammelsurium aus häufig nachgefragten und oft angewandten Methoden, wie zum Beispiel Bachblüten, orthomolekulare Medizin oder Schüßler-Salze. Hier finden sich ebenso skurrile wie spektakuläre Methoden, die mir im Laufe meiner Berufsjahre begegnet sind.

BACHBLÜTEN

Die Behandlung mit Bachblüten wurde in den 1930er Jahren von dem britischen Arzt Dr. Edward Bach als eine Art seelische Hausapotheke entwickelt. Edward Bach definierte 38 verschiedene disharmonische Seelenzustände und ordnete diesen entsprechende Pflanzen zu, die in der Lage sein sollten, diese Gemütszustände wieder zu harmonisieren. Es gibt eine gewisse Anlehnung an die Homöopathie, denn auch Bachblüten werden nach einem ganz bestimmten Prinzip verdünnt, allerdings unterscheidet es sich in der Herstellungsweise doch deutlich von Homöopathika. Bei der klassischen Herstellung der Bachblüten werden die geernteten Blüten in ein mit Wasser gefülltes Gefäß gelegt und in die Sonne gestellt. Die Vorstellung dabei ist, dass die Kraft der Sonnenstrahlen die harmonisierenden Eigenschaften der Blüten in Form von Schwingungen auf das Trägermedium Wasser übertragen soll. Die so gewonnene Urtinktur wird dann eins zu eins mit Alkohol versetzt und nach einem weiteren komplizierten Herstellungsprozess weiterverdünnt.

Die Bachblütentherapie zählt jedoch auch nicht zur üblichen Pflanzenheilkunde. Zum einen, weil die verwendeten Pflanzen in starker Verdünnung angewendet werden, zum anderen, weil die verwendeten 38 Bachblüten nicht zu den klassischen Heilpflanzen zählen. So finden sich hier unter anderem die Rotbuche, die gewöhnliche Waldrebe, die europäische Lärche, die Eiche, die schottische Kiefer, die Walnuss und die Esskastanie. Sehr interessant ist, dass zu den

38 Bachblüten auch die Nummer 27 gehört, auf Englisch *rock water*, auf Deutsch »Felsquellwasser«. Der tiefere Sinn dahinter hat sich mir noch nicht erschlossen, vielleicht hat sich Dr. Edward Bach damit auch einfach nur einen kleinen Spaß erlaubt. Zusätzlich zu den 38 Bachblüten, das heißt 37 Blüten und einmal Wasser, bestimmte Bach eine Kombination aus fünf Essenzen, die er als Notfallmedikation, bekannt als *Rescue remedy*, Rescue-Tropfen, Rescue-Drops oder Notfall-Tropfen, für akute Stress- und Belastungssituationen empfahl.

Die 38 Essenzen wurden in insgesamt sieben Gruppen unterteilt, die bestimmte gestörte Gemütszustände symbolisieren:

1. Unsicherheit
2. fehlendes Interesse an der Gegenwart
3. Angst
4. Überempfindlichkeit
5. Niedergeschlagenheit
6. übertriebene Sorge um andere
7. Einsamkeit

Über einen komplexen Fragenkatalog kann das passende Einzelmittel oder eine eventuell auch notwendige Kombination verschiedener Blüten für den Patienten ermittelt werden. Bestimmten Pflanzen wird dann eine Wirksamkeit auf ganz bestimmte Gemütszustände attestiert. Zum Beispiel helfe die Lärche bei Minderwertigkeitsgefühl, Schüchternheit, Zaghaftigkeit. Die Heckenrose wiederum sei gut bei Antriebslosigkeit, Resignation und krankhafter Schicksalsergebenheit.

Wenn man jetzt noch die Verdünnungseffekte bedenkt,

dann werden aus insgesamt fünf Litern Wasser (Urtinktur), in denen die Blüten gelegen haben, hinterher 2400 Liter Blütenessenz gewonnen. Da es sich bei den von Dr. Edward Bach verwendeten Pflanzen (und dem Felsquellwasser) um äußerst gewöhnliche und in der Natur oft vorkommende Pflanzen handelt, kann man sich problemlos vorstellen, dass man hier mit sehr geringem Aufwand mächtig viel Geld machen kann. Verschiedenste randomisierte placebokontrollierte Studien zeigen keinerlei Hinweise auf eine tatsächliche Wirksamkeit der Bachblütentherapie gegenüber Placebo. Mir persönlich ist aus dem Bereich der Kinderheilkunde lediglich eine Studie bekannt, placebokontrolliert, randomisiert und doppelblind, bei der Bachblüten bei Kindern mit Aufmerksamkeitsdefizits-Hyperaktivitätssyndrom (ADHS) eingesetzt wurden. Auch in dieser Studie ergab sich keinerlei Unterschied zwischen Bachblütentherapie und Placebo. Interessant ist hier wiederum der Hinweis, dass die Behandlungskosten, das heißt sowohl die Befragung und die zugegebenermaßen durchaus komplexe Ermittlung der für den jeweils Einzelnen passenden Blütenessenz, von einigen deutschen Krankenkassen bezahlt wird, ebenso wie auch die dann in der Apotheke erhältlichen Bachblüten. Dies ist jedoch wie bei vielen anderen Methoden nicht durch die Wirksamkeit der Methode begründet, sondern beruht auf der Tatsache, dass die Krankenkassen gerne mit attraktiven Trendangeboten auf Kundenfang gehen möchten.

BIORESONANZTHERAPIE

Bei der Bioresonanztherapie (*bios* griech. Leben, *resonare* lateinisch widerhallen) muss der Patient zwei Elektroden berühren, die mit einem Messgerät verbunden sind. Die genaue Wirkweise des Gerätes wurde bis heute von den Entwicklern nicht offengelegt, man geht aber davon aus, dass es sich bei dem Verfahren um Hautwiderstandsmessungen handelt. Laut Aussage der Hersteller misst das Gerät krankhafte elektrische Ströme im Körper oder an der Körperoberfläche des Patienten. Darüber soll man Rückschlüsse auf bestimmte Erkrankungen ziehen können. Durch das Aussenden von neutralisierenden Gegenströmen, zu dem das Gerät auch in der Lage sein soll, werden diese krankhaften elektrischen Ströme so modifiziert, dass sie gemeinsam mit der von ihnen ausgelösten Erkrankung verschwinden sollen.

Es gibt viele Synonyme für die Bioresonanztherapie und auch ein großes Angebot ähnlicher Verfahren. Nicht wegzuleugnen ist ein deutlicher Bezug zum sogenannten E-Meter, ein auf Hautwiderstandsmessung basierender Lügendetektor, der von L. Ron Hubbard, dem Gründer von Scientology, mitentworfen wurde. So finden sich einige namhafte Scientologen unter den Entwicklern und Protagonisten der Bioresonanztherapie. Zu diesen angeblich messbaren krankhaften Frequenzmustern, die von den Verfechtern dieser Therapie angeführt wurden, lassen sich bis heute keinerlei Belege finden. Es gibt eine große Zahl wissenschaftlicher Studien, die keinerlei Wirksamkeitsnachweise für die Bioresonanztherapie über den Placeboeffekt hinaus belegen. Und ich denke auch, dass sich jeder ein Stück weit selbst Gedanken dazu machen sollte, ob und inwieweit man ein zumindest scientologynahes Diagnose- und Behandlungsverfahren wirklich unterstützen möchte. Interessanterweise, vielleicht auch wegen der Nähe zu Scientology, trauen sich die deutschen Krankenkassen trotz durchaus vorhandener Nachfrage hinsichtlich dieses Therapieverfahrens nicht, eine Kostenerstattung vorzunehmen.

DIÄTEN

In der Medizin haben Diäten ihre Sinnhaftigkeit und Berechtigung vor allem bei der Krankheitsprävention. So ist zum Beispiel inzwischen landläufig bekannt, dass Konsumenten von großen Mengen roten Fleisches und sehr viel Fett ein erhöhtes Risiko für Darmkrebs haben. Macht man sich das bewusst, kann man durch eine entsprechende Ernährung versuchen, der ein oder anderen Erkrankung vorzubeugen. Völliger Blödsinn hingegen ist die Behauptung, dass es »Wunderdiäten« gibt, die bei gravierenden Erkrankungen helfen, speziell bei Krebs. Ironischerweise gibt es aber eine ganze Reihe von sogenannten Antikrebsdiäten, die eines eint: Ihre Wirksamkeit ist zumindest unbewiesen, oft sogar widerlegt, und die meisten dieser Diäten sind so unfassbar gruselig, dass man damit den schwerkranken Menschen das letzte bisschen verbleibende Lebensfreude raubt.

Ein von uns behandeltes Kleinkind, das unter einem äußerst aggressiven Muskelkrebs litt, erlebte einen zweiten Rückfall, und es war klar, dass keine Chemotherapie diese Erkrankung würde aufhalten, geschweige denn heilen können. Die verzweifelten Eltern sind vom Geistheiler zum Wünschelrutengänger, zum Heilpraktiker und Schamanen gerannt, um das Leben ihres Kindes doch noch irgendwie zu retten – absolut menschlich und nachvollziehbar –, und haben auf diesem Weg unter anderem auch diätetische Tipps bekommen. Ein Heilpraktiker hat eine Ernährungsanamnese gemacht und den kleinen Jungen gefragt, was ihm denn am allerbesten schmecken würde. Kurze Zeit später verkündete der Heilpraktiker den Eltern seine These zur Heilung des Kindes: Sie müssten nur konsequent all jene Dinge, die ihrem Sohn gut schmecken, weglassen, denn diese hätten schließlich dazu geführt, dass die Krebserkrankung ausgebrochen sei. Über einen Zeitraum von sechs Wochen durfte der Junge nun keine Schokolade mehr essen, und seine geliebte Limonade gab es auch nicht mehr. Als wir davon erfuhren, haben wir die Familie in langen Gesprächen von der Unsinnigkeit dieser Aussage überzeugen können, damit der arme Junge, der ohnehin schon genug Leid ertragen musste, nicht noch zusätzlich gepeinigt wurde.

Ein ähnliches Erlebnis hatte ich mit einem Bekannten, bei dem ein bösartiger Hirntumor diagnostiziert wurde. Seine Frau hatte bei einem Heilpraktikerbesuch den dringenden Rat erhalten, ihren Mann, ein bekennender Fleischesser, unbedingt und radikal auf eine vegane Ernährung umzustellen, wolle er noch eine Restchance auf Leben haben. Und so kam es, dass wir uns an einem wunderbar lauen Sommerabend bei Bekannten zu einem großen Grillfest trafen. Für uns Männer lagen richtig schöne dicke und saftige Steaks auf dem Grill. Die Stimmung war herrlich, die Biere eiskalt, und Jens, der arme Hund, stand wie ein Häufchen Elend mit seiner Holunder-Bionade und einer Tofu-Wurst daneben. Diese traurigen Augen habe ich bis heute nicht vergessen. Drei Wochen später ist er trotz konsequent veganer Ernährung an seinem Hirntumor gestorben. Um eines klarzustellen: Jens wäre so oder so an seiner Krebserkrankung gestorben. Die eigentliche Frage ist, warum man ihm am Ende auch noch den letzten Funken an Lebensqualität nehmen musste.

Es gibt Hunderte solcher sinnlosen Diäten, die in verantwortungsloser Weise verzweifelten Menschen angeboten werden. Ich möchte Ihnen nur eine kleine Auswahl vorstellen: Da ist zum einen die Moermann-Diät, entwickelt von einem holländischen Landarzt, der fälschlicherweise davon ausgegangen ist, dass Brieftauben keinen Krebs bekommen. Daraufhin hat er eine am Brieftaubenfutter orientierte Diät für den Menschen entwickelt. Oder die Instinkt-Therapie nach Burger. Das ist eine extreme Form der Rohkostdiät, bei der wirklich alle Lebensmittel ausnahmslos nur roh verzehrt werden dürfen inklusive Fisch und Fleisch.

> Bislang ist für keine einzige der sogenannten Antikrebsdiäten irgendein Wirksamkeitsnachweis erbracht worden. Die meisten solcher Diäten sind lediglich dazu geeignet, dem Krebspatienten die verbleibende Restlebenszeit so nachhaltig wie möglich zu verderben.

Eine der bekanntesten Diäten ist die sogenannte Gerson-Diät. Ursprünglich erfunden und entwickelt von dem deutschamerikanischen Arzt Max Gerson und angedacht zur Behandlung der Tuberkulose und der Migräne. Da die Tuberkulose seit einigen Dekaden ziemlich aus dem Fokus der Öffentlichkeit geraten ist, erlebt die Gerson-Diät dank eines Marketingtricks aktuell wieder eine Renaissance, denn sie wird nun auch für die Behandlung von Krebs empfohlen. Man erkennt bei diesem Arzt natürlich sofort die deutschen Wurzeln, denn auch diese Diät lässt einen wunderbaren Brückenschlag zur Colon-Hydrotherapie zu. Im Rahmen der Gerson-Diät werden zur unterstützenden diätetischen Wirkung mehrfach täglich Kaffee-Einläufe empfohlen.

DIE COLON-HYDROTHERAPIE

Die Deutschen sind außerordentlich gerne und mit Hingabe bereit, sich intensiv und ausgiebig mit ihrer Verdauung zu beschäftigen. Und so wundert es mich nicht, dass es deutsche Ärzte waren, die die Wurzel allen Übels, das heißt ein Stück weit die Entstehung einer jeden Krankheit, mit Problemen im Darmtrakt in Verbindung brachten. Und tatsächlich vergeht keine Woche, in der nicht ein Patient vor mir sitzt und nebenbei erwähnt, dass er dringend mal wieder eine sogenannte Darmsanierung machen müsse. Was das konkret bedeutet, bleibt in aller Regel nebulös, und ich muss mir jedes Mal auf die Zunge beißen, um dem Patienten in dieser Situation nicht entgegenzuhalten, dass eine tatsächlich ernst gemeinte Darmsanierung immer mit dem Tod enden wird. Denn ohne die milliardenfach in uns lebenden Bakterien, Pilze und Krabbeltierchen wären wir nicht lebensfähig.

Mit großem Erstaunen habe ich deshalb auf der Medizinischen Woche in Baden-Baden unter den vielfältigen und spektakulären Angeboten der ausstellenden Firmen sage und schreibe drei Hersteller von Colon-Hydrotherapie-Automaten entdeckt, deren angepriesene Produkte auf wunderbare Weise in der Lage sind, einen vollautomatischen einstündigen Einlauf beim Menschen durchzuführen.

Schon im Mittelalter wurden Einläufe bei verschiedensten Erkrankungen als Teil der sogenannten ausleitenden Verfahren eingesetzt und zählten zu den wichtigsten Heilmaßnahmen, die man zu jener Zeit zur Verfügung hatte.

Der Körper sollte nach den damaligen Vorstellungen von Unreinheiten und »schlechten Säften« befreit werden. Ein anderes ebenfalls beliebtes mittelalterliches Ausleitungsverfahren war der Aderlass, sicherlich bei dem einen oder anderen Bluthochdruckpatienten zumindest kurzfristig keine schlechte Idee, ansonsten der Gesundheit doch eher weniger zuträglich. So hat sich zumindest der Aderlass im Laufe der letzten Jahrhunderte mit zunehmendem medizinischem Wissen zum Glück in Wohlgefallen aufgelöst. Die heilsame Wirkung von Einläufen hält sich jedoch nach wie vor äußerst hartnäckig. So ist sie zum Beispiel immer noch Bestandteil von vielen Fastenkuren.

Die Anfänge der sogenannten Colon-Hydrotherapie gehen zurück auf den Beginn des letzten Jahrhunderts, als über mögliche Zusammenhänge zwischen Darmrückständen und verschiedensten Todesursachen nachgedacht und Verbindungen zwischen Fehlernährung, Verstopfung und eventuell auch verfrühtem Tod hergestellt wurden. Bis in die 1950er Jahre wurden bei Patienten hunderttausendfach Darmspülungen durchgeführt; sogar die meisten Universitätskliniken verfügten über entsprechende Gerätschaften. Bis zu zehn Litern Wasser in wechselnden Temperaturen von circa 20 bis 40 Grad werden bei einer Behandlung in den Darm eingeleitet, der Temperaturwechsel soll sich dabei positiv auf die Darmtätigkeit auswirken.

> Helfen soll die Colon-Hydrotherapie bei Darmfunktionsstörungen, was bei Verstopfungen durchaus der Fall sein kann. Alle anderen beschriebenen und angepriesenen Indikationen wie Rheumabeschwerden, Akne, Allergien, Depressionen, Hautprobleme und die Migräne sind mit außerordentlicher Phantasie an den Haaren herbeigezogen.

Die Therapiesitzungen oder besser gesagt »Liegungen« dauern zwischen 30 und 60 Minuten. Es gibt einzelne Hersteller oder auch Praxen oder Praxis-Kliniken, die damit werben, dass man während des gesamten Vorganges die Spülflüssigkeit in einem beleuchteten durchsichtigen Schlauchstück verfolgen kann. Wie nett!

Bei einer Spülung soll der Darm vollständig entleert werden und schädliche Bakterien oder auch Pilze in Form von festsitzenden Stuhlresten mit ausgespült werden. Vertreter der Colon-Hydrotherapie sprechen von sogenannten Schlacken, die Giftstoffe an den restlichen Körper abgeben und so das allgemeine Wohlbefinden stark einschränken können. Nach einer Spülung ist der Darm davon befreit, so dass sich wieder »gesunde« Bakterien im Darm ansiedeln können.

Die Vorstellung, sich durch eine »Highend-Spülung« von schlimmen »Schlacken« im Körper befreien zu können und dann »gereinigt« und frisch gedetoxt wieder durchstarten zu können, ist ebenso eingängig wie reizvoll und wahrscheinlich auch deshalb so beliebt – entbehrt aber leider jeder wissenschaftlichen Grundlage. Auch gibt es keine »Schlacken« im Körper. Der Darm ist ein Muskel, der durch stetige Bewegung die Nahrung weitertransportiert. Und einmal entleert, füllt er sich auch sofort wieder, es sei denn, man verzichtet vollständig auf die Nahrungsaufnahme.

Alle angepriesenen Wirkungen von Entgiftung über Entschlackung bis hin zur Ankurbelung des Stoffwechsels, der Elimination von Bakterien, Pilzen und Fäulnisstoffen im Darm sind allesamt ausgemachter Blödsinn.

Doch statt sich der Realität zu stellen, treibt die Therapie weitere skurrile Blüten. So wird nach einer Colon-Hydrotherapiesitzung von manchen Therapeuten und auch von verschiedenen Herstellern empfohlen, dem Spülwasser reinen Sauerstoff zuzusetzen. Dazu muss ich sagen, dass ich persönlich weiterhin die Lungenatmung ganz klar bevorzuge und dass ich diesen Sauerstoffzusatz für ähnlich sinnfrei halte wie mit Sauerstoff angereichertes Mineralwasser, das man in jedem Supermarkt für einen gewissen Aufschlag kaufen kann. Wenn man sich überlegt, dass in unserer normalen Umgebungsluft und Raumluft der Sauerstoffgehalt bei 21 Prozent liegt, wird man weder über ein sauerstoffangereichertes Getränk noch über lustige Sauerstoffblubberblasen im Popo eine nachhaltige Gesundheitsverbesserung erreichen können. Aber sei's drum. Für den ein oder anderen mag ja genau dieses Geblubber der absolute Höhepunkt sein, auf den er oder sie eine knappe Stunde hingefiebert hat. Es gibt sogar Therapeuten, die dem Spülwasser Kaffee, Milch oder gar Essig beisetzen. Auch hier muss ich ganz ehrlich sagen, dass ich meinen Espresso weiterhin lieber am entgegengesetzten Ende des Verdauungskanals genieße. Aber das scheint ebenso lediglich eine Frage des Geschmacks zu sein.

Allerdings ist das Verfahren keineswegs risikofrei. Es gibt nicht wenige Menschen, die kleine Aussackungen im Bereich des Enddarms haben, sogenannte Divertikel, die im Rahmen des Verfahrens platzen können, wodurch wiederum Bakterien und Darminhalt in die Bauchhöhle gelangen können. Ebenso kann es bei Schwangeren zu Wehen führen. Da es für den Patienten außerdem auch nicht völlig unanstrengend ist, dürfen ältere und geschwächte Menschen durchaus auch mit einer ungünstigen Kreislaufreaktion rechnen. Darüber hinaus kann es zu Störungen des

Elektrolythaushalts kommen oder auch zu einer deutlichen Balancestörung der eigentlich sinnvollerweise im Darm vorhandenen Bakterien mit zum Teil massiven Überwucherungen von dann wirklich krankmachenden Bakterien.

Was mich erheblich nachdenklich stimmt – immer auch vor dem Hintergrund, dass sich hier sehr viel Geld verdienen lässt –, sind die Empfehlungen für sogenannte Spülungskuren von bis zu 15 Sitzungen, die man dreimal in der Woche über sich ergehen lassen muss. Am besten gefällt mir die Homepage einer Praxisklinik, die eine solche Colon-Hydrotherapie mit dem Slogan »Eine moderne tiefgreifende Methode des Darmbades« anpreist. Eingebettet in einen sanftfarbenen Hintergrund findet sich dort der Hinweis: »Auch als Geschenkgutschein erhältlich.«

EIGENBLUTTHERAPIE

Die Eigenbluttherapie oder Eigenblutbehandlung stellt laut ihren Befürwortern und Anwendern eine unspezifische Reiztherapie dar, mit der verschiedenste akute und chronische Erkrankungen erfolgreich behandelt werden könnten. Die Liste der in Frage kommenden Erkrankungen ist lang und reicht vom Heuschnupfen bis zur Schuppenflechte. Auf einer Internetseite habe ich dazu diese putzige Formulierung gefunden: »Besonders effektiv bei belastetem Lymphsystem.«

Das Verfahren ist ziemlich einfach. Dem Patienten wird an einer Stelle des Körpers Blut abgenommen, sei es durch einen Fingerpiks oder venös, um es an einer anderen Stelle wieder in den Körper zu spritzen, zum Beispiel in einen Muskel. Dadurch entsteht ein blauer Fleck, der anständig zwiebelt und nach Vorstellung des Therapeuten das Immunsystem anregt. In der Tat ist es so, dass hiermit bestimmte regulatorische Vorgänge im Körper angestoßen werden können. Wenn Sie einen Bluterguss haben, wird eine Entzündungs- und Immunreaktion

> Die Therapie mit Eigenurin ist in seiner von seinen Verfechtern beschriebenen Wirkungsweise durchaus vergleichbar, allerdings mit dem kleinen, aber feinen Unterschied, dass es sich bei Urin definitiv um ein Abfallprodukt handelt, das der Körper nicht ohne Grund nach draußen bugsiert, weil er es gerne loswerden möchte. Wie man auf die Idee kommen kann, sich das dann erneut einzuverleiben, ist mir mehr als rätselhaft.

in Gang gesetzt, es kommen Fresszellen und beginnen, die Blutrückstände aufzuräumen, um nach Möglichkeit das Gewebe wieder in seinen Ursprungszustand zu versetzen. Dass diese Reaktion irgendeinen weitergehenden positiven Einfluss auf die Heilung der oben aufgeführten Krankheiten hat, ist wissenschaftlich in keiner Weise belegt.

Vielen Verfechtern der Eigenbluttherapie ist auch das bloße Entnehmen von Blut und das Spritzen desselbigen an einen anderen Ort viel zu trivial. So kann man das gewonnene Blut zum Beispiel ultraviolett bestrahlen oder mit homöopathischen Substanzen anreichern oder pflanzliche Arzneien untermischen und mit Ozon oder Sauerstoff durchpusten – der Phantasie sind hier kaum Grenzen gesetzt.

Allerdings sind die Risiken dabei sehr real. Man sollte sich einfach mal vergegenwärtigen, dass es sowohl bei jeder Entnahme als auch Gabe von Blut zu einer Infektion kommen kann bis hin zu einer Sepsis, an der man sterben kann. Es gibt für die Eigenbluttherapie keine nachvollziehbaren wissenschaftlichen Wirkhinweise, nicht einmal bloße Ideen, wie hier tatsächlich eine Heilwirkung entfaltet werden soll. Zahllose Studien haben die Unwirksamkeit des Verfahrens mehr als hinreichend belegt. Ein nicht gerade günstiger medizinischer Hokuspokus. So müssen Patienten einige hundert Euro für einen Behandlungszyklus auf den Arzt- oder Heilpraktikertresen legen. Trotz der belegten Unwirksamkeit des Verfahrens werden die Kosten für Eigenbluttherapie von einigen gesetzlichen Krankenkassen und den privaten Kassen erstattet. Ganz besonders unfair finde ich Eigenblutbehandlung bei Kindern, auch wenn hier sehr oft nur ein Piks erfolgt, nämlich bei der Entnahme. Das Blut des Kindes wird hinterher zu einer sogenannten Nosode umgearbeitet, das heißt zu einer verdünnt aufbereiteten einzunehmenden Arznei, die das Kind dann selbst schlucken muss.

Dennoch: Das Kind hat einen absolut unnötigen Piks über sich ergehen lassen müssen. Auch wenn es auf den ersten Blick harmlos erscheint, so ist doch jede medizinische Maßnahme ein Eingriff in die körperliche Integrität eines Menschen, für die ich als Arzt immer eine fachliche Rechtfertigung brauche. Und die habe ich in diesem Fall nicht.

Von daher möchte ich persönlich insbesondere Kinderärzten oder auch Heilpraktikern oder wem auch immer, der so ein Verfahren bei Kindern anbietet und anwendet, herzlich gerne eine Eigenblutbehandlung mit einem Schienbeintritt anbieten – kostenfrei und garantiert heilsam.

ORTHOMOLEKULARE MEDIZIN

Begründer der orthomolekularen Medizin ist der zweifache Nobelpreisträger Linus Pauling (1901-1994.) Er stellte Ende der 1960er Jahre die These auf, dass durch die Zufuhr von Vitaminen, Mineralstoffen und bestimmten Spurenelementen Krankheiten zumindest vermieden werden, zum Teil aber auch geheilt werden können. Dabei hob er insbesondere die schützende Wirkung von Vitamin C, einem sogenannten Radikalenfänger, hervor. »Vitamine, Vitamine« war sein Credo. So nahmen er und seine Frau zeitlebens hohe Dosen von Vitamin C, Moleküle bzw. Nährstoffe zur Krebsprävention ein. Allerdings sind beide an Tumorerkrankungen gestorben, jedoch im hohen Alter, so dass keiner sagen kann, ob sie ohne Vitamin C vielleicht schon wesentlich früher erkrankt wären.

Vertreter der orthomolekularen Medizin gehen von einem biochemischen Ungleichgewicht im Körper als Entstehungsmechanismus von Krankheiten aus. Um dieses zu beheben, seien Moleküle bzw. Nährstoffe für den Körper wesentlich verträglicher, risikoärmer und zugleich wirk- und heilsamer als pflanzliche Arzneimittel oder gar synthetisch hergestellte Arzneistoffe. Eine der Ausgangsannahmen der orthomolekularen Medizin ist, dass es nicht möglich ist, sich über eine normale Ernährung ausreichend mit diesen sogenannten Vitalstoffen zu versorgen, so dass zur Prävention beziehungsweise zur Therapie von Krankheiten die externe Zufuhr notwendig ist. Sehr fanatische Anhänger dieser Therapierichtung verstiegen sich unter anderem zu der Annahme, dass auch eine bereits ausgebrochene Krebserkrankung durch die entsprechende Zufuhr von Vitaminen zur Ausheilung gebracht werden kann. So war unter anderem ein Schüler von Linus Pauling in diesem Feld außerordentlich aktiv und warb blumig und vollmundig über viele Jahre mit dem Heilsversprechen gegen Krebserkrankungen bei Einnahme seiner Vitaminpräparate und hat somit sicherlich viele, viele Menschen unnötigerweise in den Tod getrieben.

> Viele in der orthomolekularen Medizin eingesetzten Vitalstoffe werden deutlich höher dosiert als von der WHO empfohlen, und das, obwohl bislang jegliche medizinische und naturwissenschaftliche Beweise für die Wirksamkeit der Therapie fehlen.

Eine relativ neue Studie aus dem Jahr 2015 hat sich unter anderem mit der Gabe von Vitamin C bei Tumorpatienten beschäftigt. In dieser Arbeit konnte jedoch keine Evidenz für Antitumoreffekte durch Vitamin C oder eine bessere Verträglichkeit der eingesetzten Antitumortherapie festgestellt werden. Grundsätzlich kann man festhalten, dass die angebliche Mangelversorgung in der Bevölkerung mit bestimmten Vitaminen, Mineralstoffen, Spurenelementen, den sogenannten Vitalstoffen – vielleicht mal abgesehen von Vitamin D – so nicht haltbar ist. Insbesondere trifft eine Vitamin-C-Unterversorgung nicht zu, denn wir wissen alle zumindest noch aus alten Lehrbüchern, dass bei einem manifesten Vitamin-C-Mangel Skorbut auftritt. Eine Erkrankung, die in Europa sicherlich kein einziger Arzt in der heutigen Zeit mit eigenen Augen gesehen hat oder je sehen wird.

Ebenso dürftig wie die Studienlage für Vitamin C ist

sie für Vitamin B_{12} bei der Prävention von Herz-Kreislauf-Erkrankungen oder bei der Prävention oder Therapie von Krebserkrankungen. Zudem ist bekannt, dass sich insbesondere fettlösliche Vitamine im Körper anreichern und zu Hypervitaminosen führen können. So gibt es ernstzunehmende Hinweise, dass sich die längerfristige höherdosierte Gabe von Vitaminen, Spurenelementen, Mineralstoffen durchaus auch als gesundheitsschädlich und gar lebenszeitverkürzend auswirken kann. Beispielsweise führt unter anderem die höherdosierte Gabe von Vitamin B_6 im unangenehmsten Fall zu Nervenschmerzen oder zu manifesten Lähmungserscheinungen. Bei einer höheren Dosis von Vitamin C kann es zu Durchfällen kommen. Auch gerät der körpereigene Hormonspiegel mit Blick auf Geschlechts- und Schilddrüsenhormone, aber auch auf Insulin durcheinander. Durch die Interaktion von Vitamin C und Eisen kann die Entstehung von Herzmuskelerkrankungen begünstigt werden, und selbst so milde positive Effekte wie eine verkürzte Erkältungsdauer, bedingt durch die Einnahme von Vitamin C, konnte durch Studien bislang nicht belegt werden. Trotz dieser fehlenden überzeugenden Daten sind Vitamine, Spurenelemente und Mineralstoffe sowohl in den Drogeriemärkten als auch in den Apotheken ein riesengroßer Verkaufsschlager, und ich vermute, dass nicht wenige Menschen versuchen, ihren ansonsten ungesunden Lebenswandel (Übergewicht, Fehlernährung, Alkohol, Zigaretten etc.) durch die Einnahme dieser Präparate auszugleichen. Doch leider muss der Vitamin-Cocktail, der die schädigende Wirkung einer halben Schachtel Zigaretten am Tag aufheben kann, erst noch erfunden werden.

SCHÜSSLERSALZE

Ich gebe es gern offen und unumwunden zu: Bis zur Recherche für dieses Buch habe ich mich mit diesem Thema noch nie auseinandergesetzt. Ich wusste zwar, dass es Schüßlersalze gibt, ich wusste auch, dass das ziemliche Verkaufsschlager in den Apotheken sind, und mir war auch klar, dass ich mich damit irgendwie beschäftigen muss, aber das war's dann auch schon. Bis mir vor wenigen Wochen der Mann einer Kollegin, schon deutlich jenseits der 60, humpelnd über den Flur der Klinik entgegenlief und mir zurief: »Ich muss unbedingt mal wieder zu Ihnen zur Akupunktur kommen. Mit meinem Rücken ist es wieder so schlimm, aber jetzt habe ich erst mal keine Zeit, und ich werde es bis zu unserem Termin wie üblich mit Schüßlersalzen überbrücken.« Da war er, mein Index-Patient. Der erste, der mir persönlich von seinen Erfahrungen mit Schüßlersalzen berichtete. Es handelt sich hier um einen sehr vernünftigen und patenten Mann, so dass ich mich auch höchst unvoreingenommen mit dem Thema auseinandergesetzt habe.

Die Therapie mit den so genannten Salzen geht auf Wilhelm Heinrich Schüßler zurück (1821–1898). Schüßler selbst war zunächst homöopathischer Arzt und Anhänger von Samuel Hahnemann, entwickelte aber dann seine ganz eigene Theorie, dass Krankheiten durch eine Störung des Mineralhaushalts zu erklären seien und man entsprechende Störungen durch die Zufuhr ebendieser Mineralien in homöopathischer Dosierung beheben könne.

Schüßler vereinfachte damit den Gedanken der Homöopathie ganz erheblich, so dass er statt der mehreren 1000 Mittel, die in der Homöopathie verwendet werden, nur zwölf Salze, die sogenannten Schüßlersalze, zur Therapie fast aller Krankheiten für ausreichend hielt. Gemäß seiner Theorie, dass der gestörte Mineralhaushalt ursächlich für die Krankheitsentstehung und die nicht eintretende Heilung der Krankheit sei, stellte er seinen Lösungsansatz auf die potenzierte Zufuhr ebendieser mangelnden Salze ab, um das Beschwerdebild damit in den Griff zu bekommen.

In Abgrenzung zur Homöopathie wird das Wirkprinzip der Schüßlersalze nicht mit dem Simile-Prinzip (Ähnliches ist durch Ähnliches zu heilen) begründet, sondern es wird auf physiologisch-chemische Vorgänge im menschlichen Körper Bezug genommen. Dadurch, dass die Grundtheorie eine andere war, lehnte Schüßler auch Arzneimittelprüfungen an Gesunden prinzipiell ab. Schüßler ging es nicht um die spezifische Arzneikraft seiner Salze, sondern lediglich um das Auffüllen von Mangelzuständen im Körper. Das Einzige, was die Schüßlersalze mit den Homöopathika immer noch gemein haben, ist, dass sie in hochverdünnter und damit potenzierter Form zum Einsatz kommen. Schüßler führte ebenfalls noch ins Feld, dass bestimmte Gesichtsmerkmale beim Patienten auf einen spezifischen Mangel bestimmter Salze hindeuten würden und dass mit Hilfe der Antlitz-Dia-

Für die Wirksamkeit der Schüßlersalze gibt es keinerlei wissenschaftliche Belege. Im Gegenteil, alles, was an Studien zur Verfügung steht, zeigt, dass die Wirksamkeit nicht über den Placeboeffekt hinausgeht. So ist auch die Stiftung Warentest im Jahr 2005 zu dem Schluss gekommen, dass die Biochemie nach Schüßler zur Behandlung von Krankheiten nicht geeignet ist.

gnostik sowohl eine Zuordnung des Salzes als auch eine Dosierung möglich sei. Für die zwölf Salze gilt entweder die Potenz D_6 oder D_{12}. Die Salze 1, 3 und 11 werden in D_{12} verabreicht, die übrigen Salze in D_6. Damit gelten die Schüßlersalze auch als homöopathische Arzneimittel im Sinne des Deutschen Arzneimittelgesetzes.

Es muss einem klar sein, dass bei D_6 ein Kilogramm des Medikaments ein Milligramm Mineralstoffe enthält. Bei D_{12} enthalten tausend Tonnen ein Milligramm Mineralstoffe, so dass für einen tatsächlichen Ausgleich von Mineralmangelzuständen bei der D_6-Potenz je nach Mineralstoff zwischen zehn und 1000 Kilogramm Schüßlersalz-Tabletten eingenommen werden müssten, in der D_{12}-Potenz sogar zwischen 10 000 und einer Million Tonnen täglich.

Zu den zwölf Funktionsmitteln kamen durch Anhänger von Schüßler noch 15 weitere Ergänzungsmittel hinzu mit zahllosen weiteren Unterformen und Untergruppierungen. Hier ein kurzer Abriss, wofür die zwölf Hauptmittel im Wesentlichen eingesetzt werden.

VITAMIN B$_{17}$

Es ist noch gar nicht lange her, als ich das erste Mal in Kontakt mit dem Vitamin B$_{17}$ kam. Ein älterer Patient wurde zu uns auf die Palliativstation verlegt, weil eine weitere gegen die Erkrankung gerichtete Chemotherapie aufgrund seines schlechten Allgemeinzustandes nicht mehr möglich war. Bei der erstbesten Gelegenheit nahm mich die Frau des Patienten zur Seite und fragte: »Kann er denn wenigstens seine Vitamin-B$_{17}$-Infusion bekommen?« Ich glaube in diesem Moment ein bisschen so geschaut zu haben wie eine Kuh, wenn's draußen blitzt. Von einem Vitamin B$_{17}$ hatte ich zuvor nämlich noch nie gehört. Umso erstaunter war ich dann, als ich herausfand, was sich hinter diesem Phantasienamen tatsächlich verbirgt: Alles, nur kein Vitamin.

So gehört das »Vitamin B$_{17}$« weniger in den Bereich der Medizin, sondern eher in den Bereich der Kriminalistik: zu Agatha Christie, Sherlock Holmes und James Bond. Können Sie sich noch an diese wunderbar heimtückischen Morde durch Blausäure erinnern? Oder auch an die alten Agentenfilme, wenn ein feindlicher Spion endlich gestellt und in die Enge getrieben wird und er in letzter Sekunde, bevor er noch irgendwelche prekären Geheimnisse verraten kann, auf seine Zyankalikapsel beißt und darauf schäumend zusammenbricht. Ende 2017 nahm der bosnisch-kroatische Ex-Militärkommandeur Slobodan Praljak bei seiner Urteilsverkündigung durch das UN-Tribunal live im Fernsehen ebenjenes Zyankali, brach zusammen und starb.

Vielleicht wundern Sie sich, warum ich die ganze Zeit von Zyankali spreche? Immerhin geht es doch gerade um das Vitamin B_{17}. Hinter diesem vertrauenerweckenden Phantasienamen verbirgt sich Amygdalin, aus dem Blausäure freigesetzt wird. Blausäure wiederum stellt den giftigen Teil von Zyankali dar. Das ist ein cyanogenes Glycosid, das in den Kernen verschiedener Pflanzen vorkommt, unter anderem in Pfirsichkernen, Aprikosenkernen oder in der Bittermandel. Bereits in den 1970er Jahren entstand die Idee, Amygdalin in der Krebstherapie einzusetzen. Damals wurde vermutet, dass

Vitamin B_{17} ist kein Vitamin. Vitamin B_{17} ist ein Stoff, von dem wir seit Jahrzehnten wissen, dass er nicht zu den gewünschten Abtötungseffekten in Tumorzellen führt, dafür aber mit einem durchaus nicht unerheblichen Risiko für eine innere Erstickung verbunden ist. Also: Finger weg!

das Amygdalin durch das Enzym ß-Glucosidase gespalten wird, das in besonders hohem Maße in Krebszellen vorkommen kann. Die Idee dahinter war, dass Amygdalin in den Körper hineingebracht wird, in die Tumorzellen gelangt, dort gespalten wird, so dass in den Krebszellen selbst Blausäure entsteht und diese dadurch gezielt getötet werden. Wie gesagt, diese Idee ist fast 50 Jahre alt, schon lange überholt und bereits vielfach und längstens wissenschaftlich widerlegt. Was tun also manche Hersteller? Nennen diesen Stoff eben nicht mehr Amygdalin, sondern Vitamin B_{17} und probieren einfach, ob die Menschen das Ganze unter neuem Anstrich als brandneues Antikrebsmedikament akzeptieren. Und sollte ich es noch nicht erwähnt haben: Ja, mit der Not der Menschen lässt sich ein Schweinegeld verdienen. Und ja, der medizinische Laie greift nach jedem Strohhalm. Und ja, natürlich klingt Vitamin B_{17} einfach gnadenlos gut und dazu auch noch total gesund.

Der Vollständigkeit halber muss ich erwähnen, dass es im Laborversuch tatsächlich Hinweise für eine gewisse minimale Wirksamkeit gegen Krebszellen gab. Aber wie gesagt, bereits vor Jahrzehnten wurden schon Studien durchgeführt – auch am Menschen, die eindeutig belegen konnten, dass man mit Amygdalin weder die Lebenszeit verlängern noch krankheitsbedingte Beschwerden verbessern oder Krebszellen in ihrem Wachstum stoppen kann. Was man jedoch damals schon herausgefunden hat, ist, dass bei der Einnahme des Wirkstoffes ein nicht unerhebliches Risiko für eine Cyanid-Vergiftung besteht. Und man sollte sich in der Tat überlegen, ob man freiwillig Blausäure oder Zyankali trinken würde. Das Unangenehme an den Cyaniden ist nämlich, dass sie zu einer inneren und extrem qualvollen Erstickung führen.

WER HEILT, HAT RECHT

Erinnern Sie sich noch an die Kinder mit den Warzen im ersten Kapitel? Auf wundersame Weise sind diese lästigen Dinger verschwunden. In einem Fall sorgte ein ausgedientes Bestrahlungsgerät für Erlösung, im anderen Fall waren es kleine Kügelchen, die den Warzen den Garaus machten. Und nun sind Sie am Ende des Buches angelangt, und ich habe einigen der prominentesten und beliebtesten alternativen Heilmethoden – wie zum Beispiel ebendiesen homöopathischen Kügelchen – komplette Wirkungslosigkeit attestiert und manche sogar als ausgemachten und zum Teil gefährlichen Blödsinn enttarnt.

Wie passt das zusammen? Wer heilt, hat recht, könnte man doch einfach mit dem Buchtitel sagen: Die Warzen sind weg, das ist das eindeutige Indiz für die Wirksamkeit einer Therapie. Und tatsächlich wird so von einigen Vertretern der Alternativmedizin argumentiert, womit alle kritischen Fragen nach wissenschaftlicher Prüfung eines Heilverfahrens in den Wind geschlagen werden.

Damit macht man es sich natürlich sehr einfach, denn das Schwierige in der Medizin ist ja, einen direkten Wirkungszusammenhang zwischen einem Medikament oder einer Therapie und einer Zustandsveränderung beim Patienten nachweisen zu können. Dazu werden langwierige und teure Studien mit möglichst vielen Patienten unter möglichst gleichen Rahmenbedingungen in Auftrag gegeben. Das kostet viel Arbeit, Zeit und Geld. Ist aber unverzichtbar, möchte man ein tragfähiges Ergebnis erzielen. Glückliche Einzelschicksale kommen nicht gegen kontrollierte klinische Studien an, so eindrücklich sie auch sein mögen.

Aber warum halten sich Therapiemethoden, deren Wirksamkeit wissenschaftlich nicht bewiesen sind, so lange bzw. gewinnen immer weiter an Popularität? Was im gesamten Bereich der Alternativmedizin besonders deutlich wird, ist der Einfluss eines guten Arzt-Patientenverhältnisses auf den Erfolg einer Heilmethode. Anthroposophische Ärzte verstehen sich als Partner des Patienten, mit dem sie gemeinsam eine Therapie planen, die auch die Lebensumstände und den Einfluss der Therapie darauf berücksichtigt. Homöopathen nehmen sich geduldig Zeit, um im Gespräch ein möglichst umfassendes Bild von der Persönlichkeit sowie von der körperlichen und seelischen Verfassung ihres Patienten zu bekommen. In der Traditionellen Chinesischen Medizin erfolgt nach einem ausgiebigen Anamnesegespräch eine ebenso ausgedehnte Untersuchung des Patienten. Hand aufs Herz – wann sind Sie das letzte Mal von Ihrem Arzt gründlich untersucht worden?

In der Regel ist es doch oft so: Erst wartet man stundenlang im Wartezimmer, dann im Behandlungsraum auf einen Arzt, der sich, wenn er endlich erscheint, noch nicht einmal die Zeit nimmt, sich hinzusetzen. Man verlässt die Praxis mit einem Rezept in der Hand, für das man einen Kryptographen benötigt, und dem Gefühl, eher abgefertigt als verstanden worden zu sein.

Was bei diesen Fünf-Minuten-Gesprächen auf der Strecke bleibt, ist, dass die Patienten über bestimmte medizinische Vorgänge so aufgeklärt werden, dass sie ein wirkliches Verständnis dafür entwickeln, wie eine vorgesehene

Behandlung zur Heilung führen kann. Eine absolut wichtige Voraussetzung für den Erfolg einer Therapie! Dazu müssen Ärzte in einer verständlichen Sprache ihren Patienten erklären, worunter sie leiden und welche Möglichkeiten es gibt, dem zu begegnen. Das soll keinen Zweifel an den intellektuellen Fähigkeiten der Patienten implizieren. Aber zum einen befindet man sich, wenn es um die eigene Gesundheit und damit um etwas Existentielles geht, immer in einer Stresssituation, in der die Wahrnehmung eingeschränkt ist. Zum anderen heißt »verständlich« ja nicht »für Doofe«, sondern setzt voraus, dass der behandelnde Arzt die Materie selbst durchdrungen hat und in der Lage ist, sich von der medizinischen Fachsprache zu lösen und die Sachlage mit eigenen Worten allgemeinverständlich wiederzugeben.

Ein guter Arzt kann das. Er klärt seine Patienten über die Vor- und Nachteile von Therapien oder Operationen nachvollziehbar auf, versichert sich durch Nachfragen, ob alles verstanden wurde, und gibt den Patienten die Möglichkeit der informierten Einwilligung. Auch innerhalb der Schulmedizin besteht bei operativen Eingriffen und medikamentösen Behandlungen die Verpflichtung, einen »informed consent« herzustellen, also ausreichend zu informieren. Allerdings ermöglich die Hektik eines Krankenhausalltags oder der Druck eines vollen Wartezimmers es meist nicht, auf den einzelnen Patienten in entsprechender Weise einzugehen. Das sollte Sie als Patient aber in keiner Weise davon abhalten, für sich das Recht auf ausreichende Information einzufordern.

Alles, was wir Ärzte tun, ist ein Eingriff in die körperliche Integrität eines Menschen, sei es mit dem Messer, sei es mit Tabletten, und wir müssen dies nicht nur fachlich rechtfertigen, nein, der Patient muss zudem noch zustimmen, und das kann er nur, wenn er vollumfänglich informiert ist und die Tragweite der Entscheidung erfassen kann.

Über das Verständnis hinaus wird eine solch zugewandte Behandlung auf Augenhöhe als wohltuend empfunden und vor allem: Sie schafft Vertrauen. Und Vertrauen, Sie erinnern sich, ist die Basis jeder erfolgreichen Therapie.

Neben diesen vertrauensbildenden Maßnahmen, die in unserem prozessoptimierten Gesundheitswesen immer weniger Platz finden (was auch wirtschaftlich zu kurz gedacht ist, denken Sie nur an die Millionen von Medikamenten, die nicht oder falsch genommen werden, weil ihre Anwendung und Wirkung dem Patienten nicht klar ist!), gibt es einen weiteren Aspekt, der meiner Ansicht nach immer noch in seiner Wirkung unterschätzt wird und auch in Kombination mit einem vertrauensvollen Verhältnis zwischen Patient und Arzt zu wundervollen Heilungserfolgen in der Alternativmedizin führt: der Placeboeffekt.

Kommen wir noch mal zurück zu den Warzen. Bei beiden Kindern wurden über den Placeboeffekt die Selbstheilungskräfte des Körpers mobilisiert – unterstützt in dem einen Fall durch eine phantasievolle Inszenierung, im anderen durch den festen Glauben der Mutter an die Heilungskraft der Kügelchen. Der Placeboeffekt besitzt ein riesiges Heilungspotential, das, auch weil ihm immer ein wenig der Ruf des Betrügerischen anhaftet, nicht vollumfänglich ausgeschöpft wird. Doch – Sie erinnern sich an meine Kopfschmerzerfahrung – selbst wenn man um den Effekt weiß, er wirkt! Wer heilt, hat recht, gilt hier ganz klar. Oder möchten Sie dem Kind mit der pulsierenden Beule auf der Stirn sagen, dass sie weiter weh tun wird, weil die Wunderkügelchen vollkommen wirkungslos sind? Und überhaupt: Wissen Sie, wie viel Placebo-Momente es in der Schulmedizin gibt? Ich erinnere nur: Ein teures Medikament wirkt besser als ein billiges. Wirklich abgesichertes Wissen in der Schulmedizin bewegt sich gerade mal im Bereich von zehn bis 15 Prozent. Das allermeiste an Therapien, das wir Ärzte seit Jahren, Jahrzehnten oder gar Jahrhunderten anwenden, ist überliefertes Erfahrungswissen. Heutige schulmedizinische Standards können morgen schon durch neueste Studien still und leise aus den medizinischen Lehrbüchern und den ärztlichen Praxen verschwinden. Umgekehrt werden alternative Methoden wie zum Beispiel die Akupunktur in das schulmedizinische Angebot integriert.

Aber nicht jede scheinbar positive Wirkung einer alternativmedizinischen Behandlung rechtfertigt eine Therapie. Die Grenzen sind erreicht, wenn:

- nicht mehr das Patientenwohl im Mittelpunkt steht, sondern wirtschaftliche oder weltanschauliche Aspekte,
- eine Therapie eingesetzt wird, die eine andere lebensrettende Maßnahme ausschließt oder verzögert (zum Beispiel im Rahmen einer Krebsbehandlung),
- eine Therapie den Patienten in irgendeiner Form abhängig macht oder in den wirtschaftlichen Ruin treibt.

Was einem im Bereich der Alternativmedizin immer wieder begegnet, insbesondere in der Abgrenzung zu pharmakologischen Medikamenten, sind Verschwörungstheorien, die behaupten, die Pharma-Lobby würde versuchen, z. B. pflanzenbasierte Medizin zu verhindern oder zurückzudrängen. So finden sich im Netz erstaunliche Aussagen, »dass pflanzliche Arzneimittel im Hinblick auf einzelne Symptome vielleicht schwächer wirken als klassische Medikamente und deswegen aussortiert werden sollen, obwohl sie doch viel verträglicher sind und oftmals an vielen verschiedenen Problemfeldern positive Wirkung entfalten«.

Psychologen der Universität Mainz haben herausgefunden, dass gerade die Komplementär- und Alternativmedizin vom Glauben an Verschwörungstheorien und damit verbundenem Misstrauen gegenüber der etablierten Macht, in diesem Fall der Pharmaindustrie, profitieren. »Je stärker die Verschwörungsmentalität einer Person ausgeprägt ist, desto mehr befürwortet diese Person alternative Verfahren und umso mehr lehnt sie konventionelle Heilmethoden wie Impfungen oder Antibiotika ab«, heißt es in einer Studie der Universität.

Deshalb sollte man vorsichtig sein und nicht alles glauben, was man so im Netz findet. Jegliches Schwarzweißdenken führt nicht weit: Nicht alles, was aus der Pharmaindustrie kommt, ist gefährlich, und nicht alles, was aus der Natur kommt, ungefährlich. Auch mit pflanzenbasierter Medizin lässt sich viel Geld verdienen, und sowohl naturheilkundliche Medikamente als auch pharmakologische Substanzen besitzen ihre ureigenen Chancen, aber auch Risiken.

Ich plädiere für folgende Herangehensweise: Man, und damit meine ich jetzt uns Ärzte, sollte akzeptieren, dass Patienten und Angehörige im Rahmen einer Erkrankung grundsätzlich alle Möglichkeiten und Mittel ausschöpfen wollen. Wir sollten den psychologischen Nutzen einer solchen Therapie immer anerkennen und wertschätzen, weil es Patienten und Angehörige auch aus dem Gefühl der Hilflosigkeit und des Nichts-Tun-Könnens herausführt. Ich finde es extrem wichtig, einen unvoreingenommenen Umgang mit dem Thema alternative Heilmethoden zu pflegen und die Patienten dazu ermutigen, offen über ihre Vorbehalte und Vorstellungen zu reden. Manchmal reicht nur ein einziger Satz, der viel Vertrauen schafft: »Wenn Sie noch etwas zusätzlich tun möchten, bitte erzählen Sie mir davon. Auch damit ich Ihnen sagen kann, ob sich diese Methode nicht mit meiner Behandlung so dermaßen beißt, dass ein nicht vertretbares Risiko für Sie entsteht.« Als Arzt ist es meine Aufgabe, möglicherweise schädliche Methoden, seien es körperlich, psychisch oder finanziell schädliche, von unbedenklichen oder gar hilfreichen Methoden abzugrenzen. Ganz grundsätzlich vertrete ich die Auffassung, dass uns Profis keine generelle Ablehnung oder abfällige Einschätzung komplementärer und alternativer Behandlungsmethoden zusteht. Ich bin der festen Überzeugung, dass jeder Mensch, jeder Patient und auch seine engsten Angehörigen ein Recht darauf haben, auf seinem oder ihrem eigenen individuellen Weg von uns Ärzten bestmöglich begleitet zu werden.

Worüber ich mich ganz grundsätzlich freue, ist, dass das Thema Alternativ- und Komplementärmedizin und seine Wichtigkeit für Patienten auch bei den großen wissenschaftlichen medizinischen Fachgesellschaften angekommen ist. So befassen sich ab 2018 die Mitglieder aller relevanten medizinischen Fachgesellschaften mit einer großen Expertengruppe über mehrere Jahre mit allen bisher durchgeführten Studien hinsichtlich alternativmedizinischer Behandlungsmethoden, um diese bezüglich ihrer Wirkungen, aber auch ihrer Risiken bewerten zu können. Um diese unglaubliche Vielfalt in eine zumindest gewisse Systematik zu bringen, hat man sich darauf geeinigt, einige große Themenblöcke zu bilden. Eine Gruppe beinhaltet eigene medizinische Systeme, wie zum Beispiel die anthroposophische Medizin, die Homöopathie, die Traditionelle Chinesische Medizin, klassische Naturheilverfahren, aber auch die ayurvedische

Medizin oder Kampo, also die traditionelle japanische Medizin. Die aufgeführten Systeme sind nur Beispiele, diese Liste ließe sich noch beliebig weiter fortsetzen. Eine weitere Gruppe umfasst Therapieverfahren, die eher auf eine Stärkung gesundheitsförderlicher Gestaltung des Lebensalltags abzielen. Der angloamerikanische Überbegriff lautet Mind-Body-Medizin. Hierfür gibt es keine klare deutsche Entsprechung. Darunter fallen unter anderem Methoden wie autogenes Training, progressive Muskelentspannung nach Jacobson, Meditation, Yoga, Tai-Chi, Qi-Gong, aber auch Hypnose und viele andere. Die nächste Gruppe bilden die körpertherapeutischen Verfahren wie Sport, Massage, Chiropraktik, Osteopathie, aber auch Reiki, Tuina, Shiatsu und viele mehr. Die letzte Gruppe ist die größte. Hier geht es um stoffliche Therapien mit Vitaminen, Spurenelementen, Omega-3-Fettsäuren, verschiedene Formen der Ernährung, Fasten, Diäten, aber auch um pflanzenbasierte Medizin mit Aloe Vera, Ginkgo, Ginseng, Misteln, Cannabinoiden und vielen weiteren. Eine wissenschaftlich fundierte Bewertung auf der Basis durchgeführter und veröffentlichter Studien wird allerdings erst in fünf Jahren vorliegen. Ich bitte Sie also um etwas Geduld.

Mir ist völlig klar, dass dieses Buch nicht das ganze Gebiet der Alternativ- und Komplementärmedizin vollumfänglich abdecken kann und dass hier sicherlich vieles fehlt, was der ein oder andere schmerzlich vermisst. Ich habe mich aber bemüht, die am häufigsten angewandten genauso wie besonders risikoreichen Methoden darzustellen, um Ihnen eine eigene Meinungsbildung zu ermöglichen und Sie im besten Fall auch vor teuren, unwirksamen und im schlimmsten Fall sogar gefährlichen oder lebensverkürzenden Therapien zu bewahren. Denn in einem immer größer und unübersichtlich werdenden Gesundheitsmarkt müssen Sie als kompetenter Patient Ihren kritischen Verstand schärfen, und ich hoffe sehr, mit diesem Buch ein Stück weit dazu beitragen zu können.

DANKSAGUNG

Da sich jeder Mensch nach Anerkennung sehnt, und ich auch eigentlich jeden persönlich würdigen möchte, dies aber auf einer Seite nicht kann, vorab Folgendes:

Alle Menschen, die mich je unterstützt und mir im Leben gutgetan haben, fühlt euch gewuschelt und gedrückt, Ihr seid die Besten!

Danke

... an meine zauberhaften Kinder: Leonie, Lilou, Levy und Lenyo – ihr seid ein Geschenk!

... an meine Eltern Inge und Klaus, ich bin so stolz auf euch, ihr habt die Basis für all das hier geschaffen.

... an Lars Amend für die grandiose Zusammenarbeit. Wir haben tatsächlich den Hattrick geschafft!

... an das gesamte Team bei Fischer und Landwehr & Cie.

... an meine Freunde, meine Mitarbeiter, aber auch meine Patienten für das Vertrauen und für die vielen kleinen und großen wundervollen Momente, die gemeinsam dafür sorgen, dass das Leben im Grunde genommen ein einziges riesengroßes rauschendes Fest ist.

REGISTER

Abnehmen 253
Abstoßungsreaktionen 76, 197
Abtreibungsmittel 203
Achillessehnenentzündung 136
Adenoide (Vergrößerung der Rachenmandel) 167
Aderlässe 165
ADHS (Aufmerksamkeitsdefizit-Hyperaktivitätssyndrom) 42, 76, 89, 167, 274
Adipositas (krankhaftes Übergewicht) 136
Aggressive Therapie am Lebensende 30
Ähnlichkeitsregel 152
Akupunktur 20, 40, 46, 50, 54, 59, 75, 123–148, 291
Alkoholabusus (Alkoholmissbrauch) 136
Allergien 128, 203, 281
Allergischer Schnupfen 76
Aloe Vera 200, 304
Alzheimer 202
Angina pectoris (Brustenge) 135
Ängste 214, 253, 256
Anorexie (Magersucht) 255
Anthroposophische Medizin 149, 181–195, 198

Antibiotika 16, 95, 164, 183, 192
Anti-Thrombose-Spritze 187
AOC – Aggressiveness of Care 29
Appetitlosigkeit 82, 253
Armlevitation 263
Arnica-Globuli 151, 177
Arthralgien (Gelenkschmerz) 136
Arthritis 136
Arthrosen 136, 206
Arzt-Patienten-Beziehung 24, 32, 75
Asthma 97, 135, 167, 177, 202
Atemnot 234
Atemwegsinfektionen 159, 167
Atypischer Gesichtsschmerz 136
Ayurvedische Medizin 57, 303

Bachblüten 21, 46, 271–274
Baldrian 198, 200
Bauchkrämpfe 73, 201
Beckenendlage 132
Beifuß 200
Betablocker 50, 69, 70, 74, 138
Bindehautentzündung 167

Bioenergetische Ströme 45
Biographiearbeit 184, 242
Biophotonen 130
Biopsychosoziales Schmerzmodell 170
Bioresonanztherapie 275 f.
Blasenentzündung 198
Blinddarmentzündung 135, 209
Bluthochdruck 204
Brechkuren 165
Brennnessel 201
Bronchitis 135
Brustkrebs 188
Bulimie 136, 255
BWS-Syndrom 136

Calmy 159
Cannabis (Cannabistherapie) 21, 79–110, 115
Cannabis-Gesetz 81
Cannabiskonsumenten 106
Chemotherapie 30, 38, 46, 48, 52 f., 67, 85, 93–95, 108, 111, 115, 119 f., 129, 158, 169, 188–190, 193, 197, 200, 202, 214, 226, 261, 277, 294
Chinarindenversuch 152, 154
Chinesische Ernährungslehre 126
Cholezystitis (Gallenblaseninfektion) 136
Colitis ulcerosa (chronisch entzündliche Darmerkrankungen) 97, 136
Colon irritabile (Reizdarm) 136
Colon-Hydrotherapie 21, 279, 280–284

Cystitis (Blasenentzündung) 136

Darmkrebs 188, 277
Darmsanierung 47, 280
Daumennageldrucktest 71
Delphin-Therapie 224
Dellwarzen 18
Demenz 52, 199, 202
Depression 75, 136, 198 f., 203, 256, 281
Depressive Verstimmung 136
De-Qi-Gefühl 134
Diarrhoe 136
Diäten 277–279, 304
Dope 82
Dornwarze 17
Dronabinol 85, 87–89, 92, 98, 104
Durchblutungsstörungen 135, 202
Durchfall 72, 165, 167
Dysmenorrhoe (Regelschmerz) 136

Eigenbluttherapie 285–287
Eigenurintherapie 285
Elektrolythaushalt 284
Entspannungshypnose 251, 264
Entzündungen 82, 96, 200, 204
Enuresis nocturna (Einnässen) 136
Epidermolysis bullosa (Hautkrankheit) 98
Epilepsie 80, 97
Erbrechen 82, 85, 93, 108, 158, 253
Ernährungsanamnese 277

Erschöpfungszustände 136, 144
Experimentelle Schmerzreize 71

Fazialisparese (Gesichtslähmung) 136
Fenchel 201
Fertilitätsstörungen (eingeschränkte Zeugungsfähigkeit) 136
Fieber 82, 176, 182, 187, 191
Flugangst 253, 270
Frigidität (mangelnde sexuelle Erregbarkeit) 136
Funktionelle Herzerkrankungen 135
Funktionelle Magen-Darm-Störungen 136

Gallenerkrankungen 204
Gallenfluss 204, 207
Gallenproblemen 204
Gastritis (Magenschleimhautentzündung) 136
Gastroenteritis (Magen-Darm-Entzündung) 136
Gastrointestinale Erkrankungen 136
Gaumenmandelentzündung 167
Gebärmutterhalskrebs 176, 188
Geburtshilfe 57, 136
Gedächtnisverlust 202
Gendefekt 79
Germanische neue Medizin 48
Geruchs- und Geschmacksbeeinträchtigung 94
Geschlechtskrankheiten 57

Gicht 201
Ginkgo 199, 202, 304
Glaukom 97
Gonalgie (Knieschmerz) 136
Gonarthrose (Arthrose des Kniegelenks) 136
Gynäkologische Krankheitsbilder 136, 198

Halluzinationen 105
Halsentzündungen 15, 16
Halsschmerzen 61, 206
Hanf 84
Hanfpflanze 81
Harninkontinenz 136
Haschisch 81
Haut-, Muskel- und Gelenkprobleme 201
Hauterkrankungen 136, 198, 200, 203, 205
Hautwiderstand 130
Hautwiderstandsmessung 275
Heileurythmie 182, 185
Heilpflanze 83, 186, 200, 203
Heilpraktiker 31, 46 f., 52, 57-59, 123, 175, 199, 264, 277 f., 286 f.
Heilpraktiker-Gesetz 57
Heilsteine 21
Hepatitis 136
Heroinersatzstoff 113
Herzinfarkt 42
Herz-Kreislauf-Erkrankungen 135, 198, 290
Herzmuskelerkrankungen 290
Herzrhythmusstörungen 105, 116, 135
Heuschnupfen 128, 134, 201, 285

311

Hirntumor 108, 111, 113, 119, 175, 244, 278
Höhenangst 252, 270
Homöopath 18, 28, 46, 153, 170, 172, 177
Homöopathie 13 f., 18, 20, 46, 57, 149, 151–180, 182, 196, 198, 272, 292, 303
Homöopathische Erstanamnese 184
Husten 202, 204, 206
HWS-Syndrom 136
Hyperemesis (Schwangerschaftserbrechen) 136
Hypertonie (Bluthochdruck) 135
Hypnose 65, 251–270, 304
Hypnotherapeuten 252, 262
Hypnotische Trance 254, 256
Hypotonie (Niedriger Blutdruck) 135

Ibuprofen 42, 74
Impfungen 176, 182, 186, 192 f., 211
Impotenz 69, 136
Infektanfälligkeit 76
Ingwer 202
Insulin 290
Integrative Medizin 11, 36, 38 f.
Ischialgie 136

Johanniskraut 196, 203
Juckreiz 98, 146 f., 190, 234, 253

Kamille 203
Karpaltunnelsyndrom 136
Klimakterisches Syndrom 136
Klostermedizin 198
Koliken 80
Komplementärmedizin 20, 36, 38, 44, 74, 164, 303
Komplexmitteltherapie 159
Konditionierungsphänomene 231 f.
Konstitutionsmittel 14
Kopfschmerzen 61, 99, 111, 123 f., 141, 205
Koronare Herzerkrankungen 135
Körpertherapien 184
Koxalgie (Hüftschmerzen) 136
Koxarthrose (Abnutzung des Knorpels im Hüftgelenk) 136
Krampfanfälle 79, 104
Krankengymnastische Übungen 63
Kräutermedizin 126
Krebserkrankungen 52, 65, 70, 106 f., 112, 115, 119 f., 143, 169, 177, 186, 189–193, 197, 216, 227, 266, 278 f., 289
Kunsttherapie 182, 239–249

Lachesis 15 f., 155
Lähmungen 136, 215
Lähmungserscheinungen 290
Laktoseintoleranz 72
Laserakupunktur 124, 131, 133, 140, 142 f.
Lavendel 204
Leber- oder Gallenproblematik 198
Leberverfettung 204
Lippenherpes 205
Löwenzahn 204

Lumbago (Hexenschuss) 136
Lungenerkrankungen 94 f.
Lungenkrebs 109, 174, 188
LWS-Syndrom 136
Lymphknotenkrebs 188

Magenkrebs 188
Mariendistel 204
Marihuana 82, 87
Masern 177, 193 f.
Massage 126, 184, 304
Mastopathie (gutartige Veränderung des Drüsengewebes der Brust) 136
Melisse 205
Menstruationsbeschwerden 203
Methadon 111–121, 256
Migräne 125, 136–138, 140, 255, 279, 281
Migräneanfälle 50
Migränevorbeugung 40
Milchzuckerunverträglichkeit 72
Misteltherapie 182, 186–190, 304
Mittelohrentzündung 61, 167, 170
Morbus Crohn 97, 136
Morphin 71 f., 89, 113 f., 117, 223
Morphintablette 91
Moxa-Zigarren 201
Multiple Sklerose 85, 87, 97
Musiktherapie 185, 229–238
Muskelabbau 94
Muskelverkrampfungen 82, 85, 97, 104, 108, 195, 216
Muskelverspannungen 97, 144

Myofasziale Schmerzsyndrome 136

Nervenschmerzen 102, 108, 114, 290
Nesselsucht 136
Neurodermitis 136, 200, 204
Neurologische Erkrankungen 136
Nierenkrebs 188
Nikotinabusus (Rauchen) 136
Noceboeffekt 64

Obstipation (Verstopfung) 136
Ohrakupunktur 128
Onkologe 46, 197
Opioide 113, 129
Opioidpräparat 74
Opioid-Schmerzmittel 115
Orthomolekulare Medizin 21, 71, 288–290
Ösophagitis (Sodbrennen) 136
Osteopath 46, 123

Palliativmedizin 170, 209, 235, 247
Panikattacken 255
Paracetamol 42
Paramedizin 39
Parästhesien (anomale Körperempfindung) 136
Parkinson 52
Pfefferminze 205
Pflanzenheilkunde/Phytotherapie 196–207
Phantomschmerz 136
Placebo- und Nocebo-Forschungsprojekte 75

313

Placeboeffekt 63 f., 68, 73, 164 f., 184, 276, 292
Placebogruppe 41, 70, 139 f., 167
Placebopräparat 41, 68 f., 76
Polyneuropathie 136
Prämenstruelles Syndrom 136
Prostatitis 136
Pseudokrupp 135
Psychische und psychosomatische Störungen 136
Psychose 105
Psychosomatische und psychische Krankheitsbilder 247
Psychotherapie-Methode 255
Psychovegetatives Syndrom 136
Pyelonephritis (Nierenbeckeninfektion) 136

Qi 127, 134, 304

Radikulärsyndrome 136
Raucherentwöhnung 253, 255 f.
Reflexakupunkturtechnik 124
Rehabilitation 63
Reise- oder Seekrankheit 158, 202
Reittherapie (therapeutisches Reiten) 224
Reizblase 136
Reizdarmsyndrom 75, 136, 200, 203, 256
Rescue-Tropfen 273
Reservemedikament 113, 117
Rheumatoide Arthritis 136

Rhythmische Massagen 182
Ringelblume 205
Risikopatient 67
Rückenschmerzen 28, 29, 109, 128, 137

Salbei 205, 206
Scheinbehandlung 140
Scheineingriff 63
Scheinoperation 63
Schlafstörungen 70, 82, 136, 144, 159, 198, 253
Schlaganfallrisiko 42
Schmerzen 29, 41, 61, 63, 71, 74, 80, 82, 91, 97, 103 f., 109 f., 117, 121, 135, 137, 141–144, 190, 209 f., 223, 233 f., 236, 240 f., 246, 253, 255, 260–262, 264
Schmerzlinderung 91, 143, 206
Schmerzpatienten 29, 99, 114, 256, 260
Schmerzpsychologe 251
Schmerzreiz 71
Schmerzrezeptorendichte 130
Schmerztherapeuten 28, 56, 114
Schocktrance 65, 266
Schulter-Arm-Syndrom 136
Schuppenflechte 76, 200, 285
Schüßlersalze 21, 271, 291–293
Schwangerschaftserbrechen 158
Schwarzer Hautkrebs 189
Selbstheilungskräfte 18, 64, 68, 182, 185
Shit 82

Skorbut 289
Spannungskopfschmerz 125, 136–138, 140, 205
Spastik 85, 91, 97, 102, 104
Spinnenphobie 253, 270
Stresssituationen 124
Substitutionstherapie 113

Thuja-Kügelchen 18
Tic-Störungen 97
Tiergestützte Therapie 209–227
Tinnitus 134, 202, 255 f.
Tourette-Syndrom 97
Traditionelle Chinesische Medizin 57, 126–128, 198, 303
Traditionelle Europäische Naturheilkunde 57
Trance-Induktion 252, 263
Trancephänomene 257, 265, 267 f.
Trancezustände 262, 265
Trauerarbeit 242
Trauma 252
Traumeel 159
Trigeminusneuralgie 136
Tumorerkrankungen 29, 48, 107, 116, 121, 188, 288

Übelkeit 38, 70, 85, 91, 93, 95, 104, 108, 111, 120, 132, 143 f., 165, 202, 234, 236, 253, 261, 264
Unruhe 15, 31, 81, 104, 136, 159, 167, 198, 203, 205, 234 f.
Urtinkturen 169

Valium 144
Vaporisator 92
Vegetative Dysfunktion 136
Verspannungen 124, 203
Verstopfung 200, 204, 281
Vitamin B_{17} 295 f.
Vitamin B_6 290
Vitamin-C-Mangel 289
Vitaminbehandlung 46

Wärme- und Kälteempfindlichkeit 183
Warzen 17 f., 167, 300
Wassergedächtnis 156, 171 f.
Wechseljahressymptomatik 198

Zahnschmerzen 135
Zwangsstörungen 255
Zyklusstörungen 136

WOLLEN SIE UNSERE ARBEIT MIT EINER SPENDE UNTERSTÜTZEN?

Entweder direkt (unsere tägliche Arbeit am Patienten):

Universitätsklinikum des Saarlandes – Zentrum für Palliativmedizin und Kinderschmerztherapie
Bank 1 Saar
IBAN: DE94 5919 0000 0097 7180 08
BIC: SABADE5S
Verwendung: Kinder-Palliativzentrum
www.uks.eu/palliativmedizin

oder unsere große Vision über unseren Förderverein

Förderverein für altersübergreifende Palliativmedizin e. V.
Kreissparkasse Saarpfalz
IBAN: DE28 5945 0010 1030 1339 02
BIC: SALADE51HOM
www.HoPa-HOMe.eu

Prof. Dr. Med. Sven Gottschling
mit Lars Amend
Schmerz Los Werden
Warum so viele Menschen unnötig leiden
und was wirklich hilft
Band 29922

In unserem so zivilisierten und hochtechnisierten Land erleiden viele Menschen völlig unnötig unvorstellbare Qualen. Damit muss Schluss sein! Findet der bekannte Schmerztherapeut und Palliativmediziner Sven Gottschling. Gut verständlich zeigt er,
- was man gegen Kopf-, Bauch- und Rückenschmerzen tun kann,
- wie die Cannabis-Therapie eingesetzt werden kann,
- wodurch Menschen mit chronischen Schmerzen ein schneller Zugang zu einer wirkungsvollen Schmerztherapie ermöglicht wird.

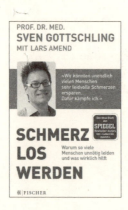

Das gesamte Programm gibt es unter
www.fischerverlage.de

Prof. Dr. Sven Gottschling / Lars Amend
Leben bis zuletzt
Was wir für ein gutes Sterben tun können

Wir können nichts mehr für Sie tun. – diesen Satz, vor dem sich so viele fürchten, gibt es bei dem Palliativmediziner Sven Gottschling nicht. Sterbenskranken Menschen die verbleibenden Tage, Wochen und Monate und manchmal auch Jahre mit bestmöglicher Lebensqualität zu füllen und den Angehörigen eine anhaltende Erinnerung an das gute Ende eines geliebten Menschen zu bereiten, sieht er als eine der größten Herausforderungen unserer Zeit. Wie das ganz praktisch möglich ist, welche Mythen über das Sterben es dabei aufzuklären gilt, wie wir uns selbst darauf vorbereiten und als Angehörige damit umgehen können, beschreibt der Palliativmediziner in einer für alle verständlichen Sprache.

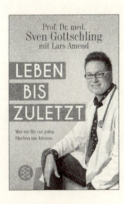

272 Seiten, broschiert

Weitere Informationen finden Sie auf
www.fischerverlage.de

AZ 596-03421/1